阿司匹林
·讲述者·

倾听医者仁心

种下一粒光

唐荣欣 —————— 著

浙江科学技术出版社·杭州

版权所有　侵权必究

图书在版编目（CIP）数据

种下一粒光 / 唐荣欣著. -- 杭州 ：浙江科学技术出版社，2025.6（2025.10重印）. -- ISBN 978-7-5739-1759-1

Ⅰ．R321-33

中国国家版本馆CIP数据核字第2025V9C920号

书　名	种下一粒光	
著　者	唐荣欣	
出版发行	浙江科学技术出版社	
	杭州市拱墅区环城北路177号　邮政编码：310006	
	办公室电话：0571-85176593	
	销售部电话：0571-85062597	
排　版	杭州兴邦电子印务有限公司	
印　刷	浙江海虹彩色印务有限公司	
开　本	880 mm×1230 mm　1/32	印　张　12.25
字　数	240千字	
版　次	2025年6月第1版	印　次　2025年10月第2次印刷
书　号	ISBN 978-7-5739-1759-1	定　价　78.00元

责任编辑	刘雪　唐玲	责任校对	徐岩　陈中威	
责任美编	曹莞君	责任印务	吕琰	
文字编辑	刘映雪	整　理	金天	
特约策划	林雅琳			

如发现印、装问题，请与承印厂联系。电话：0571-85095376

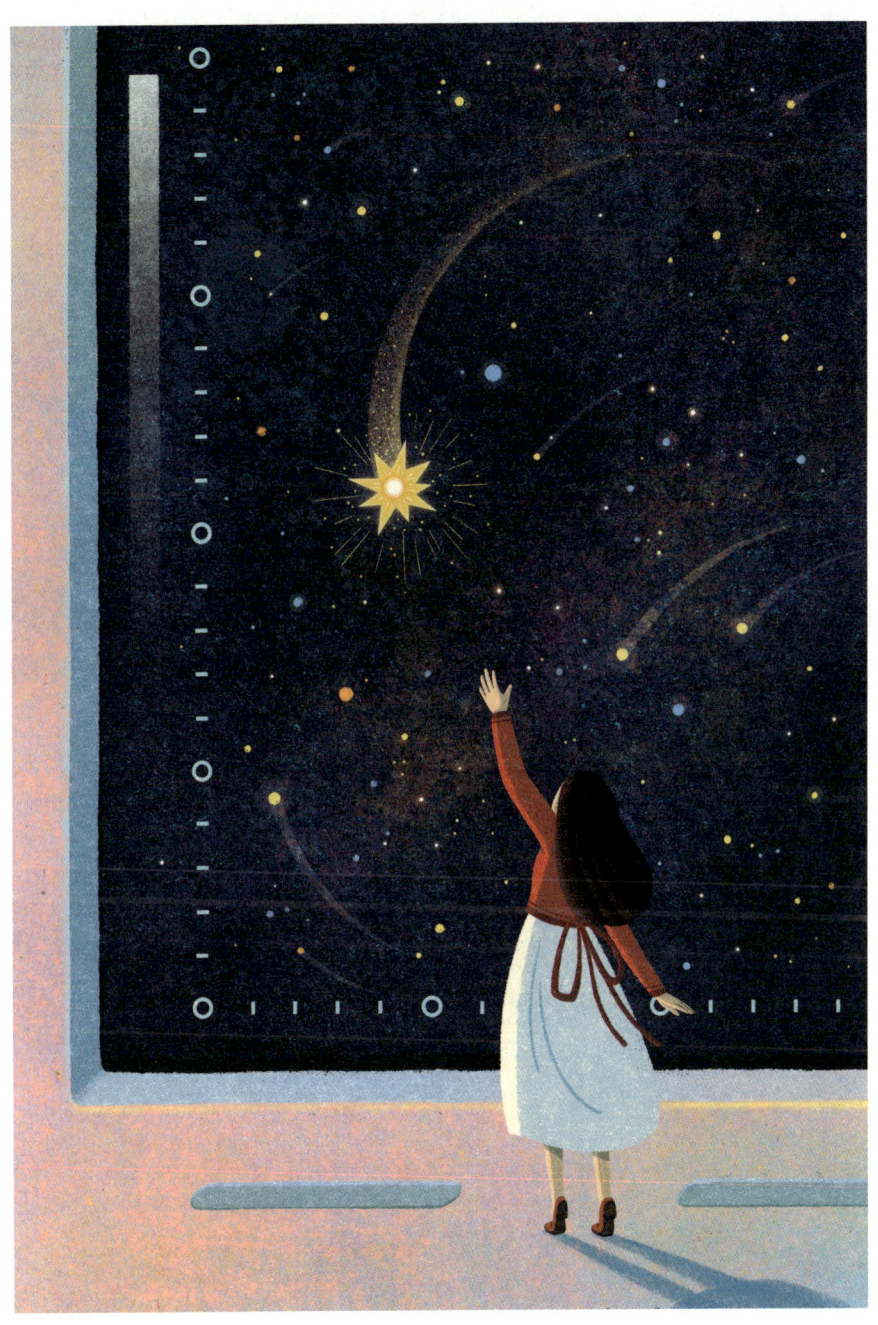

胚胎宝宝带着一个闪亮的小气泡,像黑夜里划过天际的流星一般,带着璀璨的光芒飞向妈妈温暖的怀抱。一粒希望的种子从此种下,胚胎宝宝和妈妈的对话也就此开始。

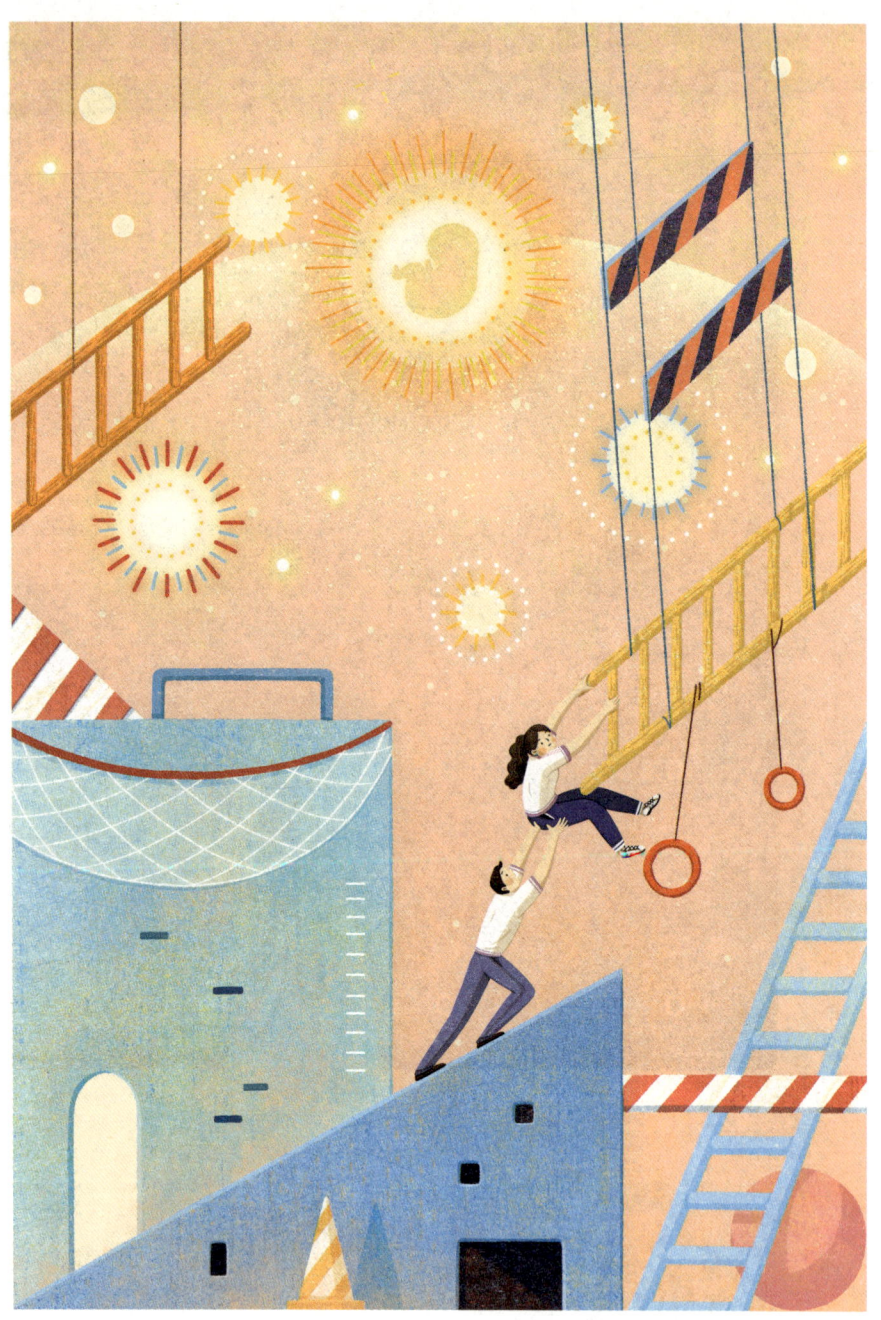

助孕治疗就像一场不知何时才能抵达终点的障碍赛,无法自然生育又渴望拥有孩子的夫妻在跑道上奋力向前,可能随时被任意一个环节绊倒,分数清零,只得重新回到起点。

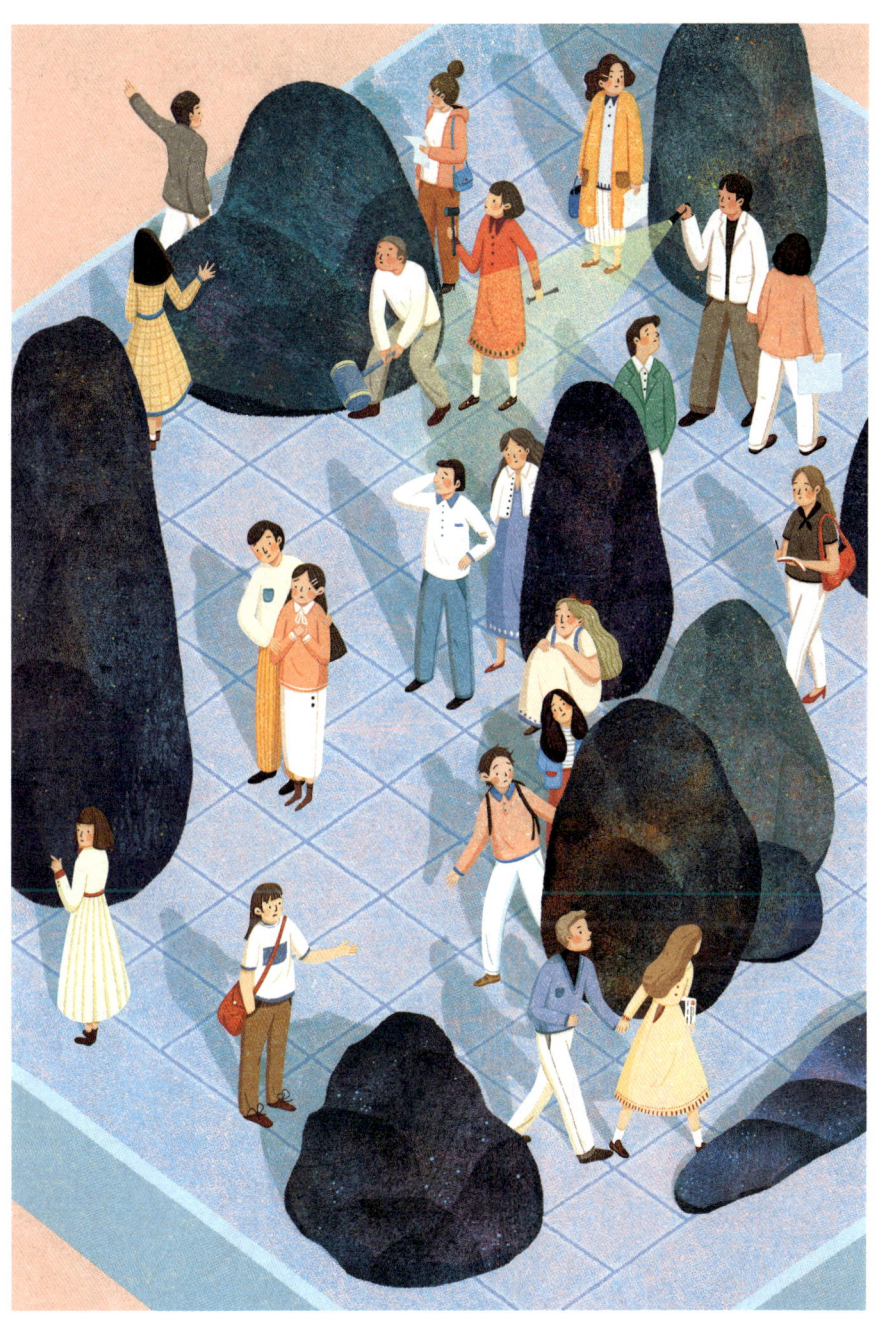

如果你有不孕不育的经历,那么请务必相信:和你有着相似体验的个体有着千千万,而你们的这种痛苦是可以被看见、被探讨、被分担的。

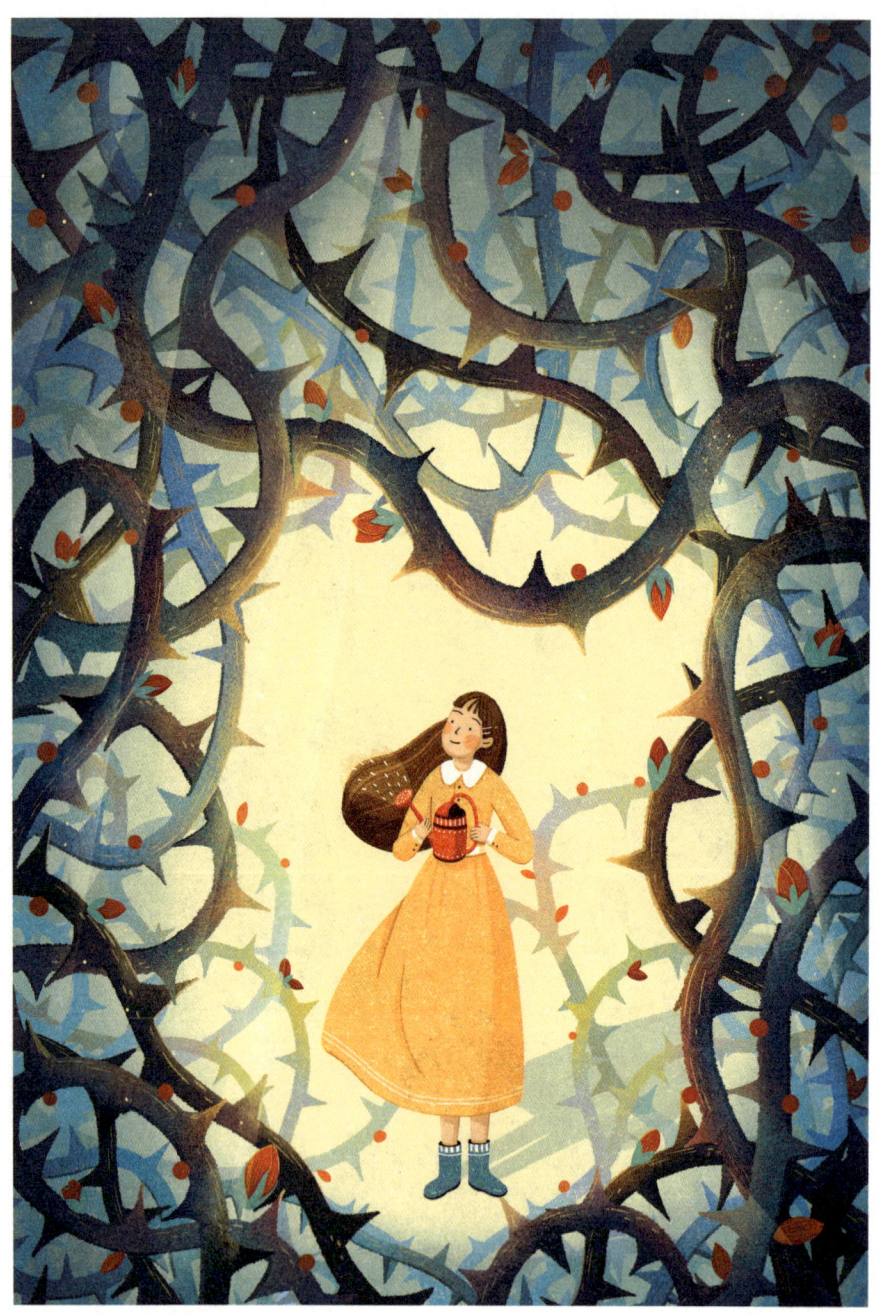

怀揣一份希望而愿意全情投入,愿意付出伤痛的代价,愿意为之陷入苦闷和彷徨,这本身就是一种了不起的勇气。每个试管婴儿妈妈都是在荆棘路上等待花开的勇者。

推荐序一

生育不仅仅是个体和家庭的选择，更是国家和社会的希望。近年来，我国政府相继出台了一系列鼓励生育的政策，从"双独二孩"政策到"全面三孩"政策，这显示了国家在应对生育率下降方面的积极态度。同时，辅助生殖技术的发展也为不孕不育患者带来了新的希望。作为见证者和推动者，我目睹了辅助生殖技术在这40多年时间里的飞速发展。从1978年7月人类历史上第一例试管婴儿诞生，到1988年3月我国内地第一例试管婴儿在张丽珠教授的指导下于北京大学第三医院诞生，从最初的备受质疑，到在全球范围内广泛应用，辅助生殖技术借助着现代生物学、遗传学、分子生物学、基因技术及生物医药的不断更新与迭代，在短短几十年中得以快速发展。对于不孕不育疾病，我们的认识逐渐加深，治疗方法日新月异，实验室操作和冷冻解冻技术亦日臻成熟，助孕成功率不断攀升。同时，大批有志于生殖医学的医生及科研人员纷纷投身到这一领域里，为这项技术的发展贡献智慧和力量。辅助生殖技术仿佛一道温暖的光，照亮了无数个被不孕不育阴霾笼罩着的愁苦家庭，为这些家庭带来了快乐和希望，使这些曾经满怀失望的家庭能够亲身体验新生命降临带来的喜悦。这份欣喜与感动的到来，仿佛晨曦初现，为他们的生活注入了温暖与希望。

不同于传统的医学学科，生殖医学在专注于帮助人们实现生育愿望的同时，也承载着社会、家庭、伦理与情感的重担。这条探索之路上充满了复杂的技术问题和伦理的挑战，我们需要在道德与科技的交会处寻找平衡，在理智与情感的融合中追求和谐。生殖医学不仅关乎生命的延续，更关乎人类心灵深处的希望与爱。因此，生殖医学注定是一门充满温度的学科。不孕不育患者在接受治疗的过程中，不仅要承受身体的痛苦和经济的负担，还要面对来自社会、职场和家庭的巨大压力。这就要求我们生殖科医生不仅要具备扎实的理论基础和丰富的临床经验，更要具备同理心、同情心和爱心。在帮助患者早日实现生育愿望的过程中，我们更应理解他们的焦虑与期望，知晓他们的情感需求，用心与他们沟通，与他们共同制订个性化的治疗方案。这样的关怀不仅是医疗技术的延伸，更是情感的支持和鼓励。

随着社会的进步与开放，不孕不育患者也逐步得到我国政府和公众的关注与支持。近几年，我国各省市相继出台政策，逐步将辅助生殖技术纳入医疗保障体系，为众多辅助生殖助孕家庭缓解了经济压力；与此同时，社会整体亦给予了不孕不育群体更多的善意和理解。"不孕不育"这一曾经晦涩、难以启齿的话题逐渐走入人们的视野，各种专业著作、科普图书以及视频等层出不穷，其中不乏优秀之作，对不孕不育这一复杂的现象提出了多维度的深刻见解。这些作品用科学与人文相结合的方式，为大众普及知识、消除误解，为无数心怀希望的家庭传递关爱与支持。面对不孕不育，这些家庭不再孤立无援。

然而，对于很多人来说，生殖医学中心依旧是一个陌生的地方。辅助生殖治疗过程因种种传闻而蒙上了一层神秘的面纱，令人既好奇又畏惧，而那些从事生殖医学的医务人员也被认为是一群很特殊的人。基于此，我们就更加需要用通俗易懂的科普内容将这些所谓神秘的知识呈现出来，这是我们生殖科医生职责与能力的双重体现。创作一部优秀的科普作品，医务工作者不仅需要具备扎实的科学功底，更需要有一颗充满人文关怀的、甘于奉献的心。好的科普作品不仅可以提高人们对辅助生殖技术的认识，还能减少人们的误解和偏见，帮助更多的人正确面对生育问题，享受科学技术进步带来的福祉。

荣欣将她的处女作《种下一粒光》带来给我看的时候，我十分欣喜。因为这正是一本能够传递出人文温度的科普读物。我在读《种下一粒光》的时候，被其中的故事所感动，那些描述真实、不做作、引人入胜，读起来有很好的代入感，我从字里行间能感受到荣欣对工作的热爱、对生命的尊重以及对患者的关爱。很难得她能与患者有这样的共情，这是属于理性医务工作者的感性温度。人类正因为能彼此理解、共情而更美好，这样的人文精神也让我感受到，每一个人都可以成为照亮别人前行道路的光芒，无论光芒大小，只要我们心怀善意，便能为他人的生活带来温暖与希望；当无数这样的光芒汇聚在一起，便能如满天繁星，照亮整个夜空，照亮全人类前行的道路。

《种下一粒光》不仅是一部助孕手记，也是一部很好的生殖医学科普读物。全书共13章，每一章涉及不同的疾病类型，通过讲故事的形式科普了常见的生殖医学知识点，讨论了广受争议的热点话题。书里面既有作者多年的临床经验和感悟，也有国内外的研究总结。全书娓娓道来、亲切自然，仿若在与每位读者隔空对话，也能让读者与自己的心灵对话。

看着荣欣从青涩的学生一路成长为一名成熟、专业且尽职的医务工作者，我作为老师很欣慰，如今又看到她在科普领域不遗余力，实则幸事。我为她高兴，也望此书能给迷茫中的患者朋友带去实质的帮助与安慰。

在此，我衷心希望我们能有更多、更好的医学科普读物出版。让我们高举科学的火炬，照亮前行的路程，共同迈向更加智慧而美好的明天。愿生命能在这片土地上生生不息，愿每一个家庭都能享受幸福和圆满！

中国工程院院士

北京大学常务副校长、医学部主任

推荐序二

当我翻开《种下一粒光》书稿时，脑海中不禁浮现庄子那句"天地有大美而不言，四时有明法而不议，万物有成理而不说"。生命的孕育与延续，是大自然赋予生物的本能，也是一种悄无声息却滋润万物的力量，如春风化雨般润物无声、绵延不断、生生不息。

然而，在现代社会的快节奏与高压力中，越来越多的夫妻在生育的道路上遇到了困难。生殖医学的出现和发展，为这些不孕不育家庭点燃了希望。从某种角度来讲，生殖医学不仅是一门学科，更是一份对生命的承诺。

早在2400多年前，希波克拉底就在他的著作《医学文集》中阐述了疾病的成因，并提出了健康与环境、生活方式及身体内部状态之间的关系。他认为，疾病并非偶然发生的，而是由体内的各种不平衡状态（如体液失调等）引起的。这一论点放到今天依然充满智慧。以2019年暴发的新型冠状病毒感染为例，病毒不仅影响了呼吸系统，还可能通过复杂的机制波及全身多个系统，包括神经系统、消化系统、循环系统，甚至生殖系统。现有的一些数据显示，病毒可能会对女性或者男性生育能力造成负面影响。当然，这些负面影响是否为长期影响还需要我们进行更长时间的追踪。这些发现迫使我们重新审视现代医学的边界，也让我们意识到改善生活方式、增强免疫力以及提高整体健康水平的重要性。

作为一名感染科医生，我的日常工作更多聚焦于病毒、细菌和真菌引发的疾病。我所在的复旦大学附属华山医院感染科，常被人称为"疑难病的最后一道关卡"，因为这里汇集了几乎全国最复杂、最棘手的病例。我常把在感染科的诊断过程比作探案，因为每位患者都是不同的，即使是同样的感染，表现形式也不尽相同，病情都像一团迷雾，需要医生有敏锐的洞察力和深厚的知识储备，从错综复杂的线索中抽丝剥茧，找到病因的核心。感染科如此，生殖医学亦然。同样都是不孕，但病因千差万别，有的表浅，有的却隐晦复杂，生殖科医生同样需要在这些迷雾中寻找线索，通过细致的观察和深入的思考，为患者找到疾病的症结，帮助他们实现生育的愿望。令人欣慰的是，我在阅读《种下一粒光》这本极具人文关怀的科普书时，也常常能感受到诊病如探案般地引人入胜。面对形形色色的患者时，唐医生似一位敏锐的侦探，通过破解表面的线索，抽丝剥茧，挖掘出隐藏其后的病因。而这背后不仅需要医生有扎实的专业基本功，也需要医生有对工作的热忱和生命的关注。这或许就是我们说的"初心所在"。同为过去那几年中站在一线的医务工作者，我们面对的挑战是更大的，对生命的敬畏，促使我们站在那里。这本书给了我力透纸背之感。

《种下一粒光》不仅是一位生殖科医生的助孕手记，还是一部充满温度的叙事医学作品，更是一部关于生命、希望与爱的记录。作为一名医生，我欣喜地发现，这本书不仅是在帮助大家了解生殖医学，更是在传递一种理念：生命是自然的馈赠，也是人类的共同责任。我非常认同这一理念。在追求生命延续的过程中，我们不仅需要科学的支持，也需要情感的共鸣。

如今，生育力下降和人口负增长已成为全社会普遍关注的焦点。这些问题不仅是医学问题，更是关乎家庭幸福与社会持续健康发展的重要议题。在这样的背景下，我希望《种下一粒光》的出版能够为那些在迷茫中挣扎的家庭带来科学的指引和心灵的慰藉，同时也期望这些问题能得到社会更广泛的关注和讨论，期望我们能为不孕不育患者这一特殊群体提供更多的支持和关怀，共同助力他们实现生命延续的愿望。感谢作者用心写下这本书，它是无数助孕故事的缩影，也是生命奇迹的见证。愿这本书能让更多人感受到生命的力量，理解生殖医学的价值，也愿每一位读者都能从中找到希望与勇气。

最后，预祝《种下一粒光》出版成功，也希望它能为更多家庭点燃希望之光。

国家传染病医学中心主任
复旦大学上海医学院内科学系主任
2024年岁末于上海

第6章

那些早谢的花儿

绝处逢生 138 | 峰回路转 153

明明年纪尚轻，正值育龄，却很难自然怀孕，来医院检查才发现出现了与年龄不符的卵巢功能减退。究竟什么样的卵巢储备才符合"卵巢功能减退"的特征呢？面对卵巢功能减退，我们还能做些什么呢？

第7章

"大户"们的烦恼

真相不止一个 171 | 过尽千帆皆不是 185

生殖科医生的工作远不止试管婴儿助孕，我们得非常熟悉月经的发生、妇科内分泌疾病和不孕不育症的发病机制以及诊疗过程。其中，就包含对多囊卵巢综合征患者的非试管婴儿治疗，也就是"门诊促排卵指导同房"。

第8章

荒漠生机

万物皆有时 213 | 事出必有因 224

一粒好种子需要植入肥沃的土壤，才能生根发芽。同样，一次成功的妊娠也离不开孕育胚胎的温床——松软的子宫内膜。而发生了粘连、形成了瘢痕组织的子宫内膜，就很难再为胚胎的生长提供充足的养分。

第9章
看不见的对手
春天的故事　239

一再经历失败,待换了个生殖医学中心后却一次就成功"上岸"的助孕患者,如果严格按照标准来看,都可算作反复移植失败的患者。然而她们不见得个个都是"老大难",她们自身所存在的问题也或许并没有那么难以攻克,只不过比较隐匿罢了。

第10章
特殊的房间
探骊得珠　269

子宫畸形并不是那么罕见的病症。有数据表明,每100个女性当中,就有3人罹患先天性子宫或输卵管异常。如果你不巧患有子宫畸形,请不必过于慌张,所谓"天无绝人之路",绝大多数患者在接受了相关的治疗之后,都能如愿当上妈妈。

第11章
柳暗花明
破茧　295

一时的不孕是否就代表了终身不孕?如何培养"易孕体质"?不孕症患者需要尽最大的努力全方位做出调整,同时保持积极且平和的心态,期待"好孕"的适时降临。

目录

引子　001

第1章
和时间赛跑

抢收大作战　009　｜　只争朝夕　027

高龄女性若想抓住生育的尾巴，无论是选择自然怀孕还是试管婴儿助孕，都需面临更大的风险。第三代试管婴儿技术对于有遗传病的患者来说，当然是非常好的选择，然而对于高龄助孕女性来说，是否要做第三代试管婴儿，当真需要好好斟酌。

第2章
鱼与熊掌不可兼得

惊与喜　046

很多试图通过试管婴儿助孕的患者会要求生双胞胎，最好是一儿一女，能一次性"解决问题"。这样的想法听上去很美好，可只有妇产科医生才真正明白：双胎妊娠究竟有多麻烦，双胎妊娠究竟有多危险。

第3章
奇妙物语

茜茜公主求子记　065

为什么辅助生殖技术不能避免宫外孕的发生，甚至相较自然受孕，似乎有更高的发生宫外孕的概率呢？其实从胚胎离开移植管、被推入宫腔的那一刻起，我们便无法控制它在哪里生根发芽了。生命的神奇，自然的奥妙，远非我们能够想象和参透。

第4章
独辟蹊径

一封感谢信　087

试管婴儿技术中相当重要的环节便是取卵和胚胎移植了。坊间传闻：做试管婴儿要一次次把长针刺进阴道，令女性异常疼痛。这导致不少患者望而却步。可事实上，取卵手术并非如坊间传闻那样可怕；对于胚胎移植，更加不用担心。

第5章
盆腔沙尘暴

难缠的入侵者　109

妇科医生常把子宫内膜异位症称为"发生在女性盆腔里的沙尘暴"。子宫内膜异位症是最常见的导致不孕症的因素之一。如果你患有子宫内膜异位症，备孕很久都没动静，那得赶快去看医生，抓紧时间助孕。

第12章
绿叶的情意

众声 319

相较女性不孕,男性不育看似简单,实则不然——那同样是一门深奥的学问。在辅助生殖技术的领域里,男性因素同样至关重要。"造人"是两个人的事,针对不孕不育的治疗也是夫妻双方需共同面对的课题。

第13章
消失的群像

另一扇窗 340

当一次次失败的疲惫感漫上心头,当家庭期盼、社会目光以及自我的执念交织成无形的枷锁压得我们喘不过气来时,或许我们可以停下来对自己说:亲爱的,你已经尽力了,你已经足够勇敢,那些在求子路上跋涉的日夜,早已见证了你对生命的敬畏与热爱。这世间对于圆满的定义本就不囿于一种形式,除了生育,仍有太多美好的事物值得我们去追寻。

后记 356

科普检索目录 365

引 子

生命本就是个奇迹。

一个精子要经过多少绝杀和命运的淘汰才能与卵子结合最终形成受精卵,而这只是这部生命交响曲的宏大起头。在母亲的身体里,一系列变化犹如宇宙大爆炸般砰訇翻腾,最终,迎来了你。

生命的孕育就是如此奇妙,它使人类得以延续。当然,我写下这本书的初衷并非只是想要讴歌生命,而是想从一个生殖科医生的角度去探讨"生育"这个话题。

无论你是从生理、心理、社会学还是人类学的角度来看,"生育"其实都是最具私密性,同时又最无隐私可言的话题之一。它绝非女性一个人的事,也不只是夫妻两个人的事。

尽管这个话题很容易引发共鸣,但不同个体的选择和经历往往千差万别。这也正是生命奇妙之所在。我很幸运,因为职业的关系,可以不断见证新生命的诞生,可以同享母亲拥星入怀般的喜悦。与此同时,我也与患者一同经历了等候过程中的辛酸、苦涩,还有遗憾,其中的百般滋味真如一场秋雨。这也促使我在工作之余去思考,想要言说。

于是，我写下了《种下一粒光》。

我写下《种下一粒光》，是希望有更多的人能够看到：人的生物特性（生理特征）决定了要由女性来担负起生育的重任，但从你计划生育开始，哪怕只是动了生育的念头，都仅仅是踏上这条路的第一步而已。有些人很幸运，很快就能走到目的地，而对于另一些人来说，道阻且长。现代人的寿命越来越长，可女性的生理条件不会因此维持更长的时间，一旦错过生育期，便没有重来的可能了。正如我的恩师乔杰院士所言："年龄增长导致的卵母细胞数量和质量的双重下降，是生育力衰退不可逆转的核心因素。"因此，对自己的生育能力做个体化的评估，了解自己正处于育龄期的哪一个阶段，由此制订适合自己的生育计划是非常必要的。因为女性在35周岁之后，卵巢功能会呈现断崖式下跌，怀孕变得越发困难，所以生育还是要趁早。然而生育又绝非儿戏，一般人为之付出的代价是如此之大，它所牵涉的变化又是如此之多：新手爸妈身份的变化、家庭空间的变化、夫妻感情的变化、家务分工的变化、职业晋升空间的变化、人际关系的变化（父母、公婆、月嫂、托班老师）……所以，我们的患者所要面对的，实际上是包括生育（或者说不能生育）在内的一切焦虑，是极大的经济压力，是带有一定压迫性的社会期待，是"自我实现"迟迟实现不了的沮丧。

我写下《种下一粒光》，不是为了鼓励不孕人群都来做试管婴儿助孕，也不是单纯要鼓动我们的读者早生、多生，而是想表达这样一件事,那就是生育是一种能力(虽然这种能力不见得"招之即来"),但更应当是一个选项——无论是早生晚生、少生多生,还是干脆不生,我都希望我们的读者有自己选择的余地。辅助生殖技术的存在是为了帮助不孕人群圆梦,而非为了鼓吹"不生育的女人就是不完整的,没有孩子的婚姻就必定没有幸福"。

我写下《种下一粒光》,是为了对以往较少直接触及的生育题材以及由生育引发的一系列问题做一番审视。不孕不育之人往往沉默无声,不孕不育之人也比我们想象中的更为众多。作为生殖科医生,在这方面我有发言权。所以如果你(或者你身边的人)有不孕不育的经历,那么请务必相信:大雨不只淋在你一个人的身上,和你有着相似体验的个体有着千千万,而你们的这种痛苦是可以被看见、被探讨、被分担的。即便没有不孕不育的经历,你也必然会发现:生育以及助孕治疗所引发的讨论远不止"生还是不生"这样一道单选题,它还无可避免地与我们对人生的回望、对当下的思考以及对未来的选择联系在一起。

所以我写下和现代医疗技术息息相关的《种下一粒光》,并非为了宣扬科技的力量,而是为了更好地理解他人,也更诚实地面对自己。我希望和生育、女性身体以及身份相关的话题可以得到更为广泛和深入的探讨。我希望通过描述痛苦来更好地帮助人们克服痛苦。因为只有当你能直面痛苦的时候,才有可能获得某种程度上的解脱和自由。话虽如此,我们现有的对流产女性、不孕女性、做试管婴儿诊疗的女性、为了怀孕几乎"走火入魔"的女性的描绘还是太少太少了。这类人群的生理和心理经验到底如何？我们往往不得而知。而我能做的也实在有限，我的切入点毕竟是生殖科医生，而非患者本人，但愿我能向读者传达这样的讯息，即不孕族群并不孤单，他们可以从同病相怜之人、从我简单的讲述和平实的文字当中得到抚慰，获取力量。

所以我写下超越私人范畴的《种下一粒光》，试图把个体经验上升到更高一点儿的层面来看，也邀请我们的读者用主观而不失清醒的视角来坦然面对他人以及自身的悲欢，从而获得尊严——我们生而为人，越过高山，也走出低谷的尊严。在这样一个讲求效率、讲求利益、讲求凡事量入为出的时代，因为怀揣一份希望而愿意全情投入，愿意付出伤痛的代价，愿意为之陷入苦闷和彷徨，这本身就是一种了不起的勇气。

我想要表达的有那么多，我塞进《种下一粒光》里的也委实不少，这会不会让这本书因此缺少留白和想象的空间呢？可能会吧。然而在我写作的时候（至少是绝大多数时候），那些文字便自然而然地从我的指尖蹦了出来，继而跃上了我的电脑屏幕。因为生育以及助孕治疗的话题确实促使我（但愿也促使我们的读者）思考了很多看似与之并不直接相关的问题：我们对未来的规划、我们的自我认知、我们和伴侣的关系、要努力到何时才放弃助孕治疗、是不是非要有孩子不可、能不能接受领养或者以供精（卵）的方式怀孕……

因此，除写下有代表性的不孕案例以外，我也会不自觉地想要在书中分享自己的人生经验和记忆。虽然我的经验和记忆大多平淡无奇，并且我往往很难用文学语言来恰当地描绘我在那个当下的，更不用说是患者在那个当下的感受，但正如我的好朋友明洁所说的：生活自有其千钧之力，而比生活更真实的是我们对生活的体验。我的文字（不论我的文学水平如何）因而可以穿透生活的表象，创造出第二重现实，让我以及读者借由它来更深入地了解生活、了解人的内心。当然，这只能说是我想要达成的另一个目标罢了，并不代表我已经在书中做到了这一点。

我写到后来，慢慢也会产生心理负担，觉得"一群非要生孩子的女人的故事"放在当今的环境下，或许会显得有些过时，是说教式的、不符合"女权主义"思想的、无法被相当一部分年轻人所理解的。在这个人们的生育观、婚姻观、幸福观、生命观激烈碰撞的年代，我们谈论"生生不息"的意义究竟何在呢？可我接着又想：人的想法是会变的，何况凡事都有两面性。曾经觉得某个看法很有道理，若干年后回头看，没准儿会发现情况发生了大逆转。所以我在《种下一粒光》里也试图表达这样的观点，那就是包括生育、助孕在内的选择应当是我们按照自由意志做出的。而所谓的自由意志不是依照一时的欲望或冲动行事，也不是单凭人的理性进行的利益权衡，它是我们趋于成熟的反映，即我们有能力和担当直面自己的真实感受，也有能力和担当承受自己做出选择后的那个结果。

和《种下一粒光》一样，我们都是有限的。可人类的宝贵之处正在于——我们恰恰是因为有限才更真实、更生动，我们也恰恰是因为有限才更需要传承和寄托。正因为爱我们的伴侣，所以我们才愿意妥协；正因为无法解决所有的问题，所以我们才要拥有与问题共存的智慧；正因为未来不可知，所以我们更要把握好当下，珍惜每一个今天。正因为生而为人何其被动（是生活首先选择了我们），所以我们才要掌握主动（在多数情况下，我们过着怎样的生活，终究出于我们自己的选择）。而不论生育与否，或者是否选择助孕，也不论眼下的困难看似有多巨大，有一点我们可以放宽心：这一切都是暂时的。

因此，我希望《种下一粒光》不仅仅是一本关于辅助生殖技术的科普书，更希望它能像一粒光明的种子，一个能让生命在困顿中依然闪烁光芒的希望。无论你身处顺境还是逆境，请记住，这粒光，永远与你同在，伴你同行。如此，便好。

第 1 章

和时间赛跑

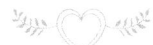

高龄女性助孕一定要做第三代试管婴儿吗?

我栽种了,亚波罗浇灌了,唯有神叫他生长。

——使徒保罗

抢 收 大 作 战

时间：2022年3月31日20：20。

地点：上海市第十人民医院1号楼生殖医学中心手术室。

周四下午和晚上是我惯常休息的时间。然而，2022年3月31日这个周四的晚上，实在非同寻常……

黄昏时分，我做了晚饭，和儿子一块儿吃好，随后开车上路。此时已是下班时间，人们都匆忙赶回家，我却逆着车流行驶，重新回到医院。因为今晚我要做手术，替一位特殊的患者取卵——在上海市第十人民医院（简称"十院"）工作这么多年来，这是我第二次在晚上给患者取卵。第一次是因为某位患者搞错了打"夜针"的时间，导致我们不得不在晚上加班加点替她取卵。通常，生殖医学中心的取卵手术是放在上午进行的，以便胚胎师在下午对取出的卵子进行授精。可是因着这特殊的时间，也因着这样一位特殊的患者，下面这个独一无二的故事才得以发生。

一同前来加班的护士在做术前准备，胚胎实验室里也还亮着灯，这意味着那里的工作人员——我们的胚胎师已经在为取卵做准备。见时间尚早，我便在手术室外等待。从我们生殖医学中心14楼的医生通道往窗外看去，只见夜幕下的上海灯火通明。远处的"外滩三件套①"在黑暗中默默耸立着，近处的南北高架路上，车辆穿梭不息，一辆辆车呼啸而过。这座城市和城里的每个人都真切地知道，即将有大事要发生了——若干个小时后，上海就要进入疫情封控状态。人们都匆匆打点着，又连忙往家赶，空气里弥漫着压抑感和紧绷感……在此之前，浦东已经实行了为期5天的疫情封控，如今轮到了浦西。这座人称"魔都"，犹如一台庞大机器的超级都市，在轰隆隆运转了近百年之后，即将按下暂停键。

指针嘀嗒向前。见时间到了，我进入更衣室换衣，之后洗手消毒，最后走向手术室。取卵手术于我而言本是稀松平常的操作，可是彼时，我的内心也隐隐不安起来。在疫情封控之前争取到的那么一线时间里，我们做这样异于常规的取卵手术，究竟能为她抢得多少卵子？究竟能获得几枚胚胎？是否能得到我们想要的结局？我不确定。但我知道对于44岁的高龄女性来讲，每一枚卵子都有可能是一个鲜活的生命，我们能帮到她的就是为她争取最大获益。我边走边在内心切切祷告：机会啊，请站在我们这一边，哪怕多给我们一点点赢面！

手术室里，两位护士妹妹已经做好术前准备工作，我们的

---

① 指陆家嘴的3幢摩天大楼，即上海环球金融中心、上海金茂大厦、上海中心大厦。

患者已经安静地躺在手术台上，一切准备停当。因为是临时手术，所以没有麻醉相帮。好在取卵本身并不是很痛，顶多像是被针扎了一下。但平心而论，如果我是患者，肯定会不安，也会害怕身下的这张妇科检查床。然而我的患者就那样默默地躺在床上，一声不吭。或许是因为早已经历过多次这样的手术，也或许是因为她这人本就果决又理性吧。一旁的护士轻声安慰她道："我们唐主任可是'快枪手'，做起取卵手术来又快又准，不疼的。你等会儿放松一些，稍微坚持一下，一眨眼的工夫，手术就做好啦。"床上的患者闻言，微微一点头，依旧不语，但我能从心电监护仪发出的那节奏略微变快了的"嘟嘟"声中察觉到——她肯定还是紧张的。

所幸我的动作够快。在护士的协助下，我麻利地安装好穿刺支架，经B超影像定位后准确进针，穿刺、抽吸卵泡，一切操作如行云流水。患者的卵泡数量并不多，我总共穿刺了大大小小共计5个卵泡。前后不过一两分钟的时间，操作已毕，护士捧着抽取出的卵泡液，快速递到胚胎实验室的窗口，交由胚胎师捡卵。我一边撤除B超探头和置入窥器，检查患者有无出血点，进行消毒，一边竖起耳朵，等着听实验室的报数。不一会儿，胚胎师便结束了捡卵的工作，向我们报告此次手术获卵2枚——卵子形态看上去正常，另让护士通知患者的丈夫取精。

我略微有些失望。照我既往取卵的"战绩"来看，今晚的收获可不算多。但转念一想就释然了，毕竟这回的促排卵时间不够长（原本是要再等上一天半才做取卵手术的），眼下为形势所迫，不得不进行抢收大作战，所以获卵2枚就2枚吧，也算聊胜于无了。

消毒完毕，我见患者并无异常，轻轻拍了拍她的腿，说："手术结束，一切顺利。你辛苦啦，起来去休息室吧。"她听了我的话，依旧波澜不惊似的，道一声谢后起身，默默去了术后观察室。半小时后，她和取精完毕的丈夫在生殖医学中心的大厅会合，相携离开了。

送走了患者夫妻俩，我和护士们也在结束了检查工作后关灯落锁，随即离开了医院。整个生殖医学中心，唯有胚胎实验室仍旧灯火通明。我们的胚胎师要继续奋战：4小时后为取得的卵子授精，第2天观察卵子受精的情况，第3天冷冻胚胎。可是这样一来，这几位无私奉献的胚胎师就不得不住在医院里了——因为午夜过后，上海便进入了疫情封控阶段，暂无人能正常出入医院。

3天后，我在家接获了微信群组的通知：对受精卵的培养宣告结束，配成了1枚优质胚胎并进行冷冻。虽然仅有那么1枚胚胎，但对于我们这位相当特殊的患者来说，那就是一粒生命的种子，一份寄托了沉甸甸情感的希望。

这位患者名叫李立（文中人物均系化名，均为我经手的真实病例），时年44岁。认识李立之初，我便意识到她有别于寻常患者，不单因为她在求子路上饱受艰辛，还因为她平静面容下燃烧着破釜沉舟的勇气和超乎常人的执着，更因为她对主诊医生和治疗方案有着极强的依从性，才使我们的整个助孕过程得以顺利开展。

2022年初，还差2个月就44岁的李立来到我的诊室。当时的她已然高龄（生殖科医生所谓的"高龄"都是从生育角度来看的，年龄在35周岁以上的女性，就被认为跨入了生育高龄的行列），且有过5次试管婴儿助孕失败的经历。李立于而立之年成婚，2年后顺产诞下一名健康的女婴（如今女儿已经11岁）。自那时起，李立就想再要一个孩子。用她自己的话来说，她太喜欢孩子了，觉得做母亲、陪伴孩子成长的过程很幸福，所以她好像不够满足似的，想把这满溢的爱再多倾注到一个孩子的身上。可是备孕了10年，第二个孩子迟迟没能来到李立的身边。

岁月不饶人，焦急起来的李立开始四处求医。她做过宫腔粘连分离术，并且在做一系列检查的过程中发现了丈夫有弱精症、染色体亦有异常的状况。李立的丈夫被检查出10号染色体臂间倒位，在这种情形下，李立即便能自然受孕，也存在高达约50%的流产概率。可是李立决心已定，也深知自己的生育机会不多了，于是选择了辅助生殖助孕。这些年来，她顶着巨大的身心压力，到其他知名生殖医学中心就诊，先后取卵3次，累计配成9枚胚胎，移植5次——前4次均未着床，第5次得以妊娠，可惜胚胎停育，她不得已进行了清宫术。五战五败，对人到中年的李立来说，生育的机会似乎越发渺茫，而想要二胎的渴望始终炽热。她还想最后一搏，于是前来找我。

问完病史，我给李立做了B超检查。多年的临床工作练就了我在面对一堆问题时能快速厘清思路并找到治疗方向的能力。我对她的情况有了大概的了解。

首先，李立属高龄女性，卵子老化，胚胎染色体异常的概率较大。

其次，李立的卵巢功能减退，总体可取、可筛选的卵子数量不多。

再次，反复的辅助生殖助孕失败及对宫腔的操作（即宫腔镜手术和胚胎停育后的刮宫术）可能导致李立的子宫内膜容受性（也就是子宫内膜接纳胚胎的能力）不理想。

最后，李立的丈夫除患有弱精症外，还有染色体异常的问题，李立即便能成功受孕，也有约50%的流产概率。

综上来看，李立似乎是做植入前遗传学检测的极佳人选。所谓的"植入前遗传学检测"，就是我们俗称的"第三代试管婴儿"，简称"三代试管"。简单来讲，就是要取尚在体外培养阶段的胚胎上的几个细胞做基因检测，以此判断胚胎有无携带遗传性疾病，进而有选择性地做胚胎移植。换言之，在检测后，正常的胚胎会被植入患者子宫，而那些通过不了筛查的胚胎就被丢弃了。从理论上看，这样做可以提高胚胎植入后着床的成功率。但是目前全球所用的三代试管技术有个限制，就是通常要把胚胎养到囊胚期才能做检测。那么囊胚又是什么呢？要讲清楚这个概念，我得先在此普及一下胚胎生长的小知识。

我们人体是由几十万亿个细胞组成的精密组织，但生命的开端却仅始于一个精子和一枚卵子的相遇。从受精那一刻开始，精子与卵子各自携带着父亲和母亲的遗传物质，开始了一场细胞融合和分裂的舞蹈：1个细胞变成2个，2个细胞变成4个，随后4变8、8变16……直至进入囊胚期。囊胚期是受精卵发育的第5~6天，分裂的细胞数量几乎无法计算。在自然受孕状态下，囊胚期正是胚胎植入的时期——一粒蕴含着生命潜能和无限希望的种子从输卵管游到宫腔，经历识别、黏附、植入的过程后，最终在母亲的子宫里扎根，快速生长起来。

囊胚可分为滋养层、内细胞团，以及囊胚腔（图1-1）。滋养层会发育成胎盘和胎膜，内细胞团则会发育成胎儿的主要内脏器官，比如心脏、肝、肺，以及中枢神经系统等。它们共同为不久之后发育的胎儿——一个鲜活的小生命构建起坚实的生存基础。

了解了囊胚，我们说回三代试管。胚胎植入前，胚胎师在

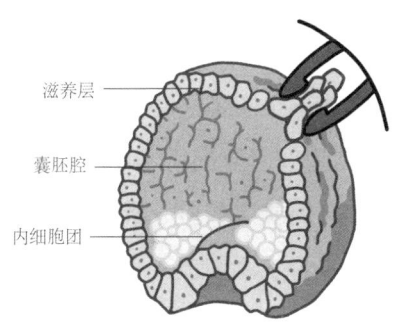

图1-1 囊胚结构与囊胚活检

囊胚的滋养层取几个细胞送去做基因检测（图1-1），以了解胚胎携带的染色体或者基因是否有问题，从而避免染色体异常胚胎的移植。这一切听上去很完美，三代试管也似乎非常适合像李立这样高龄、丈夫又查出染色体异常的患者（可有效筛去染色体异常的胚胎）。可等我了解了李立前几次取卵及胚胎培养的情况后，发现她其实并不具备做三代试管的条件。理由是：其一，从她既往的3次胚胎培养结果来看，她的胚胎在体外培养时还没到达囊胚期就会死亡，也就无法做基因检测；其二，囊胚培养需要消耗大量的卵子，是一场消耗战，一般实验室囊胚培养成功率在60%左右，也就是说，假设有10枚细胞胚，最终能发育成囊胚的也就五六枚（这已经是很好的成绩了，而且年轻的女性才能获得这样的结果），但是马上44岁的李立已经没有那么多的卵子可以消耗了。做三代试管对她来讲是既耗时、耗钱，又没有胜算的事情。那么做不成三代试管，做普通二代试管①会如何呢？说实话，拼的也是概率，成功率极低，流产率极高，实在非常困难。李立这是走投无路了，才向我求助。但到底能不能帮上忙，我也唯有"尽人事，听天命"了。在此之前，我先向李立说明了这一系列情况。

  与患者沟通真是一门学问。不孕症不同于其他学科的疾病，它没有妇科宫外孕那么凶险、紧迫，也没有妇科肿瘤那么让人畏惧、绝望，更不像产科疾病那样命悬一线、瞬息万变。

---

① 第二代试管婴儿的简称，即卵胞质内单精子注射。

不孕症虽算不得性命攸关的疾病，却关系到患者的个人规划、家庭关系乃至生活希望。与此同时，不孕症患者普遍敏感、焦虑、不自信。李立自然也是如此。

我看着她格外严肃的脸，为她做了病情分析，尽量避免表现得丧气。我说："困难很多，成功率不高，但也不是没可能。你的卵巢状态在同龄人中不算差的，如果你坚持，那我们就一块儿努力。但我不建议你做三代试管。做常规二代试管，可以避免浪费卵子和胚胎。眼下咱们要和时间赛跑，抓紧时间做胚胎储备。我需要在你的促排卵方案和提高卵子质量方面动动脑筋，同时还要在胚胎移植前为你做宫腔镜检查，好排除不良状况。而等做完了这一切，最终的结果会如何，还得听其自然。"

李立是位知识女性，虽不苟言笑，但到底很明理，加之她自己也做过功课，且经历了多次助孕失败，所以有一定的心理预期。她对我说："我来找您，就是不打算做三代试管。我多年前自然怀孕，生下过健康的孩子，这一回我就是想再争取一下。成或不成，总要尽力一试。"

既然目标一致，那就着手准备吧。

李立再次月经来潮后，我们正式进入了促排卵周期。她在此前接受的促排卵方案均为强刺激方案。对于高龄且卵巢功能减退的患者来说，不论国内还是国外，促排卵的总原则都是使用大剂量的促排卵药物，但我并不赞同这种做法。高龄且卵巢功能减退的女性，内源性促性腺激素水平本来就高，如果再应用大量的促排卵药物,并不见得能取得好的疗效。相比之下,我更倾向于使用我在日本加藤医院学习到的微刺激疗法,即患者全程吃药、不打针。使用这种疗法,不但用药量少,而且患者往返医院的次数少,性价比更高。我向李立推荐了这样的方案。但第1个周期结束,我发现她的卵巢反应并不好,仅有1个卵泡生长起来,最终配成1枚胚胎——好在是优质胚胎。我对李立说:"别泄气,咱们接着攒胚胎吧。"

一晃1个月过去,又到了李立月经第2天,我们开始第2次促排卵,依旧采用微刺激疗法,这次效果渐有起色。大小卵泡总共有五六个,进入快速生长期的优势卵泡有三四个。到3月30日复诊这天,她的优势卵泡直径大小达到了16 mm,次大的几个卵泡则长到了直径约14 mm。再过1天,李立的优势卵泡应当就能长到直径18 mm了。通常来说,在促排卵期间,如果优势卵泡直径达18～20 mm,就可认为卵泡趋于成熟,患者需在此时接受药物注射,诱发卵母细胞的最后成熟——生殖科医生称这样的举措为启动"扳机"。这是一个相当形象的比喻,就像枪支上膛后扣动扳机那样,子弹一旦射出,便没有回头路了。

一旦接受注射"扳机"针,患者体内的卵母细胞即刻启动第一次减数分裂,接着排出第一极体,最后卵子成熟,等待受精。生殖科医生则须在卵子成熟但还未排出前,用细针把卵泡内的卵泡液连同卵母细胞一起抽吸出来,送到胚胎实验室,交由胚胎师进行体外授精。如果过早取卵,则有可能无法获卵,即便获卵，卵子也往往未能成熟；如果过晚取卵，则卵子可能已经排出，生殖科医生同样无卵可获。最佳的取卵时间是在启动"扳机"后的36小时内。从取卵时间往前推36小时（如前文所说的，生殖医学中心的取卵时间均为上午，下午的时间会预留出来给胚胎实验室的胚胎师进行授精），那么患者须在一天半以前的晚上启动"扳机"——因为此时为晚上，所以我们便习惯性地称启动"扳机"为打"夜针"。

按照李立的情形来看，她只需再等上1天，到3月31日的晚上就能打"夜针"了，而她接受取卵手术的时间应当是4月2日的上午。

此时，上海正处于新型冠状病毒感染疫情（简称"新冠疫情"）的阴影之下，每天都有新增的感染病例。让我们措手不及的事就这么发生了——一纸通知发到我们面前，浦西自4月1日起静默5天，各行各业全部停摆，每位居民足不出户。

为什么偏偏选在了这个时候？怎么办？我们是不得已放弃，还是抢收这来之不易的成果？如果李立的指标像之前那样不算特别理想，或者她才刚刚启动这一轮的促排卵，那么我多半会劝说她考虑放弃了。可是这一回，李立的优势卵泡已经有3个。按照过往的经验看，直径达14 mm以上的优势卵泡取得成熟卵子的可能性很大。3个卵泡，是取还是弃？放弃就太可惜了，李立已然高龄，卵巢功能眼看着越发衰退，下一次不见得能等来这样好的状态。可如果要取，即便在就诊的当天（3月30日）打"夜针"，也得等到4月1日上午才能来取卵，这时疫情封控已经开始，谁也不可能再出门。那么只剩一条路可走了。一个大胆的念头忽然跃入我的脑海：如果我即刻（3月30日上午9点）为李立启动"扳机"，那么我们就完全有可能在3月31日晚上8点（启动"扳机"后的第35小时），也就是疫情封控的最后期限到来之前替李立连夜取卵。

思及此，我马上征求李立的意见："鉴于目前的形势，我们有两个选择。选择一，放弃这个周期，等待下一个合适的时机；选择二，马上启动'扳机'，明晚就'抢收'。"李立听我这么一说，毫不犹豫地表示："打针吧，我不想放弃送到眼前的机会。"

要执行"抢收"方案，不光我一人需要加班加点，还牵扯到一群为患者默默服务的医护人员——我们的护士、胚胎师甚至是保洁阿姨等，我都得逐一与他们沟通。我首先向领导请示，当下就获得了批准。我又向各部门进行确认，我们的胚胎师和护士没有二话，都表示愿意积极配合。正因为他们的舍己奉献，这场特殊时期的特殊战斗才得以打响，也才有了开篇时你们看到的那一幕。

最终，李立得以冷冻1枚一级优质胚胎。对于高龄的她来说，多1枚卵子就是多一份希望，有1枚胚胎就是有一线孕育新生命的可能。我们实在太珍惜每一次来之不易的机会了。

故事还在继续。

这座城市经历了巨大的伤痛，也在夏日的脚步悄然到来时迎来了新生。

6月，上海逐步对外放开了。李立积攒胚胎的旅程也有了全新的进展。6月头上，她踏出家门后的第一件事便是来找我做促排卵。我们惊喜地发现：李立左、右卵巢里的窦卵泡，加起来竟总共有8个！很多卵巢功能欠佳的女性在家休息了2个月后，卵巢状态反倒比之前好了不少，可见适当的休养生息当真比任何补药都管用。

这一次，因为李立的基础状态还不错，所以我给她更换了方案。我们采用拮抗剂方案①，最终取得了7枚卵子，配成了2枚一级细胞胚，其余的进行囊胚培养还是无果。虽然始终无法在体外培养出囊胚，但加上前2次累计配成的2枚胚胎，李立已然拥有了4枚优质细胞胚。是时候进行胚胎移植了。但一来胚胎宝贵，不容闪失，二来李立有清宫术史，并且我在这3次促排卵过程中发觉她的子宫内膜不算很厚，可能有宫腔粘连或炎症的存在，所以我建议李立先做宫腔镜检查。向来干脆的李立答："唐主任，都听你的！"

从初诊到监测排卵、取卵、做宫腔镜检查，再到最后的胚胎移植，我全程跟进、亲自操刀。这是我向来的工作习惯，以确保对患者有最全面和最充分的了解。而经宫腔镜检查发现，李立的右侧子宫壁粘连，且宫腔充血严重，的确有炎症。我为她做了宫腔粘连分离术，消了炎，施以激素替代治疗，好让她

---

① 这一方案的运作机制我在第9章里做了详细的说明。

的子宫内膜得以持续修复。术后，我给李立看手术录像，我记得她当时说："这次手术的体验好太多了，我都没觉得痛。"我心想，宫腔镜检查本就不太痛的，况且我们有麻醉相帮，自然不该痛的，你之前怕是吃了太多不必要的苦了。

转眼间就到了胚胎移植的时候。我在李立月经来潮后的第2天给她做了激素检测和阴道B超（简称"阴超"）检查，见她的窦卵泡有五六个。按照原计划，是要做冻胚移植的，我却临时起意，有了新的想法——正因为李立是高龄助孕女性，且其丈夫有染色体异常，攒起来的4枚冻胚仍旧让我觉得底气不足，所以我想再为她取一次卵，做鲜胚移植，没准儿能有更大的赢面。根据我们的经验，鲜胚无需经历冷冻和解冻的过程，反而更适合高龄女性。我询问李立的意见，得到的回答依旧是："可以，都听你的！"

我为李立制订的促排卵方案使用的是温和刺激疗法（介于强刺激与微刺激之间），不过在药物上做了调整。李立的卵泡生长情况和子宫内膜的反应都不错，我们得以收获6枚卵子，配成2枚优质胚胎（剩下的胚胎依旧没有养出囊胚）。取卵后第3天，我将2枚第3天的优质鲜胚植入了李立的子宫，术后给她开足了保胎药。说实话，对于高龄助孕的患者，尤其是已经44岁的李立，我始终不敢抱有太大的希望，免得希望越大，失望也越大。

胚胎移植后第12天，我正在外地出差，突然收到李立发来的消息，那是一张化验单的照片：李立到生殖医学中心抽血验孕，确诊怀孕，并且hCG血值①相当不错。虽然一直盼着能有这样的结果，但当喜讯传来的那一刻，我竟有一瞬间觉得难以置信，高龄的李立此前可是接连失败了5次啊；继而感到万分欣喜，她竟在我这儿一举助孕成功了。不过，在满怀喜乐之余，我还是产生了担忧，毕竟我见多了高龄女性流产的病例，所以暗暗为李立捏了一把汗，盼望着她的胚胎宝宝在后续的生长发育中能不断"闯关"成功，千万别出岔子。因此，我在祝贺李立的同时不忘嘱咐她："继续保胎。隔天过来抽血，看hCG血值翻倍情况。"

好消息接踵而至。李立隔天的hCG血值翻倍情况也很棒，我心里又踏实一些。至少我们离成功又近了一步！不过，相比通过生化检查确认怀孕（也就是抽血验孕），生殖科医生更看重的是2周后的首次B超检查。还是那句话：高龄女性流产率高达百分之几十，所以不能高兴得太早。我像一个猎手马上就要觅到猎物一般兴奋，但也小心翼翼，不敢掉以轻心。和自然怀孕不一样，进行试管婴儿助孕时需要给足黄体支持（就是我们俗称的"保胎"）。我给她开足了药，预约2周后复诊时做第1次B超检查。

2周在我的照常忙碌和李立的忐忑难安中很快过去了。这天，李立如约来做第1次B超检查。当B超检查报告放到我诊

---

① hCG即人绒毛膜促性腺激素，临床常用单位为mIU/mL或IU/mL。hCG血值的概念我会在后文详加说明，读者可参见本书第3章以及第5章的相关内容。

室的桌上，我亲眼看到"宫内单活胎，胎芽、胎心正常"的描述之后，一颗悬着的心才终于放下了一半。我只觉一股巨大的能量充盈着内心。能够帮助我们的"老大难"患者孕育一个新生命，并且一举助孕成功，是何等喜悦的一件事。这是上天成就的真正的奇迹！备感喜悦之余，我感受到的是十二万分的幸运：以44岁高龄接受助孕治疗，对李立而言，成功本就是极小概率的事件，何况她的丈夫还有染色体异常的状况，她却能跨越这重重阻碍，达成多年来的梦想，除了其自身的努力和生殖科医生的助推之外，更多是出于上天对她的格外眷顾。

李立的第2次B超检查同样显示一切正常（宫内单活胎），用如今的网络流行语来说，李立可谓"一路开挂"。我相当开心，李立却还是一副不苟言笑的模样。因为有流产史，她在暂时的兴奋过后害怕悲剧重演，所以很是紧张。一般来说，做鲜胚移植的患者有母体自身的黄体保驾护航，保胎到移植后做第2次B超检查时（孕8周）就可以从我这儿顺利"毕业"了。鉴于李立是高龄孕妇，谨慎起见，我额外为她多保胎2周，到复诊做第3次B超检查时胎儿依旧一切正常，我才在其他患者艳羡的目光里给李立发了"毕业证"，她也终于露出难得一见的笑容。至此，李立结束了在我这里的所有治疗，即将转入产科。

故事到这里似乎相当完美，我在感恩和激动之余还盘算着用李立的病例做分享。可正应了"好事多磨"这句话，没多久，新的难题又摆在了我们的面前。在李立孕12周的某天，我收到她的消息，说她的孕检项目——胎儿颈项透明层（NT）检查没过关。所谓的"NT检查"是通过B超手段来评估胎儿是否患有唐氏综合征的一种方法，也是对胎儿发育情况所做的第1次筛查。李立说，超声医生一看她是高龄孕妇，又看她的NT检查数值（NT值）偏高（4.0 mm），笃定地说胎儿大概率是唐氏儿。遭当头一棒的李立当即在超声室外流泪不止。在拥抱希望后猛地摔回地面，她有一瞬间觉得天都塌了。这些年来，扎再多的针，吃再多的药，跑再多次医院，经受再多的重压，她都不以为苦，然而在那一刻的李立身上，我觉察到一种平静的绝望。她对我说："唐主任，失败不要紧，可是我已经没有时间了。"但她还是问我："唐主任，我该怎么办？"

我当然也很沮丧，不敢想象李立会有多么心碎。难道高龄生育当真脱不开流产（或者不得已引产）的魔咒吗？李立不甘心放弃，我同样不甘心，我告诉她：NT值偏高只是提示胎儿的发育有可能存在异常。既往的经验表明，妊娠早期的NT值在3.5~4.4 mm时，有70%胎儿的发育其实仍旧是正常的。哪怕NT值高达5.5~6.4 mm，仍有30%胎儿的发育最终并无问题。所以说NT值只是早期筛查的一个指标，我们并非没有翻盘的机会。而要确诊，还需等待羊水穿刺的结果。那么接下来的问题是，在孕早期做绒毛穿刺还是在孕中期做羊水穿刺？在孕早期做绒毛穿刺可能对胚胎的损伤更大，但对母体的损伤较小；

到孕4个多月再做羊水穿刺，则造成的损伤情况正好相反，它对母体的损伤更大（如果胎儿发育不好，可能还需引产），若结果显示正常，对胎儿的损伤则要小得多。

李立再一次征询我的意见，我明白她对我是十二分的信任，但我不能代替她拿主意。与她讲清楚利弊之后，以我对她的了解，我已经猜到了她会做出哪一种决定——她舍不得孩子，她宁愿苦自己，也一定会再赌那么一次。李立果然选择了在孕中期做羊水穿刺。

此后李立没有继续联系我，但忙碌之余我偶尔还会想起她，不知她后来又有何经历。

2023年4月底，惊喜来临，我再次收到李立的微信消息，那大约是我最后一次听到她的消息了："唐主任……本人于2023年×月×日顺产女儿，重3805 g，身高51 cm。感谢您和您团队的精湛医术，使我得以在十院生殖医学中心一次便助孕成功……"末尾还附上了孩子的照片。

那是一个健康、秀气、完全正常的女婴。

李立赌对了。

命运所馈赠的礼物，终究来到了她的身边。

只争朝夕

如果说李立的故事算得上迂回曲折，那么下面这个故事就显得平淡一点儿了。不过平平淡淡才是真嘛，多数患者恐怕并不至于经历李立那样的煎熬，但是像悠悠这样的患者可真不少。

2023年8月中旬，一个特别炎热的午后，悠悠的先生拎着一大包喜饼来到我的诊室，向我报喜，说40岁高龄的悠悠坚持到足月剖宫产，生了个漂亮的男孩。十月怀胎，终成正果，夫妻俩开心得不得了。那几天，悠悠的先生热得满头是汗，可他的那股兴奋劲儿啊，就别提了。悠悠产后还没出院呢，他就跑来给我看"小毛头"的照片。我由衷地为他俩感到高兴。他们两口子4年未孕，在2家生殖医学中心兜兜转转，先后做了4次试管婴儿助孕，这回终于顺利怀孕生子。4年的坚守和努力相当不易，而为了这一刻的喜悦，此前一切的付出都值得了。

悠悠第一次来找我咨询是在2022年2月。彼时她在某知名生殖医学中心已经助孕2次，均以失败告终。她不知所措，经朋友介绍来到我的门诊。

我询问了悠悠的不孕经历，得知她是位职场女性，36岁结婚，已属晚婚，丈夫比她大10岁。婚后，夫妻俩便着手备孕，一切顺其自然，悠悠也顺利怀孕，但很不幸，怀孕不久后胚胎停育，她在无奈之下做了清宫术。

对临床医师来说，单次妊娠丢失（也就是流产）其实很常见。这些年来，我见过太多因为流产一次就非常紧张的夫妻，他们来到门诊，要求做全套与生育或流产有关的检查，以杜绝此类事件再次发生。可是通常来说，医生不会为患者过度检查。并非我们缺乏同情心，而是因为我们很清楚：真正有利于患者、能够解决问题的，不是沉湎于情绪，而是冷静、客观地判断与分析。一次妊娠丢失，大多是偶发的，是精卵在结合的过程中受到干扰致使细胞分裂错误造成的，或是早期生长中的胚胎因染色体异常而诱发的。这一现象在正常年轻夫妻中的占比约为10%，这是一个自然淘汰的过程，并不会影响患者以后的备孕以及怀孕。我在门诊的时候常给患者打这样的比方：假设A夫妻从未流产，B夫妻有过一次自然流产，那么A夫妻和B夫妻再次怀上正常宝宝的概率是一样的。所以患者不必太焦虑，养好身体，日后总还有机会。顺便一提，如果有2次以上的自然流产，情况就不同了，需要引起重视。

我记得自己初出茅庐的时候，每当接诊这类因一次流产就无比紧张、要求做全套生育检查的患者，就会暗自觉得他们太过敏感。可随着年岁增长、阅历渐广，加之当了母亲，我越来越能理解和同情这些患者了。是啊，对于大多数女性以及她们的伴侣来说，流产一次就意味着丢掉了一个孩子，也打破了相关的家庭规划，丧失了一个组建家庭的希望，这肯定是异常令人沮丧、容易使人挫败的。我们站在医生的角度，除了为患者进行必要的检查和安抚外，更需要为这些经历了不幸的患者（以及她们的家人）进行专业知识的普及。

说回悠悠的故事。她在一次流产后，并没做过多检查，只是略作休养，便继续备孕，但随后好运并未如期而至，悠悠1年持续不怀，检查下来，发现有输卵管不畅的情况，卵巢功能也已开始减退，加上丈夫的精液质量不好，综合评估一番，悠悠就此踏上了试管婴儿助孕之路。可惜这条路一走就是3年，对悠悠和她的丈夫而言，着实有些坎坷。

可能是因为前次流产而心生惧怕，唯恐高龄取卵发生胚胎异常的概率较高，悠悠和她的前任主诊医生在商量过后，采用了三代试管助孕。检查完毕进入助孕流程，促排卵、取卵、授精、培养胚胎……前期一切顺畅，但最终卡在了胚胎检测的环节上。悠悠先后取卵2次，共获卵14枚，授精后养出6枚囊胚，却无一通过筛查。换言之，2次基因检测做下来，这6枚胚胎都被判定为不合格的胚胎，不能进行移植。悠悠忙活了1年多，连个移植的机会都没有，怎能不心焦呢？时间不等人，此时的悠悠已经39岁了，生育之事迫在眉睫，她也想换个治疗方案，于是来到了我们生殖医学中心。

常规的问诊和检查后，我发现悠悠的卵巢功能确实愈发衰退了。据我个人的经验，36岁之后，女性的卵巢储备呈现每2

年下降一个档次的趋势。年近40岁的悠悠和大她10岁的丈夫均属高龄患者,悠悠有过一次流产(原因不明,当时未做检查),卵巢功能差,输卵管不完全阻塞,2次助孕失败,未能走到胚胎移植那一步。不过胚胎可以养出囊胚,证明卵子的质量尚可。

不同于年龄更大的李立,对和悠悠处在相同年龄段的女性来说,助孕的成功率还是比较可观的。只要用对了方法,我对她有信心。我和悠悠做了简单的交流,建议她尽快治疗,但不建议她做三代试管,而是改做二代试管,因为她并没有必须做三代试管的指征(这一点我会在之后详细说明)。悠悠听后轻轻点头,犹豫片刻便同意了我的方案。可能在她看来,该试的都要试过才行,既然耗不起,那就干脆换个思路,没准儿会有转机。

次月,即2022年3月中旬,我们在悠悠月经第3天开始进入促排卵周期。我为她做了阴超检查,检查了性激素六项,以评估她的性激素水平在不在基础状态,检查了卵巢里有几个基础卵泡,确定了卵泡的具体大小,看了看有无囊肿,又结合其既往病史,制订出最适合她的、个体化的促排卵方案。

月经第3天,悠悠的基础卵泡(左、右卵巢加起来)共有7个,直径不大,在3~7 mm之间。但奇怪的是,她的雌二醇[①](E_2)水平比较高(364 pmol/L),不像是才到月经第3天的样子

[①] 雌二醇:由卵巢分泌的一种主要的雌激素。

（一般在这个时候，雌二醇水平在180～250 pmol/L才是较为正常的）。单看雌二醇这一项，似乎悠悠的体内已经有优势卵泡生长。迟疑间，我为她复查了B超，却依旧看不到大卵泡，于是我基本断定这一现象是由她的卵巢功能减退导致的。此类患者的最初症状就是月经周期缩短。因为黄体期相对不变，最早变短的是卵泡期，卵泡提早募集，所以在月经初期就有优势卵泡生长，雌激素水平因而升高。悠悠便是一例。

说到这里，我忍不住要岔开一点儿话题。有些门诊患者会拿着化验单，忧心忡忡地跑来问我："唐主任，别的医生说我雌激素水平偏低。我要不要多喝点儿豆浆？我会不会卵巢早衰啊？我会提早绝经吗？"我一询问，发现这些患者的月经很规律，经量也正常，患者又正值育龄期，吃、喝、睡眠都没问题。一看化验单，她们才处在月经第2天，促性腺激素水平都在正常范围内，雌二醇水平接近参考值的下限，激素水平相当完美，这些患者却百般担忧，当真令我哭笑不得。我对她们说："其实你才处在月经第2天，雌激素水平高了反倒不好，太高了才说明你的卵巢功能减退啦。"患者依旧不解，我便笑一笑，宽慰她们："别研究激素了，越研究，你越糊涂。"不是我没耐心，而是激素这个课题单凭一两句话是讲不明白的，很多不搞生殖内分泌的妇科医生也未必很精通。简单来说，就是雌激素的分泌水平在整个月经周期里会有起伏，看性激素化验单不能光盯着其中某一项，而要综合其他激素，比如促卵泡激素

(FSH)、黄体生成素（LH）、孕酮（P）等一起看。此外，还要结合患者的月经时间和症状来判断。在不同的时间段内，这些激素的分泌时而相互制约，时而彼此促进，正负反馈，共同作用，方才促成了女性的卵泡发育和月经的潮起潮落。

说回悠悠。尽管她的雌激素水平偏高，但基础卵泡尚未长大，我有点儿犹豫要不要放弃这个周期，于是与悠悠商量。悠悠还是想试一下，因此我给她定下了高孕激素状态下促排卵的方案（也叫"上海方案[①]"），好尽可能多地"捕获"卵子。这个方案经济实惠，用药也简单。可惜，或许还是启动得晚了，效果不尽如人意。促排卵总共7天，"扳机"、取卵，最终获卵3枚，其中1枚为空卵，相当于仅有2枚卵子可用，最终配成1枚优质冻胚。

细心的读者可能注意到了，我在上文提起过，头一回做性激素和B超检查的时间点要安排在患者月经来潮后的2~3天内。为什么一定要选在这个时间点呢？这里有必要介绍一番何谓生殖医学定义下的促排卵。

正常情况下，女性在1个月经周期内只排出1枚卵子，以保证单卵单胎妊娠（这是巧妙的设计，是对人类母体的一种保护）。不过，这枚卵子可不形单影只，直到排卵前，它都有众

[①] 上海方案：利用雌、孕激素的共同负反馈作用抑制体内黄体生成素高峰的出现，以起到控制性促排卵的作用。此方案由上海交通大学医学院附属第九人民医院相关团队首次在国际上提出，故称为"上海方案"。

多卵子相陪伴。因此，更为确切的说法是：在最初的卵泡募集之时，每月均有一批卵泡参与选拔，但女性体内的促卵泡激素只够支持1个卵泡生长。这个最积极的卵泡对体内少量的促卵泡激素极其敏感，它的反应也最快，一旦拔得头筹，便会吸收女性体内之精华，逐步长大，其他陪跑的卵泡则逐步走向凋亡。所以，女性一生中只会排出400～500枚卵子。但女性的卵巢储备却远不止这些，青春期的卵巢储备甚至有40万～50万个始基卵泡。

生殖医学中促排卵的想法，正是基于同样的原理。我们在卵泡还候在起跑线外（未长大成熟）的时候使用适当高于人体自然激素水平的促排卵药物，使得其他原本要凋亡的卵泡也能得到营养，雨露均沾，与优势卵泡一起长大，共同跑到终点。这样一来，医生便能在1个月经周期内多取得卵子，多形成胚胎，降低助孕成本。所以，我们要让患者在月经第2～3天来就诊。通常情况下，此时的卵泡发育还未开始，用药效果好。如果再晚一些，一旦优势卵泡形成，促排卵药物的效果就不理想了。优势卵泡会占尽资源，长得更快，其他卵泡则受到压制，长得很慢。优势卵泡跑到终点（成熟）的时候，其他卵泡还在半道上呢。这种竞争很像我们人类社会呀，一个领域的佼佼者脱颖而出时，同行者往往还在奋力追赶的路上。

对照悠悠的情况看，她显然是卵泡募集得太早，体内提前就有优势卵泡生长起来。这是卵巢功能减退人群的特点之一。我于是嘱咐她："下次月经第1天，你就来找我。"

可惜世事难料，居家隔离了整整2个月后，悠悠方才得以出门。

她谨遵医嘱，在月经第1天就跑来找我，继续促排卵。我又给她做了性激素和阴超检查。果然，悠悠在月经第1天的雌二醇水平就不低（217.3 pmol/L），这也印证了我此前的判断：她的卵泡募集确实开始得很早。吸取了上次的经验教训，这回我给悠悠应用了拮抗剂方案，细节上有微调，总体把控得不错，促排卵8天，获卵7枚，最终冷冻了3枚优质胚胎。加上上次促排卵累积下的，我们总共收获了4枚冻胚，其中3枚是优质细胞胚，1枚是4AA囊胚。对这一结果，我和悠悠都算满意，我们随之进入了胚胎移植前的准备环节——做宫腔镜检查。

悠悠有清宫术史，并且有宫腔粘连的病史。胚胎珍贵，我要看过患者宫腔的情况再行移植，方才放心。于是次月，我在悠悠的月经干净后为她做了宫腔镜检查。她的宫腔的确有问题，我在给她修剪、整理了子宫内膜后进行了常规的抗炎和修复治疗。

又是1个月过去，时间来到了2022年8月。悠悠努力了3年，终于准备好迎接胚胎宝宝了。我们优先移植的是那枚4AA囊胚，它也是质量相对最好、移植成功率相对最高的胚胎。术后第9天，悠悠测到"双杠"（怀孕），但遗憾的是，她很快生化妊娠了。隔月再战，我又为悠悠植入了2枚优质细胞胚，战而告捷：移植后第10天，测hCG血值，数值为452.2，确定怀孕。鉴于悠悠此前有过非典型抗磷脂综合征（这是一种自身免疫性疾病，容易造成流产），我给她用了一些抗凝药物，结果她的第1次B超检查显示"宫内单活胎"，至第3次B超检查时她顺利"毕业"。到孕中期，悠悠发微信消息给我，说她在认真保胎。她在产科医生那里再度确诊了抗磷脂综合征，所以在做抗免疫治疗以及抗凝治疗，不过羊水穿刺和大排畸结果都没问题。

不确定性当然还是有的，可是悠悠显得乐观而笃定了。

2023年8月，40岁的悠悠足月产子，诞下一个特别漂亮的男孩。

糖糖医生有话说

正如我前面所说的,学名叫作"植入前遗传学检测"的三代试管,最初的应用是为了在胚胎植入前对相关遗传病做到早发现、早阻断。但随着这一技术的不断成熟和普及,它被广泛用在了寻求助孕手段的高龄女性身上。尤其是在欧美国家,三代试管已经成为高龄女性助孕的首推方案。但是,高龄女性究竟要不要做三代试管,始终是存有争议的。尤其是近两年,学界涌现了大量的研究来论证三代试管的利与弊。而在2023年第79届美国生殖医学会年会当中,是否应用三代试管也成了医生们辩论的焦点。我们不妨再来详细了解一下三代试管的原理和操作方法。

如图1-2所示,精子和卵子会各自携带来自父亲或母亲的一半遗传物质,它们相遇、融合,形成的受精卵以有丝分裂的形式快速生长。第1天形成双原核(即雌雄原核)受精卵,第2天分裂成4个细胞,第3天变成8个细胞……到第5~6天形成囊胚。囊胚又分为滋养层、内细胞团和囊胚腔。在体外(实验室)培养的过程中,很多高龄助孕女性的受精卵根本走不到囊胚期就死亡了,譬如我们故事中提到的第1位患者李立。而目前应用的三代试管需要取囊胚滋养层的5~8个细胞做基因检测,从而判断整个胚胎的遗传基因是否正常。

支持高龄女性做三代试管的医生认为:高龄女性面临卵子老化的困境,她们的卵母细胞在受精、分裂过程中的发育潜能较低,基因突

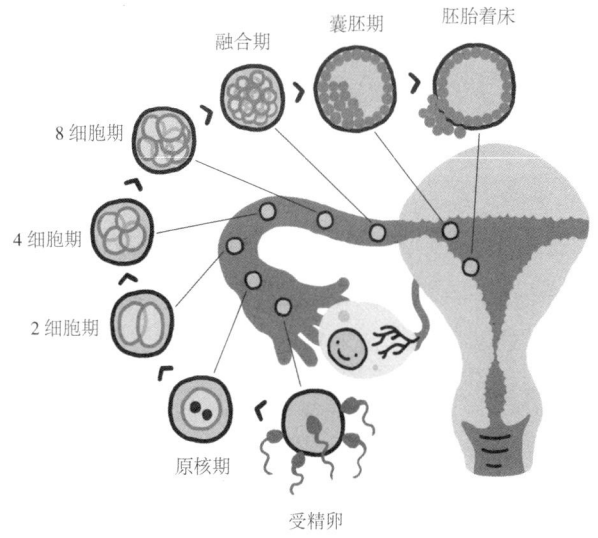

图1-2　体内受精和胚胎早期发育

变或染色体异常的概率则更高。据不完全统计，35周岁后，女性的流产率可达25%，而40岁之后的女性，流产率甚至高达40%。面对这么高的流产率，很多医生会鼓励高龄女性做三代试管，好对胚胎进行移植前的筛选，确保其染色体没有异常，以尽量避免患者经历流产的痛苦。

可现实果真如此美好吗？高龄女性的三代试管之路因此就更顺畅了吗？对此，反对者有话要说。反对者的依据是：

第一，做三代试管需有囊胚期的细胞来做活检，但长时间的体外培养会给胚胎造成巨大的（且不必要的）氧化应激压力，使细胞在体外分裂的过程中很容易出现配对错误，进而使得原本具有良好发育潜能的好胚胎反倒变成了不合格乃至死亡的胚胎。况且，并非所有胚胎都能走到囊胚期。有些患者会问，体外培养得不到囊胚是不是意味着这个胚胎的质量差，发育潜能不行啊？其实未必。有大量病案证明，优质的第2天或者第3天的胚胎同样有非常好的发育潜能，移植成功率也很高。相反，对于高龄女性来讲，长时间的体外培养带来的风险更大，毕竟体外培养模拟的是人体内的环境，任何一个操作不当，都有可能把一个原本是好苗子的胚胎养死，毕竟人工模拟的环境不及母体那样适合胚胎发育——二氧化碳培养箱的温度、湿度或其他参数稍有波动，就可能导致胚胎发育异常乃至死亡。正如我们在李立的故事中提到的，她的胚胎在体外总也培养不到囊胚期，却能在母体内发育如常。另外，囊胚培养需要消耗大量的卵子，出囊率却不过百分之五六十——换句话说，即便能一次性配成10枚细胞胚，最多也只有6枚细胞胚能走到囊胚期（而这已经是最好的结果了）。对原本就没有多少卵子且根本耗不起的高龄助孕女性而言，这意味着她们不得不拿自己极为宝贵、数量相当有限的卵子去一遍一遍地冒险。正如我们后一个故事里的悠悠那样，折腾半天，仅仅是为了做囊胚活检，到头来却发现连胚胎移植的机会都没有，风险极高，获益很低。

第二，胚胎其实有强大的自我纠错的能力。一个被三代试管判定为不合格的胚胎，如果放到合适的环境里，或许能自我纠偏，最后成长为完全正常的宝宝。这并非我信口开河、异想天开。2016年，美国纽约一家生殖医学中心就曾有这样的报道：研究者招募了11名女性志愿者，她们愿意接受所谓的"非整倍体胚胎"（即被三代试管判定为不合格、预备丢弃的胚胎）的移植。经过筛选，其中有8人最终接受了移植，这8人当中又有5人顺利怀孕，且全都产下了健康的后代——经检测，这5例胎儿的染色体均很正常，无嵌合现象。而此报道并非个案。这足以说明，我们所谓的"不合格"囊胚其实在以后的发育过程中有充分的自我纠错的能力。那么对于原本就是生育"困难户"的高龄女性来讲，如果白白丢弃了可能是好苗子的胚胎，岂非"暴殄天物"？

第三，三代试管检验的是囊胚滋养层的5~8个细胞，这几个细胞的质量显然并不能代表全部滋养层细胞的质量，更不能代表发育成胎儿内脏、神经系统的内细胞团的质量。换句话说，单凭这几个细胞的表现，恐怕不足以判断整个胎儿的状况。正如我在上文科普过的，囊胚的滋养层多会发育成胎盘，而我们的研究者在染色体正常的胎儿的胎盘里依然能找到非整倍体的细胞岛。那么请设想一下，如果当时在做囊胚活检的时候，研究人员取走的样本恰巧是这些异常的细胞，那么这枚原本能发育成为健康宝宝的胚胎就面临着因未能通过筛查、被判定为"不合格"，从而遭到丢弃的命运。而即便是从统计学（数学建模）的角度来看，若想获得比较准确的检测结果，可能也需要提取50个以上的细胞做活检才行。

第四，三代试管的检测结果不见得准确，而目前，世界上也还没有哪一个实验室是真正的权威机构。研究者做过实验，他们把一些被三代试管判定为异常、不够资格做移植的胚胎再分割，送往不同国家的不同实验室做检测，结果只有25%的检测结论前后一致，其余的则完全不同。换言之，就是不同实验室得出的结论并非完全一致。而实验室出结果的宗旨往往是"宁可错杀，不可错放"，所以一些"似是而非"的嵌合体胚胎通常会被判定为"不合格"的胚胎。这也许就会导致像悠悠这样,明明培养出6枚囊胚,却没能获得哪怕一次移植机会的悲惨局面。所以我们不由得反问:三代试管的判断依据真的是最客观、最合理的吗?

在临床咨询的过程中,我见过反复做三代试管又反复失败的女性。对于有遗传病的患者来说,三代试管当然是非常好的选择;然而对于高龄助孕女性来说,是否要做三代试管,当真需要好好斟酌。她们有些经历过自然流产的痛苦,有些在助孕失败后被告知因为高龄必须得做三代试管。这些女性的卵巢功能往往已呈现断崖式衰退,可利用的卵子在急剧减少,可是囊胚培养及活检又是相当浪费胚胎的。就好像一个原本并不富裕的人却偏要买奢侈品一样,所产生的经济负担姑且不说,更重要的是,这些在三代试管上屡战屡败、屡败屡战的女性白白耗完了自己最后的生育机会。眼看着卵巢功能越来越差,胚胎异常的概率越来越高,即便不断努力,却像陷入了怪圈,距离生下一个健康宝宝的梦想越来越远……在与为数不少的此类患者的交流中,我发现她们似乎过分迷信所谓科技的力量(当然,应用三代试管的医生也在其中起到了相应的作用,对迷茫的患者来说,医生的意见和引导至关重要),像中了三代试管的魔咒而不自知一般,失败、继续、失败、继续……周而复始,令人忧心。

前段时间,我见到了一位美国医生,向他请教他们生殖医学中心对高龄助孕女性所采取的策略。他立刻回答我:"对于高龄女性,我们会统统进行囊胚培养,然后经基因检测合格后再做胚胎移植。"我反问他:"这样会不会太'铺张浪费',对高龄的患者会不会太不公平了?"这位医生昂起头,语带骄傲地回答我:"我们不能为了移植而移植,我们是要为患者负责的!"我没有再往下追问,只是心想:人类有了科技傍身后,真的太容易骄傲了。我们何时已经傲慢到以为人类(哪怕是医生)当真可以生杀予夺了?面对生命,我们似乎早已丧失了敬畏,并且为这样的轻慢披上了自以为是的外衣,美其名曰"为患者负责"。

不得不说,在极大的不确定性面前,李立和悠悠是格外幸运的。尤其是李立,她经历了那么多曲折,却能在我们生殖医学中心一举助孕成功,这实属罕见,也越发让人感慨生命之奇妙。而如悠悠这般高龄助孕女性若采取一代试管[①]或二代试管,即便不做三代试管,成功率也还是可观的。

当然,高龄女性若想抓住生育的尾巴,无论是选择自然怀孕还是试管婴儿助孕,都需面临更大的风险。在助孕的道路上,高龄女性难免一再经历失败和随之而来的身心折磨。我也接诊过这样的患者,年轻时为了响应计划生育政策,做了输卵管结扎术,后因家庭变故想要再次生育,却已处于高龄,待助孕成功又遭遇了胚胎停育,清宫术后一查,胎儿的染色体存在异常。这还是助孕后能怀上的病例。还有一部分女性患者在国家放开生育限制后已然错失了最佳的生育年龄,她们忍受煎熬、尽力争取,却发现胚胎始终不能着床,就此心存遗憾,着实令人唏嘘。

心存遗憾本是常态。人若试图动用有限的智慧来对抗自然法则,

---

① 第一代试管婴儿的简称,即体外受精-胚胎移植。

效果肯定是不如意的。大量研究得出的结论表明：三代试管并不能使高龄女性真正获益。

我写下这些文字，不是为了通盘否定三代试管所带来的好处，而是为了劝诫我们的患者：在接受助孕治疗前，一定要结合自身的实际情况做合理的规划，与生殖科医生一起制订科学的诊疗方案，千万不要盲目相信或迷信某一项科学技术。尤其是已然高龄的女性，眼看最佳的生育年龄就要过去，卵巢功能也开始迅速减退，助孕的成功率本就很低了，所以越发有必要设定好一个"最后期限"——既要理性治疗，也要懂得及时放手。

作为一名生殖科医生，因为工作的特殊性，我常会接触到很多工作之外的信息，也常能看到形形色色的家庭关系和各型各类的夫妻相处模式。不时有患者对我倾诉，向我袒露最隐秘的内心世界。我获悉她们的悲伤和无助，但除了言语安慰外，我能够做的实在非常有限，我应当做的仍是尽我的本分——助孕。

我是帮助者，赐下生命却不在我。所以2000年前，使徒保罗才会说："我栽种了，亚波罗浇灌了，唯有神叫他生长。"中国人也有句老话："谋事在人，成事在天。"我做这一行越久，越深以为然。

第 2 章

鱼与熊掌不可兼得

双胎历险记

使生命免于枯竭的东西存在于看不见的世界，藏在万物的深处。

——鲁道夫·施泰纳

最初促使我动笔写下《种下一粒光》的，其实就是艾米丽的故事。有一次在与闺密闲聊时，我不知怎么说起我的患者艾米丽。一次原本普通的助孕，因为特定环境的造就，随着时间的推移，逐渐变得超出掌控，且剧情不断反转，充满令人意想不到的惊和喜。等我说到故事大结局的时候，连一向坚定持唯物论观点的闺密都不由得惊呼："哎呀呀，真是感谢老天爷！"闺密鼓励我把这个故事写下来，这才有了这本《种下一粒光》的雏形。

惊 与 喜

2021年12月中旬,一对来自新疆的夫妻走进我的诊室。妻子叫艾米丽,32岁,和与她同岁的丈夫皆为少数民族。他俩有着当地人民特有的深邃五官,结婚6年来从未避孕,但艾米丽从未怀孕。与不孕症相关的检查和治疗倒是做了不少,但始终无果,于是他俩从遥远的西北飞来上海求医。

问完病史,我给艾米丽做了初步的检查,快速厘清了她的问题,并且给出了相应的建议。

我对艾米丽夫妻俩说:"你俩不孕的症结,大概率还是在女方的输卵管问题上。"从他们向我提供的检查报告来看,妻子的输卵管造影结果提示一侧畅通,另一侧梗阻。除此之外,艾米丽的月经很规律,经量适中,卵巢储备亦在正常范围内,基本可以排除排卵异常的可能。她的丈夫也没啥异常,精液质量不错,精子数量足够、活性好,"小蝌蚪"的战斗力应当是可观的。所以综合来看,夫妻俩之所以不孕,还是由艾米丽的输卵管问题导致的。我稍微思索一番,向他俩提供了两个治疗方案。

方案一,可以选做宫腹腔镜联合手术,对输卵管进行整形复通。这么做的好处是，一次手术，终身受益，术后可以每月尝试自然试孕，手术成本相对较低；缺点是，手术后能否怀孕，还是要看患者输卵管的损伤程度及手术医生的技巧如何。如果患者输卵管的梗阻程度很严重，有严重粘连或梗阻部位难以复通，抑或手术医生的技术有限（加之手术毕竟会造成创伤，输卵管在术后再次发生粘连的可能性也是存在的），那么患者即便做了输卵管整形术，依然不见得能顺利怀孕。

我们确实能看到很多文章表明有相当比例的患者在接受了输卵管整形术后得以成功怀孕，但现实情况不完全如此。因为发表文章的医生往往是大名鼎鼎的，而很多失败的案例则没有被记录和统计进去。何况只要动手术，总归存在出血或感染的风险，输卵管整形术有可能对卵巢血管造成损伤，从而导致医源性的卵巢功能减退。这种损伤对患者来说是不可逆的。我就见过有患者因为做了输卵管或卵巢手术致使其卵巢功能急剧衰退。所以，是否要做输卵管整形术，还需要结合患者的输卵管梗阻部位、梗阻严重程度和卵巢储备功能，以及患者本身的年龄、丈夫的精液质量综合考虑。如果患者尚且年轻，卵巢功能良好，丈夫的精液也正常，那么对于不严重的输卵管病变，不妨选择手术治疗。而如果患者已经高龄或卵巢储备功能已经下降，加之丈夫的精液情况也不给力，那么我们会建议夫妻俩直接做试管婴儿助孕。另外，输卵管或卵巢手术也是有时效性的。患者一旦接受手术，其最佳的受孕时间是术后半年以内。若超过1年仍然不孕，就视手术为无效，患者可能依旧要回头做辅助生殖治疗，也就是我们常说的试管婴儿。

方案二，直接做试管婴儿。根据艾米丽夫妻俩的情况，我觉得假如以试管婴儿助孕，其单周期的成功率可达50%以上。考虑到此二人来自遥远的边疆地区，乘飞机来上海一趟的时间和经济成本都很高，并且他们有6年未孕了，为了速战速决，我更倾向于采用方案二，也就是直接做试管婴儿助孕。

听完我的分析，艾米丽夫妻表示：他们这次特地来找我，就是想做试管婴儿助孕的。我于是好奇地问了一句："你们是通过什么途径了解到我的呢？"他俩回答："是当地的朋友介绍的。"经他们这么一提醒，我才想起来，我以前确实接诊过一位同样来自新疆的患者。

不过艾米丽夫妻和他们的朋友不同。像他俩这样的患者，我们称为"优质患者"。如艾米丽这般单纯因输卵管梗阻导致不孕、本身年龄适中、卵巢功能也正常的女性，来做试管婴儿助孕的成功率是很高的。如果她和丈夫就住在江浙沪一带，那我治疗起来几乎没什么压力。可问题在于他们是从大西北赶来的，这次只请到1个月的假。因为从朋友那里听说了我的名头，便飞行几千公里前来求子，光是单程机票就花费了一万多元，停留在上海的这段时间还要解决吃住，实在是花销不菲。想到这些，我在感动之余也很有些惶恐：时间紧，任务重，我得加把劲儿，尽量保证让他们一次成功，少折腾，不花冤枉钱。来这一趟总要值得！

这样想着，我为艾米丽制订好了治疗方案，提出到时候做鲜胚移植，好保证夫妻俩以最快的速度接受治疗，赶在1个月的期限内返回新疆去。我们面诊当天，艾米丽距离下次月经来潮还有10天左右，正处在排卵后的所谓"黄体期"。眼下能利用这10天的时间做点儿什么呢？我略加思索，说："那咱们就先做个宫腔镜检查吧，尽量排除所有可能导致移植失败的因素，争取到时候的鲜胚移植一次成功。这样前后加起来，正好是1个月的时间。"

我这就给艾米丽安排了宫腔镜检查。没发现大问题，简单做了处理，只等她月经来潮。夫妻俩此番来上海，特别不容易，我建议他们趁正式的治疗开始前，干脆利用这段时间去周边玩一玩，体验一把江南的美景和风土人情。毕竟放松下来，有个好心情，对助孕是大有好处的。

时间很快来到了年底，我们在艾米丽月经的第2天开始了促排卵治疗。一般来说，做试管婴儿要分4步走，分别是：促排卵、取卵、胚胎培养、胚胎移植。

促排卵是第1步，相当要紧。所谓的"促排卵"在生殖医学上被称为"控制性卵巢刺激"，也就是在生殖科医生的控制性用药（促排卵药物）下对患者的卵巢加以刺激，好让卵泡多生长几个，以便届时能取到更多的卵子。听到"多取卵"这样的字眼，有些患者就担心了，问我："医生，我一次取卵12枚，岂不是把我一年的排卵指标都用完了？这样，我会卵巢早衰吗？"答案是：并不会。

我在前一章里已经讲过，女性的卵巢皮质里有很多始基卵泡，到青春期，始基卵泡数量可达约40万个，但女性终其一生只会排出400～500枚卵子，其他未发育成熟的卵子在陪跑的过程中都逐渐走向了凋亡。而生殖科医生做的，仅仅是用药物挽救那些原本要凋亡的卵子，并不会影响到患者正常的卵巢储备。

或许又有人要问：为什么一定要通过用药的方式取卵呢？在女性的自然生理周期内取卵不是更好吗？没错，医学工作者一开始也是这么想的。世界首例试管婴儿路易丝·布朗便是如此诞生的——在自然周期内取卵后经培育获得了胚胎。然而，在自然周期内取卵毕竟成本太高，且完全不可控，因为排卵可能发生在一天当中的任何时候，譬如半夜里，若临床工作无法及时做好安排，到第二天白天再取卵的话，卵子早已排掉了，那就白白浪费了一个周期。而如果为了避免发生这样的情况，刻意提前取卵，卵泡则很有可能还未成熟，临床医生即便在取卵手术时反复进行冲洗，或许仍旧无法获卵。更为关键的是，如果按自然周期取卵，即便获卵，也大都仅有1枚（因为人类是单卵单胎的生物）。从培养胚胎到移植胚胎，风险显然过高，移植成功率也就相应地降低了很多。因此，后来的生殖科医生想到在药物上"做文章"，通过用药来控制患者排卵的具体时间，且让其他卵泡也同优势卵泡一道成长起来，以达到卵泡数量较为可观的结果。这样一来，单次取卵就能获得多个卵母细胞，配成多枚胚胎。这大大提高了助孕的成功率，也降低了医疗成本。

再说回已然迈出这第1步的艾米丽。考虑到他们夫妻俩为了求子，这一路上到处要花钱，我就想尽量在促排卵药物上给他们省一点儿钱，所以选择了性价比更高的药物和方案。正如我预估的那样，艾米丽是所谓的"优质患者"，对于药物的反应也很正常。整个周期把控得很好，促排卵8天后卵泡成熟，打下"夜针"，隔天取卵，最终获卵11枚，配成6枚优质胚胎。这样的获卵数不多不少，我因此认为艾米丽不会有卵巢过度刺激的风险——一般来说，单次取卵达20枚以上的患者，发生卵巢过度刺激的风险很大，我会在第7章里就此展开详细的说明。除此以外，艾米丽的子宫内膜厚度以及孕激素水平也很理想。所以按照预先定下的方案，我准备在3天后给艾米丽做鲜胚移植。因为新疆距离上海实在遥远，我怕一次不成，夫妻俩还要往返，太不方便，所以与他们沟通之后，决定移植2枚胚胎（其余4枚在培养完毕后进行冷冻）。

就是这植入的2枚胚胎造就了此后跌宕起伏的神奇故事，令我至今想来都心有余悸。

接受了胚胎移植的艾米丽当天就动身了，和丈夫一块儿，先飞回乌鲁木齐，再转机回老家。临行前，我特意嘱咐她：要多摄入优质蛋白质，多喝汤水，避免剧烈活动，记得按时服用黄体支持药物，12天后在当地验孕。带着我的叮咛及祝福，艾米丽离开了上海。此后，我便继续忙我的工作，偶尔也会想起他们夫妻俩。毕竟两地间山水远隔,来一趟委实不易,但愿他们能一次就助孕成功。

外地患者通常会同我以微信聊天的方式进行交流。移植后第11天,艾米丽发来图片,早早孕试纸上是粉色双杠,她怀孕了!

我让艾米丽前往当地医院验血,结果出来后,hCG血值为398.8。隔日看翻倍情况,hCG血值直接飙到了1439。我随口就对助理小雷说:"看这数值,没准儿是双胎呀。"没想到竟然一语成谶。但不管怎么说,夫妻俩算是暂时闯关成功了。

接下来要做的是继续保胎。通过试管婴儿技术怀孕和自然怀孕不一样,需要加强黄体支持,也就是服用老百姓常说的"保胎药",否则易发生早期流产。艾米丽离开上海前,我让她带了一些药回去,但那些药很快就见底了,他们当地县城又配不到这样的药,小雷便远程指导艾米丽在网上挂号,我们这头在上海为她配好药,一路快递到新疆去。小雷是个既聪明又善良的姑娘,办事麻利,思路清晰,替我解决了很多难题,是个非常得力的好助手。

2周后,艾米丽在他们当地医院第1次做B超检查,果然显示宫内双活胎。夫妻俩很高兴,我却隐隐感到了不安。在双胎妊娠的后期,风险是很高的,不知他们小县城的产科力量怎么样。又是2周过去,艾米丽的第2次B超检查亦一切正常。因为是鲜胚移植,孕妇自带黄体,所以孕8周后就能中止黄体支持了。我远程给艾米丽发了"毕业证",嘱咐她停了保胎药物,结束在我这儿的治疗，并祝她今后一切顺利。

艾米丽孕10周的某一天，我突然收到她发来的照片，那是一张B超报告，上面这样写道："宫内三活胎，其中两个单卵双胎。"我心头一惊，虽说双胎变三胎这种情况在我们辅助生殖治疗中并不罕见（我甚至有位患者移植了1枚囊胚，结果那枚囊胚裂变出3个活胎，但患者最终减胎成功），可是前2次做B超检查的时候怎么会没有发现呢？如果在孕8周以前发现，减胎还相对简单，如今胎儿都这么大了，减胎的难度大大增加，也不知他们当地的减胎技术如何。我顿时为艾米丽一家担忧起来。

如果不减胎，那么三胎妊娠对胎儿和母体的考验是非常大的。尤其是到了妊娠中、晚期，一旦发生问题，可能一个胎儿都留不住，就连孕妇都会有生命危险。所以辅助生殖治疗当中有规定：避免双胎，杜绝三胎；若有三胎，必须减胎！

可是我在上海，艾米丽在新疆，我鞭长莫及呀，只能让她赶快去当地的生殖医学中心，尽快联系做减胎手术。我还特意关照她："3个减2个，要减单卵双胎的那2个。"过了一天，艾米丽回我微信消息："我们这儿的医生说胎儿太大，不敢减胎，让我孕14周去江苏减胎。"（我猜江苏那边有他们新疆当地的帮扶医院。）话虽如此，艾米丽说她最信得过的还是我，想来上海做减胎手术。她当时已经孕10周了，减胎的确有难度，我稍有犹豫，到底还是对她说："你尽快来！"小雷则立刻叮嘱艾米丽申请"行程码"。艾米丽见我应了她,语气轻快:"我们这边还没有情况。"她当即买了机票,打算第二天飞往上海。

可是谁也没有料到,艾米丽甫降上海,十院竟封院了。全院医务人员被紧急召回,医院封锁,不出不进,进入了所谓的"气泡式"管理模式。我们在医院里一轮一轮地做核酸检测,艾米丽等在院外,迟迟无法就诊。我只得给她想办法:"先到其他医院做好化验和检查,争取一点儿时间。"

3天后,十院解封,艾米丽终于见到了我。这时的她怀孕已近11周。我立马给她做检查,在B超下,孕早期正迅速生长的3个胎儿均发育正常,约有拇指大小,有手有脚,活蹦乱跳的。眼见此情此景,我犹豫了:胎儿已经这样大,经阴道减胎有风险,就怕减双胎失败,再影响到另外一个胎儿。斟酌再三后,我和艾米丽商量:"我们不妨等孩子再大一点儿,干脆去胎儿医学科,他们可以在胎儿镜下做减胎手术,这样更安全。另外,这个等待的过程也是一次自然选择的机会,所谓优胜劣汰,到底谁走谁留,没准儿老天爷会替我们做出决定。"艾米丽同意了。于是我替她咨询上海某知名妇保医院的胎儿医学科,对方给出了孕16周再行减胎的意见。距离这会儿还有1个月的时间,艾米丽只得飞回新疆,预备1个月后重返上海。

当时的我哪里会知道,这是我最后一次和艾米丽见面。

2022年4月1日,我们生殖医学中心因为治疗的特殊性(没有急诊病例),在疫情中一并停摆了。因为是医生,我倒是还能利用"职务之便"出门。我了解到附近有个以老年人居多的小区，他们那儿的很多老年人配不到药，于是我让他们统计好老年人所需的常用药（比如胰岛素、降压药和一些慢性病药）的数量，由我定期开车去医院排队配药，再送到小区门口的货架上，随后通知那个小区的"大白"前来领取，权当自己为特殊时期的这座城市出了一份力。

时间快速流逝着，距离艾米丽原本约定好前来上海减胎的日子越发近了。她腹中的3个胎儿发育正常，已经有了胎动。然而上海的疫情丝毫没有退却的迹象，每天的感染人数居高不下，艾米丽所在新疆单位的领导也不建议她这个时候来上海"闯关"。艾米丽焦急地给我发微信消息，问我该怎么办。

于是我想到了北京大学第三医院（简称"北医三院"）。那里是我读研的地方，我的老师个个医德高尚、医术精湛。遇到困难的时候，我常会想起那儿，就像想起自个儿的娘家一样。我向北医三院的老师求救，她回复我说：不是北医三院不愿意接诊，而是北京的管控也很严格——艾米丽压根儿没办法进京。还能怎么办呢？我又联系我在其他城市的医院同行，特殊时期，他们也都爱莫能助。

在成为生殖科医生以前，我当过很多年的妇产科医生，太明白三胎妊娠意味着什么了：妊娠后期的胎膜早破、流产、高血压、子痫、早产、胎儿成活率低下、早产儿并发症乃至母婴命悬一线……想想都让我头皮发麻。可是我已然无能为力了，只有继续和上海的胎儿医学科医生保持联系。那边给出的建议是：请艾米丽继续在老家等待，此外别无他法。

就这样，4月过去了。

我常常想起艾米丽，只求上天垂怜，千万别让她和她的孩子们有意外。

5月中旬的一天，我又收到艾米丽发来的照片，那同样是一张B超报告。我用几乎颤抖的手指点开看大图，瞬间睁大了眼睛，只见上面这样写道："宫内孕三胎。胎儿a：孕19^{+5}周大小，胎心正常。胎儿b：孕19^{+3}周大小，胎心正常。胎儿c：停止发育，确定死胎。"

艾米丽不用来上海做减胎手术了！天无绝人之路，三胎变回两胎，且统统发育正常。与我的闺密听了这段故事的反应如出一辙，我在那一刻拍着胸口，直呼："老天有眼，老天有眼！"

6月初，随着上海对外放开，我们的生殖医学中心也渐渐恢复了门诊。我还是挂念艾米丽，每当想起，总要给她发个微信消息，问她是否一切安好。时间飞快，艾米丽已经怀孕近9个月。我让她尽早办理住院。要知道，双胎妊娠往往怀不到足月，越到孕晚期越要当心，胎膜早破、早产、妊娠高血压疾病等随时可能出现。这一路如此艰难，艾米丽都一一闯过来了，然而越到后面越要小心，万万不能功亏一篑。

好在老天是决定垂怜艾米丽一家到底的。

9月初，我收到艾米丽的最新消息，说她经剖宫产生下一对龙凤胎，兄妹俩的身高和体重都基本达标。

近20年来,我国的儿科(尤其是新生儿急救护理)取得了长足的进步,发展迅速,艾米丽和孩子们即便身在边陲小镇,也能得到比较好的孕期和生产护理。这不,艾米丽后来还给我发了他们的全家福呢:照片上微微发福的她还处于产后恢复期,浑身散发着母性的光芒,既温柔又从容。两个满了百日的宝宝胖乎乎的,可爱极了。艾米丽的丈夫抱着女儿,艾米丽搂着儿子,一家人笑得很是幸福。

我那一颗悬了许久的心,终于放下来了。

糖糖医生有话说

在人们的传统观念里，一胎生俩，同时推着两个宝宝出门遛弯，似乎是一件相当拉风的事。所以很多试图通过试管婴儿助孕的患者会要求生双胞胎，最好是一儿一女，能一次性"解决问题"。这样的想法听上去很美好，可只有妇产科医生才真正明白：双胎妊娠究竟有多麻烦，双胎妊娠究竟有多危险。

我们人类是最适合单胎妊娠的生物，母亲的子宫仅够一个宝宝居住，要是两个乃至两个以上的宝宝挤进来，就会发生问题。最常见的问题有妊娠高血压、糖尿病、胆汁淤积综合征、胎儿宫内发育不良、胎膜早破、早产、新生儿体重过低，以及产妇产后出血、贫血，甚至前置胎盘、胎盘早剥等，哪怕单举一例都会让孕（产）妇吃足苦头，让产科医生头疼不已。

在自然受孕的状态下，当然也会发生双胎妊娠（这和家族遗传有关），但是比较少见，平均每100个女性当中大概只有1个会"中奖"。而我们做试管婴儿的时候，为了追求成功率、降低医疗成本，一次移植2枚胚胎的情况很多见，这导致辅助生殖技术运用下的双胎妊娠率高达30%。这种人为造成的双胎往往是产科医生埋怨生殖科医生"弄出人命却不负责"的主因：患者在生殖科医生那儿保胎，最多到孕10周就结束了。孕10周的宝宝还非常小，哪怕有2个装在妈妈的肚子里，孕妇本人也没什么感觉，只以为一切皆大欢喜。但是到了妊娠中、晚期，各种并发症就都"显山露水"了，这时候便需要产科医生帮忙兜底，麻烦事可有一大堆。

此外，以助孕方式诞生的双胎除了双卵双胎，即植入时便是2枚独立的胚胎外，还有单卵双胎（正如艾米丽这样），且单卵双胎的发生率也相当高，可达自然怀孕时的20倍。

为什么会有这种情况发生呢？我们至今没能找到确切的答案。有人说是女性体内的环境或卵巢状态导致单卵双胎的，还有一种比较常见的说法是辅助孵化也有可能导致单卵双胎。此处提到的辅助孵化又是什么呢？且听我慢慢道来。

顾名思义，辅助孵化是辅助生殖治疗中的一项技术。通常呢，女性排出的卵子外面有一层很厚的壳，叫作透明带。透明带就像鸡蛋壳一样，保护卵子免受外界各种抗原物质的侵害。在一个精子成功进入卵子内部后，透明带的作用则是防止其他精子再来"串门"，从而守护住受精卵的正常结构。透明带会"厚此薄彼"，它的厚度不是一成不变的。包裹着胚胎的透明带会逐渐变薄，继而破口。正如小鸡破壳一般，胚胎在此时得以"孵出"，就会在宫腔内着床生长。可是，如果这层透明带过厚或者过硬，胚胎无法顺利"孵出"，就可能导致胚胎移植失败。于是，胚胎学家想了一个办法：在胚胎移植前把透明带打得薄一些，或者在透明带的局部钻几个小孔，帮胚胎一把，使其得以顺利"孵出"，这样就提高了胚胎植入的成功率（也就是妊娠率）。可凡事不能尽如人意。有些胚胎细胞在穿过打薄了的透明带的孔隙时，会很尴尬地卡在那里，反而增大了细胞异常裂变的可能，单卵双胎的现象也许就因此发生了。

在现实生活当中，我们会看到2种类型的双胞胎。有的长相截然不同，或许性别也不同，很好辨认，这种通常是双（异）卵双胞胎；有的则长得几乎一模一样，不熟悉的人完全分不清谁是谁，这种便是单（同）卵双胞胎，也就是说原本仅1个的受精卵在母体内裂变成了2个。

我的患者艾米丽兼有以上2种情况：她子宫里的本是双卵双胎，谁料其中的一个又分成了单卵双胎，一度导致了三胎妊娠的高危情况。细心的读者应当还记得，我当初嘱咐艾米丽减掉的是那裂变后的单卵双胎，因为比起双卵双胎，单卵双胎的风险更大。

为什么这么说呢？通常单卵双胎的胎盘和胎膜会因受精卵分裂时间的早晚而有差异，这当中很有讲究。如果分裂发生在受精后3天内的卵裂期，那么单卵双胎的发育模式类似于2个独立受精卵形成的双胎，最终会形成2个胎盘（可能部分融合）和2个羊膜囊。约30%的单卵双胎属于此类型。如果分裂发生在受精后第4～8天的囊胚期，此时内细胞团尚未完全分化，2枚胚胎会共享1个胎盘，但各自拥有独立的羊膜囊。这种情况最为常见，约占65%。如果分裂推迟到受精后第9～13天，由于分裂较晚，2枚胚胎不仅共享胎盘，还处于同一羊膜腔内。这种情况约占4%，风险最大，容易发生双胎输血综合征和脐带缠绕等并发症。还有一种更罕见的情况，如果分裂发生在受精后第14～15天，则可能导致不同程度的连体双胎（图2-1）。

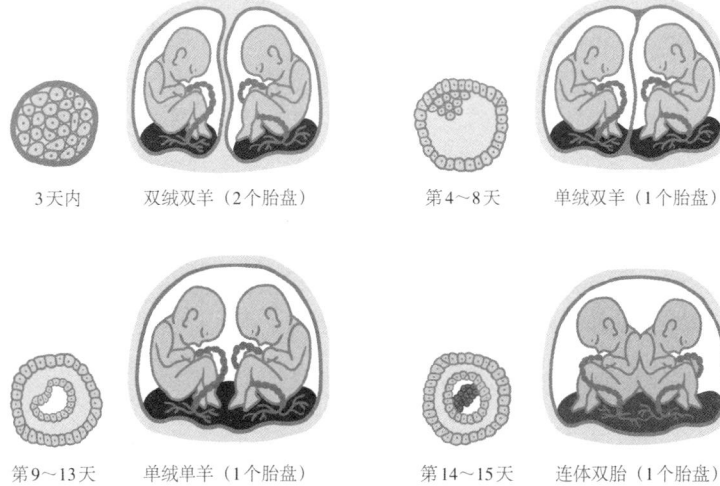

图 2-1 单卵双胎的胎盘和胎膜差异

正是因为无法预计也无法控制艾米丽的单卵双胎会发生上述哪种情况，我才让她在还有选择的时候尽快做单卵双胎的减胎手术，及时止损。然而和愿意积极配合的艾米丽不同，我也遇到过发生双（多）胎妊娠却不愿减胎的患者，她们心怀期待，或许也承载着来自家人的压力，生怕"好事成双"变成"祸不单行"。

我能够理解这样的想法。在咱们的传统文化里，"一次抱俩"的确让人艳羡，所以才有为数不少的助孕患者希望怀上双胎，实现一举两得。可是作为生殖科医生（也是曾经的妇产科医生），我本人并不提倡大家刻意通过助孕的方式怀上双胎。女性的子宫空间有限，双（多）胎妊娠会显著增大孕期以及分娩出现异常的风险，无论是对母亲还是对孩子来说都有百害而无一利。因此，多一个宝宝固然多一份惊喜，中国人追求的"儿女双全""一步到位"也固然让人向往,但我们毕竟应首要考虑如何规避风险和伤害,母子平安才是最重要的。换言之,主动要求双(多)胎妊娠实不可取,患者及其家人当慎之又慎。

第 3 章

奇妙物语

做试管婴儿就能避免宫外孕吗?

我们不是一年年变得更老,而是一天天变得更新。

——艾米莉·狄金森

茜茜公主求子记

记忆中，2022年岁末的上海格外冷。新冠疫情集中暴发，周围的人几乎无一幸免，发热门诊、呼吸科人满为患。医务人员一边承受着巨大的工作压力，一边面临着自己也被感染、因体力不支而病倒的风险。医院出现了严重的医疗资源短缺，很多妇产科和外科的医生都被抽调去支援发热门诊了，其中也包括我们生殖医学中心的医务工作者。

相较其他科室的拥挤不堪、连轴运转，那时的生殖医学中心可谓门可罗雀。有助孕需求的患者很清楚，一旦感染病毒、发生高热，可能会影响胚胎的质量，甚至导致流产，他们自然暂停了上门求医。因此，我们生殖医学中心基本处于半歇业的状态了。

而就在这样一个特殊的时期，我的诊室里来了一对不孕症夫妻。妻子皮肤白皙，容貌姣好，性格中带着上海女孩特有的娇嗲。丈夫也是上海人，高高大大、斯斯文文的，每次复诊时都陪在妻子的左右，体贴地帮着拎包，一看便是贴心好老公。

夫妻俩一踏进诊室，张口就要求做试管婴儿助孕。我问了病史，妻子（姑且称她为茜茜吧）三十出头，10年前因为罹患右侧卵巢囊肿，做了囊肿剥除手术。在手术中医生发现茜茜右侧输卵管积水，于是将右侧输卵管一并切除，只保留了左侧输卵管。术后2年，茜茜怀孕了，但很遗憾，是左侧输卵管异位妊娠，也就是我们俗话说的"宫外孕"。无奈之下，她又切除了仅有的左侧输卵管。经历了这样的2次手术，茜茜已经没有了输卵管，也就无法自然怀孕了。她亦在此后遭遇了婚变。再度步入婚姻的殿堂后，茜茜依然要面对生育的问题，于是和如今的丈夫一同走进了我们生殖医学中心。

说起输卵管这个话题，我不由得想起曾有位男性患者前来咨询备孕事宜的情形。那位患者拿了个小本本，向我详细描述了他和妻子备孕的经历。他说他们夫妻俩有一个女儿，想要二胎，可备孕7年了，始终未果。

他对我说："医生，我常年健身，精子好得很！"我看了他的精液化验单，的确，精子的质量算得上优秀。而他的妻子有输卵管梗阻史，做过导丝介入治疗，就是我们通常说的"选择性输卵管造影术"。这是一种在X射线的引导下，用很细的导丝疏通输卵管的方法。这位患者急切地给我看他手上的小本本，说他记录了妻子每个月的体温变化、排卵时间、与他同房的次数乃至乳房的变化。能看得出来，他对妻子非常关注，也能感觉到，他对备孕多年始终无果这件事相当焦虑。

充分了解了夫妻俩的病史后，我在这位男性患者滔滔不绝的讲述中见缝插针，引导了谈话的方向——在和患者"斗智斗勇"多年的过程中，我也算总结出了一套谈话的技巧，好让我在由患者输出的、大量有用或无用的信息里捕捉到关键词，并借此及时把握住谈话的侧重点。我对这个沮丧的男人说："虽然你妻子做过输卵管造影术和输卵管疏通术，但如果术后半年还是怀不上，就说明这个手术对你俩没有用。照你的说法，你妻子的月经很规律，排卵应当不会有问题。我看了报告，你的精子质量也很好。何况你们之前自然怀孕有了大宝，这表示你俩的精卵能够正常结合。那么排除下来看，之所以迟迟不孕，大概率还是输卵管有问题。"

我又接着给这位患者打比方："如果把精子和卵子的相遇比作牛郎和织女七夕相会的话，那么输卵管就是鹊桥。桥不通，精卵无法见面，又如何能怀孕呢？"我面前的患者听闻这番话，惊呼："原来精卵结合是发生在输卵管里的，我之前一直以为是在子宫里呢！"我被他说得一愣，继而哑然：这位男士，你如此关注妻子的生理周期，却连最基本的生理卫生知识都没搞明白哪！

既然如此，我们便有必要先来了解一下输卵管的构造、功能以及精卵相遇的过程（图3-1）。我随手拿过桌上的子宫及输卵管模型，给这位男士讲解起来。

人类女性的输卵管有2条，呈左右对称分布，它们各自与子宫的底部相连，被阔韧带"固定"在子宫两侧的卵巢上方，悬浮于盆腔中间。输卵管全长8～14 cm，可分为4个部分：最接近子宫的是间质部，随后顺延开去，分别是狭部、壶腹部和

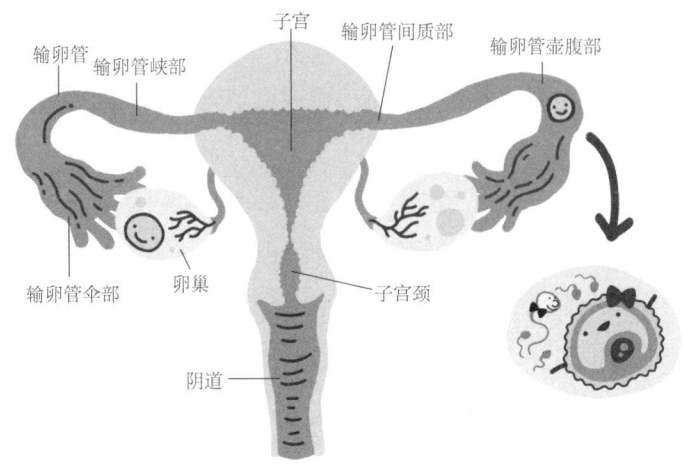

图 3-1 精子和卵子在输卵管壶腹部见面了

伞部。壶腹部较为宽敞,是精卵相遇结合的"婚房"。壶腹部之后则是伞部,伞部也是输卵管的最末端,呈游离的伞状,功能是拾取卵子。别看输卵管很细小,结构却非常完善,功能也非常齐全,能完成瞬间拾取卵子的精细动作。输卵管的管壁中有肌肉组织,肌肉会不断收缩,使得输卵管向内或者向外蠕动。和大家想象的恐怕有些不同的是,输卵管腔并不是全然光滑的,而是分布着大量能够推送黏液的纤毛细胞。在电子显微镜下,这些被放大了数百倍的纤毛细胞就像在海底随波荡漾的水草(图3-2)。

总而言之,输卵管在人类繁衍生息的过程中起到了相当重要的作用。它在拾取并运输卵子后,为精卵相遇提供了场所,并能通过自身的蠕动,将受精卵再度送回宫腔。输卵管的不同部位承载着不同的功能,它们各司其职,精密协作。精卵本不

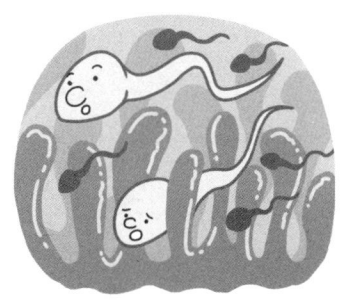

图3-2 精子穿过水草般的输卵管纤毛细胞

相干,仿佛存活于不同的时空当中,是输卵管为它们的结合创造了有利条件,从而得以开启一场生命的盛宴。

从青春期开始,月经规律的女性会在月经周期的中期排卵。排卵前,优势卵泡(又称"主导卵泡")迅速增大,向卵巢表面凸起,最终破裂。卵母细胞就在那一瞬间自卵泡中逸出,飞入盆腔。与此同时,输卵管伞部就仿佛灵活的小手,飞快拾起卵子。接着,通过输卵管肌层和管腔内纤毛细胞的共同作用,输卵管不断蠕动,将卵子小姐轻柔地运输到壶腹部,等待与真命天子——精子先生的邂逅。

此时,精子也在悄然进行着一场伟大的生命竞赛。得胜者只有一个,它的奖赏便是与卵子结合,将其携带的来自父亲的遗传物质传递下去,缔造出一个全新的生命。

男性单次的射精量在1.5 mL以上,其中包含4000万到几亿个精子,这些精子被裹在黏稠的精液里。精液在半小时内快速液化,其中的几千万个乃至上亿个精子有如空降神兵,快速集结起来,预备远程奔袭,一场厮杀即将开始。精子战争堪称惨烈,才刚刚开战,就有一部分(大概几百万个)精子随精液流出了阴道,还有一部分精子会被阴道的酸性环境所消灭。而余下的精子大军在能够邂逅卵子以前,还要面临4道关卡。

第1道关卡便是宫颈。通常情况下,宫颈是紧闭着的,且有浓稠的宫颈黏液堵在宫颈口,以防异物进入。只有在排卵期的那几天,紧闭的宫颈口才会张开,宫颈黏液仿佛水帘洞口的瀑布一般,变得稀薄、可拉丝,有利于精子穿透。

正常的精子形似小蝌蚪,长约60 μm,可分为头部和尾部。精子的头部有高度浓缩的细胞核和顶体,细胞核里含有来自父亲的遗传物质,顶体里含有各种酶,可"溶解"卵子的透明带,好帮助精子钻入其中;而精子长长的尾巴则像助推器,能带动精子快速向前游走。当然,并非所有的精子都体格强健,有些精子长得相当奇怪,呈小头、圆头或双头等各种形态,这样的精子没法儿冲锋陷阵,只能原地打转,成了游手好闲的"无业游民"(图3-3)。

即便顺利闯入第2道关卡——宫腔,等着精子的也并非坦途。要知道,宫腔内有很多褶皱,就像芦苇荡一样,会拦阻精子的前进。这"芦苇荡"内还潜伏着"杀手",也就是女性体内的免疫细胞。它们会误以为闯入的精子是大举入侵的坏家伙,从而对其进行围剿。一部分精子因此壮烈牺牲,突出重围的精子部队则继续向前奔袭。

这时,精子部队来到了第3道关卡的面前,它们要做出选

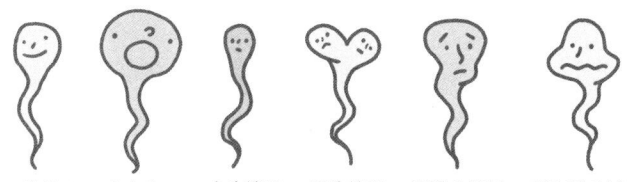

正常精子　大头精子　小头精子　双头精子　梨形头精子　不定形头精子

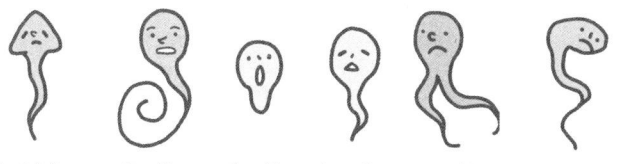

锥形头精子　卷尾精子　缺尾精子　短尾精子　双尾精子　倾斜头精子

图3-3　正常精子与异常精子

择：是进入左侧的输卵管呢，还是进入右侧的输卵管呢？人类是单卵单胎的物种，每月排卵一枚，卵子只可能在其中的一条输卵管里。走错了输卵管的精子注定无法与卵子相遇，而赌对了的精子才得以挑战"勇敢者的道路"，也就是第4道关卡——输卵管。正如图3-2所示的，输卵管内密布的纤毛细胞有如水草，会牵绊住精子向前的脚步，使它们就此被困，无法到达终点。

经过艰苦跋涉，几千万个乃至上亿个精子当中只有几百名强兵勇将得以来到卵子的面前，发起最后一轮猛攻。此刻的精子们发挥其优良的团队精神，开始精诚协作，轮番用头部去叩击包裹着卵子的、厚厚的透明带。前面的倒下了，后面的就跟上，前仆后继，勇往直前。最终，卵子小姐家的大门（透明带）有一瞬间得以敞开，一个精子见机不可失，便快速钻入卵子的内部。在卵子小姐家的大门又迅速合上之后,这个强壮又幸运的家伙就开始了与卵子相结合的过程。精卵彼此交换定情信物(遗传物质),开启一段全新的生命历程。

如此,受精卵开始以有丝分裂的形式快速裂变。同时,在输卵管肌层的蠕动和输卵管纤毛细胞的推波助澜之下,这个新鲜出炉的受精卵打着转,自精卵相会的壶腹部慢慢"滚回"了宫腔。到第5天,发育成囊胚的受精卵(称其为"胚胎"更确切)会在子宫壁上找到合适的"温床",进行黏附与穿透,并在接下来的9个月里逐渐长大,蜕变成亟待降生的小宝宝。

而我们这个故事里的主人公——茜茜经历过上述的过程,只可惜差了临门一脚(或者说是临门一"推"),便导致她的第一次怀孕是宫外孕。宫外孕的学名叫作"异位妊娠",顾名思义,就是胚胎种植在了宫腔以外的异常位置。异位妊娠十有八九发生在输卵管,此外还可能发生在卵巢、宫颈、腹腔,甚至肝、脾、肾等极端异常的部位。如果患者输卵管先天异常,或者曾有炎症,致使输卵管局部狭窄或瘢痕粘连,受精卵就可能无法在规定时间内正常回到宫腔,便会在输卵管内就地安营扎寨,开始生长。可是,输卵管的管壁到底很薄,胚胎只要长得足够大,就必然会造成输卵管破裂的不幸局面。输卵管破裂的后果要视破裂的位置和发现的时机而定。如果破裂的位置上不巧有小动脉,那么就会造成这样的情况:一根有如签字笔笔芯粗细的血管像泉眼一样不断涌出血液,患者很快就会因失血过多而陷入休克状态。所以，发现的时机也很重要。如果及早发现、及时治疗，基本不会有大碍。可若是因为症状不典型而延误了诊治，则后果不堪设想。当年的茜茜是幸运的，因为发现得及时，做了左侧输卵管切除术，并没有导致失血过多、危及性命的可怕结果。

而像茜茜这样损失了两侧输卵管的患者，若是出生在40年前，多半是怀孕无望了。但现如今，我们有了辅助生殖技术的加持，这让我不得不感慨，科学技术的进步确确实实为人类带来了福音。茜茜有做试管婴儿助孕的绝对指征（也是常见指征）——输卵管因素不孕。所谓"留得青山在，不怕没柴烧"，只要还有卵巢和子宫在，生育就仍然有希望。

问完病史，我给茜茜做了B超检查。她的右侧卵巢已经变小，并且粘连于子宫上，这和她因积水问题而切除了右侧输卵管有关——右侧卵巢的血供受到影响，并且当初对右侧卵巢所做的囊肿剥除术也损伤了她的卵巢功能。所幸茜茜的左侧卵巢功能尚可。总的来说，单纯因输卵管问题导致不孕的患者，做试管婴儿助孕的效果还是不错的。我对茜茜挺有信心，为她安排了术前体检，开启了一系列准备工作。

次月，我们在茜茜月经来潮的第2天正式进入促排卵周期。初诊检查那会儿，我便发现她可能有子宫内膜息肉的问题，加之她有宫外孕史，所以此次治疗的策略是：先取卵，冷冻胚胎后做宫腔镜检查，随即解冻胚胎，再行移植。茜茜因为做过2次妇科手术，卵巢功能已然不容乐观，抗米勒管激素（这是评估卵巢功能的一个指标，英文缩写为AMH）水平只有1.27 ng/mL。不过相比抗米勒管激素水平，我更看重患者的年龄——茜茜才三十出头，到底还算年轻。有些患者的卵巢功能比茜茜的还要糟糕得多，但胜在年纪轻，即便取卵不多，配成的胚胎也很少，但还是能一次移植成功。对于生育一事来说，年轻真的是硬道理。

我在一番检查后确定，茜茜这个周期内的基础卵泡共有八九个，她的体重和身高亦很标准，所以我为她选择了用拮抗剂方案促排卵。用药4~5天后复诊，观察卵泡生长的情况和雌激素水平变化的情况，相应调整用药。通常再过3~5天，就可启动"扳机"取卵了。整个周期约需复诊3次。

我喜欢干净利索的治疗方式。在我看来，除非有特殊情况，否则实在没有必要让患者频繁复诊。

但茜茜是个例外。用药5天后她来复诊，出乎我意料的是，她的卵泡生长情况和雌激素水平远低于正常水平。也就是说，她的卵巢对药物极其不敏感——茜茜是位非预期卵巢低反应患者。

有经验的生殖科医生在对患者实施治疗前，都会做一个评估，看这位患者是高反应患者、正常反应患者还是低反应患者，随后根据患者的不同情况给予不同的用药方案。预期卵巢低反应患者很好识别：高龄、卵巢功能差、前次促排卵有低反应等。这些都是我们再次进行促排卵前所要参考的重要指标。对于这样的患者，我在选定促排卵方案中的药物种类和剂量上都会格外留心。但是，非预期卵巢低反应患者就不一样了，她们往往很难被提前甄别出来。她们又为什么会是这样的呢？谁也说不清真正的原因。可能是这类患者的基因存在异常，也可能是预处理（比如注射降调针）不得当。总之，这类患者的临床表现为：发育起来的卵泡少、血雌激素水平峰值低、促排卵药物用量多、获卵数少、优质胚胎少。最终，导致妊娠率偏低。

眼看茜茜的状况不理想，我当然要立马进行补救。我调整了给她使用的药物的种类和数量，把促排卵的时长延长到了10天。之后，启动"扳机"取卵，最终获卵5枚，配成1枚优质卵裂期胚胎并进行了冷冻。虽然并非一无所获，但是到底不太如意。我建议茜茜养好身体，再取一次卵，多做一些胚胎储备。但是茜茜想尽快做胚胎移植，我尊重她的想法，便安排了次月的宫腔镜检查。

在整个促排卵周期中为茜茜做B超监测的时候，我发现始终有子宫内膜高回声，提示茜茜的宫腔有异常。宫腔镜检查做下来，发现她确有息肉，我遂予以切除。

到3月，我们进入了胚胎移植周期。此时，茜茜子宫内膜的形态和厚度均很正常，胚胎移植手术也得以顺利完成。移植后第12天验孕，hCG血值为90.2，确定胚胎着床。茜茜很开心，可我觉得这个血值偏低，不是太理想，于是跟茜茜说："现在下结论为时过早，咱们再看看隔日翻倍的情况。"

怀孕早早期的时候，患者的hCG血值理应在44小时内有2倍左右的增长，医生可据此判断胚胎着床后的生长活性。如果隔天的翻倍情况好，那么多半表示胚胎的生长情况不错。话虽如此，即便是在同一天接受移植的，不同的患者也会有不同的表现，hCG血值有上千的，也有几百甚至仅仅几十的，差异相当大。然而，hCG血值偏低并不意味着胚胎的生长情况一定不好，胚胎的生长情况到底如何还是要视翻倍的情况而定。

隔天，茜茜的翻倍数值达220，达标了。我嘱咐她继续好好保胎，2周后做第1次B超检查。可能是与其他患者相比，茜茜的hCG血值确实偏低，她不放心，要求接着测，我便让她4天后再来。

这一测不要紧，4天后，茜茜的hCG血值竟没有照我们预期的那样翻倍，我心里暗道不妙。通常，这种情况预示着胚胎发育不良，或者是发生了宫外孕。可是茜茜两侧的输卵管都已切除，发生宫外孕的可能性微乎其微，我便担心是胚胎发育不良。

听我这么一说，茜茜更紧张了，要求每隔4天来测一次hCG血值。检测后发现，她的这一数值确实是在升高，但总有那么点儿卡顿，并不达标。然而，还没到做B超检查的时间，她只得继续等待。很快又过去了4天，我记得那是个周末的上午，茜茜再次来到我的诊室。一验血，hCG血值为4100。此时已经是移植后的第26天了，她的hCG血值仍旧偏低，比正常值（按照茜茜原本的翻倍数值来推算的话）低了1/3。

在妇产科执业多年所积累的经验让我觉得事情确实不妙了。胚胎移植至今已过去快4周，照理来说，已然可以在患者的宫腔内看到孕囊了。我果断让茜茜去B超室，我也随即跟了过去。一番操作之后，只见B超下，茜茜的子宫内膜厚厚的，宫腔内却看不到任何孕囊的痕迹，宫腔外也看不到。

"莫非又是宫外孕？"我轻声自言道。

茜茜一听，顿时急了："我两侧的输卵管都已经切除了，怎么还可能是宫外孕呢？"

我说："你先别急。根据胚胎移植的时间和hCG血值判断，正常情况下我是能用B超看到孕囊的，但现在我什么也看不到。所以谨慎起见，我建议你去超声科的大B超室再照一次，他们那儿的B超画面更清晰。"

周末我只在特需门诊上半天班，所以我还特意嘱咐茜茜："如果你需要当天复诊，而我又下班了，咱们这儿也是有值班医生在的，你尽管放心。"虽然不是很情愿，茜茜到底还是去了大B超室排队检查。十院的超声科B超室在另一栋楼，我下班前还是没看到茜茜回来复诊。

我虽然嘴上让患者"放心"，手头也做着下班回家的准备，但是心里总觉得不那么踏实。多年的临床经验告诉我，危机往往就潜伏在那个被我们疏忽了的角落。看似平常的时刻里，它却犹如黑暗中的狮子，正悄悄磨利爪子，伺机向我们扑来。

开车回家的路上，等红灯的时候，我的智能手表震动了一下。我抬腕瞥了一眼，顿时一个激灵。那是一条医院发来的预警短信："患者茜茜查出左侧子宫角输卵管间质部妊娠可能，请主诊医生及时处理。"我知道医院的辅助科室一旦查出患者有紧急状况,便会启动预警程序,立刻通知主诊医生,并且阻止患者离开医院。

果真又是宫外孕啊!我只觉后背发凉——亏得这回也发现得及时!我一边暗自庆幸,一边在下一个路口调转车头,开回医院。人命关天,我赶紧取过手机,想第一时间联系上患者,确认她安全,并嘱咐她和丈夫马上去妇科病房,这就办理住院。

或许是因为再一次经历宫外孕,且是在双侧输卵管均已切除、做以为万无一失的试管婴儿时仍旧遭遇宫外孕,茜茜有点儿懵,继而对这样的坏运气感到愤怒。电话那头的她和丈夫都显得很是烦躁,一个劲儿地质问我:"为什么做试管婴儿还能发生宫外孕?都切掉输卵管了,怎么还会发生宫外孕?"我只得安抚他们说:"咱们这回的运气确实不大好,这么罕见的极小概率事件都能遇上。不过不管怎么样,你必须马上办理住院。"

茜茜没有任何不适的感觉,她有点儿抗拒住院,问我能不能先回一趟家,她要取点儿东西,被我断然拒绝了。输卵管间质部妊娠一旦发生破裂,分分钟取人性命。

宫外孕就是个不定时炸弹,因为很多患者没有明显的前期症状,血管破裂的时候或者在逛街,或者在上班,表面看风平浪静,实则暗流涌动,凶险至极。每一个从业多年的妇产科医生总会有那么几次难忘的、有关宫外孕患者抢救的经历,我们唯恐对宫外孕不能做到早发现。如今发现得及时,患者却不肯住院治疗,那实在是低估了宫外孕的威力。

思及此,我郑重其事地对茜茜夫妻俩说:"从现在开始,不许离开医院。我马上联系妇科，你俩这就到妇科病房去。这是医生的命令，不得有误。"茜茜听我语气急迫，到底也怕了，表示愿意配合。

我随后又给妇科的值班医生打电话，迅速安排好了床位。一通操作下来，茜茜在住院当天就进行了急诊手术。腹腔镜下可见她的输卵管右侧完全缺如，左侧被之前的手术医生留了个"小尾巴"，也就是一段间质部残端。而那枚调皮的胚胎就种植在这里，在输卵管接近子宫角的地方，呈紫蓝色包块状，长约 1.5 cm。因为发现得早，输卵管残端尚未破裂，手术予以完整切除，警报解除。

几天后，茜茜顺利出院。尽管输卵管残端并未破裂，没有造成太大的损伤，但是手术切口距离子宫角有点儿近。妇科医生怕患者一旦怀孕，而伤口还没长好，可能引起子宫破裂，于是建议茜茜休整一年。事已至此，她也只好接受了现实。

2个月后，茜茜再次联系我。她担心一年后，她的卵巢功能进一步下降，因此想预先取卵、冷冻胚胎，做生育力储备。我尊重她的想法。这次我已经知道茜茜是非预期卵巢低反应患者了，所以吸取了上回促排卵的经验，在促排卵方案上做了充分的调整。虽然最终只获卵6枚，但是配成了4枚优质冻胚。

提前积攒好了胚胎，茜茜似乎没有之前那么焦虑了，我也稍稍安心了一些。

我嘱咐她好好休养，来年再战。

糖糖医生有话说

或许读者会和茜茜当时一样疑惑：输卵管都已经被切除了，怎么还会发生宫外孕呢？做试管婴儿助孕的话，胚胎植入不经过输卵管啊，又是怎么发生宫外孕的呢？另外，听说囊胚移植能避免宫外孕，这是真的吗？

我们不妨就来聊一聊以试管婴儿助孕却依然发生宫外孕的情况。

从表面来看，虽然人工培养胚胎技术使得精子和卵子在体外结合，移植胚胎技术将受精卵从阴道经过宫颈送至宫腔，完美避开了输卵管这一可能导致胚胎异常着床的器官，但在现实中，我们在统计数据后发现：以试管婴儿助孕的患者，宫外孕的发生率比自然怀孕者高出10倍。

看到这里，读者难免有些糊涂了，甚至会觉得恐慌：难道是试管婴儿造成了宫外孕吗？答案：是，也不是。

因为自然怀孕的女性大多身体健康，而寻求试管婴儿助孕的患者往往本身就有基础疾病，比如输卵管炎症、子宫内膜异位症或者先天性输卵管发育异常，这些是造成宫外孕的很重要的因素。所以，把"正常人"和"非常人"放在一起比较，既不公平，也没有意义。

众所周知，人类历史上的第一例试管婴儿路易丝·布朗于1978年出生于英国（她的生母便患有输卵管异常，因此不孕）。然而不为多数人所知的是，其实世界首枚试管婴儿胚胎早在1975年便问世了，他之所以夭折，正是因为此次尝试以宫外孕告终。所以我们才说"失败乃成功之母"——光荣背后必然包含许多不为人知的艰辛和挫折。

那么胚胎被植入宫腔后，到底发生了什么呢？明明是在B超直视下放入宫腔的胚胎，为什么还会跑到宫外去呢？不单患者要问这个问题，科学家和医生对此也十分不解。遗憾的是，我们目前依然没有找到明确的答案，不能完全解释清楚其背后的原因。不过我们也不是毫无头绪，至少目前已有证据表明：胚胎宝宝在宫腔内会发生迁徙。

最早的理论认为：胚胎被移植到子宫里某个我们认为确切的位置后，会就地黏附且植入。基于这样的思路，有些研究者为了提高胚胎种植率，甚至研发出了所谓的胚胎"胶水"，好让进入宫腔的胚胎能安安分分地落户生长。我没有用过这种药物，也对这种药物的功效持怀疑态度。

而后，对于做试管婴儿会"致使"宫外孕这一现象，就有一部分医生认为：可能是移植操作刺激了子宫，引发其收缩，从而使尚未完全黏附并植入的胚胎受到挤压，游走到输卵管内，造成宫外孕发生率提高。

日本学者则干脆提出：胚胎在被植入宫腔后，本身就会进行迁徙。他们表示，植入宫腔后的胚胎，依然会回到输卵管游荡一圈，然后在囊胚期重返宫腔，植入、着床。在此期间，如果输卵管的生理功能发生异常，胚胎没法儿沿原路返回宫腔，往往会就地"安家落户"——输卵管也有适宜胚胎生长发育的组织结构，同时具有子宫内膜在种植窗①时的一些特性。

2008年的一篇报道也为胚胎在宫腔内游走提供了证据。一位西班牙医生给一位不孕症患者做试管婴儿助孕。这位患者的子宫比较特殊，是所谓的双角子宫。这是一种先天发育异常的子宫，患者在子宫形成的时候（胎儿期），因为受到某些影响，副中肾管融合不全，导致宫腔中间形成了一道很厚的纤维化隔膜，于是我们把这类子宫称为双角子宫（图3-4）。这位西班牙医生用B超记录下了胚胎移植的过程。他把1枚胚胎植入上述患者的左侧宫腔，而移植3周后，他却在这位患者的右侧宫腔发现了有胎芽和胎心的孕囊。换言之，胚胎确实在宫腔内发生了迁徙，这可能是最早也最直观的视觉证据之一。

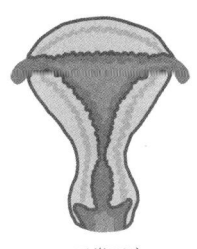 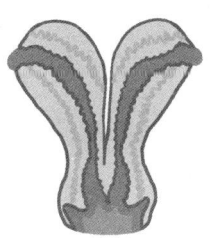

正常子宫　　　　　双角子宫

图3-4　正常子宫与双角子宫

---

① 子宫内膜能够接受胚胎植入的一个较短的关键时期。详细的解释请见第9章。

到2020年，来自香港中文大学的医生将4枚胚胎完好地放入4位患者的宫腔中间。胚胎移植6周后，利用三维超声进行定位追踪，可见这4枚胚胎均发生了迁徙，分别在患者的输卵管、卵巢和子宫颈着床，并且有正常大小的孕囊、胎芽和胎心。三维超声捕捉到了这些胚胎迁徙的痕迹，同时向我们揭示：以试管婴儿助孕却仍然发生宫外孕，乃是胚胎自身会迁徙的缘故，并非"不良"的辅助生殖技术所致。

可是，相比自然怀孕，辅助生殖技术为什么带来更高的发生宫外孕的概率呢？答案正如我在前文所说的：因为前来进行辅助生殖治疗的患者本身就有基础疾病。

研究发现，若是由于输卵管因素导致不孕、有盆腔手术史又或者有子宫内膜异位症的患者，在接受辅助生殖治疗后，宫外孕的发生率可高达11%。所有这些都提示：输卵管的结构及功能的改变是导致辅助生殖治疗中发生宫外孕的主因，而非辅助生殖技术导致了宫外孕的发生。对这一因果关系，我们可别弄反了。

此外，多胚胎移植也会增大宫外孕乃至宫内外复合妊娠（即患者既发生宫内孕，又发生宫外孕）的发生率。在自然条件下，宫内外复合妊娠是相当罕见的，每10万人当中只可能发生5例，我也只有在20年前做住院医师的时候遇见过一回。而随着试管婴儿技术的普及，为了提高单次胚胎移植的成功率，生殖科医生会一次移植2枚甚至3枚胚胎到子宫，这就会使得极其罕见的宫内外复合妊娠悄然变得常见。

看到这里，相信很多患者会问：那我们能做些什么来避免宫外孕呢？有些患者甚至会来和我探讨，说胚胎移植后要采取怎样的走路或者睡觉的姿势，才好尽量避免宫外孕的发生。对此，我只得很遗憾地表示，从胚胎离开移植管、被推入宫腔的那一刻起，我们便无法控制它在哪里生根发芽了。它会在宫腔里游荡，甚至会重返输卵管，再走一遍它最初（在正常情况下理应）要走的路。至于为什么会这样，现代科学无法解释。我想，这或许是刻在我们基因里的远古记忆使然吧。就像生活在热带海洋的大马哈鱼一样，每到产卵的季节，它们便会沿着父母亲曾走过的路线，逆流而上，历经艰难险阻，甚至冒着生命危险，只为回到它们的诞生地——寒冷的北方江河里交配产卵。

生命的神奇，自然的奥妙，远非我们能够想象和参透。

话虽如此，我们倒也不见得只能坐以待毙。以试管婴儿助孕，确有较高的发生宫外孕的概率，但是面对不孕症，辅助生殖技术仍是我们能借助的、非常有效和强大的法宝，并且在进行辅助生殖治疗的过程中，总有医生全程监控，可做到及时发现、及早治疗，能在最大限度上避免引发危害。为此，我们的患者可以稍稍放宽心，不必因噎废食。

第 4 章

独辟蹊径

被妖魔化的取卵手术

宇宙间,有已知之物,也有未知之物,其间有门。

——威廉·布莱克

一封感谢信

医生做久了，会遇到各种案例，也深知每一位患者都是独一无二的个体，需要我们用心呵护。

初见金玲是在2022年的11月底，她从东北坐飞机来上海。金玲留给我的第一印象是丰满、爽气，带着东北人特有的亲和力。不过，别看她表面上嘻嘻哈哈的，我在她后来写给我的感谢信里才了解到，她的求子之路走得相当艰辛。正所谓"幸福的家庭都是相似的，不幸的家庭各有各的不幸"——同样是不孕，每位患者不孕的原因却有可能千差万别。

我接诊金玲那会儿，她已经34岁了，与丈夫刚刚度过"七年之痒"。新婚燕尔之时，金玲便与甲状腺癌"短兵相接"。为此，她做了手术，也接受了放射性治疗（所幸大多数甲状腺癌恶性程度并不高，因此甲状腺癌也被称为"惰性癌"）。金玲在战胜病魔、警报得以解除后，获得了医生"准许怀孕"的许可，她也确实在2年后顺利怀上了孩子。

这个性格爽朗的东北大姐以为苦日子这就算过去了，不孕也好、遭罪的事儿也罢，都离自己远着呢。谁料没高兴多久，她在孕检的时候竟发现了胎儿有神经管缺陷。这是一种严重的畸形，可表现为胎儿脊柱裂甚至无脑，可能由遗传因素导致，也可能由辐射或者孕期营养不良导致。因此，金玲必须做引产术。

面对这样突然的打击，哭当然不能解决问题，心碎的金玲只得面对现实，入院打针、做药物流产。由于胎盘未能自然脱落，其间她还经历了徒手清宫术。伤痛之余，家人宽慰金玲说："你毕竟还年轻，孩子可以再要。"金玲擦干眼泪，重拾乐观，可这一等就是5年，她迟迟没能再怀孕。

年龄的增长和长辈催生的压力让金玲又渐渐焦急起来，她开始频繁地跑医院，在各大医院的生殖科做遍彩超检查，但听到的医生的诊断总是那样的。他们对金玲说："你的卵巢位置异常，不知道是先天的，还是引产之后造成的粘连所引起的。"金玲双侧卵巢的位置也确实奇特。她的右侧卵巢在髂前上棘的位置，左侧卵巢则粘连于子宫上方。当地的医生建议金玲不妨考虑做宫腹腔镜手术，借此可以调整双侧卵巢的位置。然而很可惜的是，手术时发现金玲右侧卵巢的韧带异常短（输卵管发育先天畸形），根本无法予以松解；而与此同时，她的左侧卵巢粘连严重，同样无法予以松解。于是，医生在不得已之下关了腹。卵巢的位置是没法儿通过做手术进行调整了，医生又给金玲做了宫腔镜检查。和卵巢情形相似的是，金玲的子宫内膜也有重度粘连的情况。医生便退而求其次，随即为她实施了粘连分离术。

术后休整完毕，盼着能自然受孕的金玲却又在一次次备孕、一次次失败的沮丧中度过了整整一年。眼看与自然受孕无缘，且终于意识到被动等待并不明智，她毅然决然走上了试管婴儿助孕的道路。可即便有了科技的助力，她的助孕之路依然比别人走得艰难。

由于卵巢位置异常，阴超无法触及，常规的阴道取卵操作就无法实现。金玲在当地的医院吃了闭门羹，那里的生殖科医生告诉金玲："你去别的生殖医学中心看看吧，像这种难度的手术，我们这儿没法儿开展。不过，会这种手术的医院，全国恐怕也没有几家。"金玲闻言，觉得不可思议：取个卵而已，怎么在别人身上简简单单的事情，到了自己这儿就一步一个坎儿呢？既然医生说了"会这种手术的医院，全国恐怕也没有几家"，那么到底是哪几家医院会做这种手术呢？

金玲只得上网进行查找，盼着全国最知名的生殖医院愿意接收像她这样的患者。她从离家最近的医院开始，先是往沈阳盛京[①]求医，不行；又向山大生殖[②]求救，也不行。2022年10月，金玲迈进了北医三院的大门，那里的医生对金玲说："你的手术极其考验技术，也很复杂，前期治疗过程很漫长。如今，北京对外来人员的进出又管控得特别严格，你想长期驻扎下来看病，显然是不现实的。"不过，北医三院的医生在表示为难的同时，给了金玲一条比较中肯的建议："你不妨去上海

---

① 中国医科大学附属盛京医院。
② 山东大学附属生殖医院。

碰碰运气吧。"

只要有一线希望,金玲便愿意尝试。她毫不犹豫地上网搜索了上海能做这种"极其考验技术,也很复杂"的手术的医院,恰巧看见我在我的微信公众号上发布的"好孕糖糖医生"视频,于是从网上挂了号、乘飞机来上海,就此走进了我的诊室。

以上被我戏称为"金玲女士的艰难求子路"的经历,是我在她怀孕之后才得知的。刚来找我就诊那会儿,金玲并没有向我透露她的卵巢位置十分特殊一事。现在想来,可能是因为她在见我之前依旧非常忐忑。被这么多家医院拒绝了的金玲,唯恐我得知她患有疑难杂症,也把诊室的大门为她关上——只是好在我没有被她吓退,反而迎难而上了。

对于包括金玲在内的初诊患者,我总要亲自做检查,好对她们的身体有个大概的了解。我觉得这一点相当重要,尤其是阴超检查,医生能亲自做是最好不过的了(哪怕不能亲自做,也最好要旁观)。不少生殖科医生会把做阴超检查这样的"小事"交给B超医生,觉得自己只要等着看报告就行,我不这么认为。亲自为患者做阴超检查是了解她们的子宫和卵巢状态的绝佳机会。医生可以借此看看患者的卵巢储备条件如何,有无囊肿,是否粘连,以预估取卵的难度;再看看子宫的状态,有没有子宫肌瘤,子宫肌瘤的大小和位置怎样,会不会影响怀孕,子宫内膜有无息肉,有没有子宫腺肌病……不论在月经周期的哪个阶段,通过做阴超检查,我们都能从中发现一些相关的线索。

我就是在给金玲做检查的时候才弄明白,她身上那个"极其考验技术,也很复杂"的特殊情况究竟有多特殊——我找不到金玲的卵巢!她的左侧卵巢粘在子宫上方,在阴超下勉强能看到轮廓和其中为数不多的卵泡,右侧卵巢则根本无迹可寻。我再次向金玲询问病史,她才据实已告,说她的右侧卵巢确实非常难找,B超医生每回都要费老大的劲儿才能在腹部超声下找到。

了解了金玲真正的情况后,我换了腹部探头,在她所指的部位仔细寻觅。金玲是个胖姑娘,腹部脂肪偏厚,我的B超机器也旧了,不大好找。最终,我在金玲的右侧骨盆髂前上棘附近找到了她的右侧卵巢。图像模糊,我只能看个大概。她的卵巢位置太高,若要采用阴道取卵的办法,是压根儿够不到的。

所谓的"阴道取卵"到底是怎么一回事呢?在接着说金玲的故事之前,让我们先来了解一下辅助生殖技术当中的取卵环节。

如同我在上一章里科普过的,正常人类女性的卵巢位于子宫两侧、输卵管的下方,被盆腔内的几条韧带吊着,悬浮在腹腔里。在促排卵的过程中,随着卵泡的逐渐增大,卵巢的位置也与阴道壁逐渐贴近。等到卵子成熟,生殖科医生就可在阴超的引导下,将一根细针穿过患者的阴道壁,使它到达目标卵泡跟前,在一定的负压下抽吸卵泡。如此抽吸出来的卵泡液会被快速送往胚胎实验室,由胚胎师拣出卵泡液里的卵子宝宝,进行体外授精和培育(图4-1)。对于操作娴熟的医生来说,取卵手术全程不过几分钟,相对妇科手术而言,算是很简单的小手术了。

可是这种很简单的小手术,在金玲的身上却做不了——生殖科医生没法儿从她的阴道进行取卵。她的卵巢位置实在太高,阴道探头和穿刺针无法触及。看都看不见,够也够不着,又怎么取卵呢?也难怪此前的各大生殖医学中心都拒绝了她。而当我了解了她的全部担忧后,不由舒了一口气,暗道:这下她可算找对人了,我有办法。从阴道没法儿取卵,从腹部却可以。这就是相当特别的腹壁取卵法。

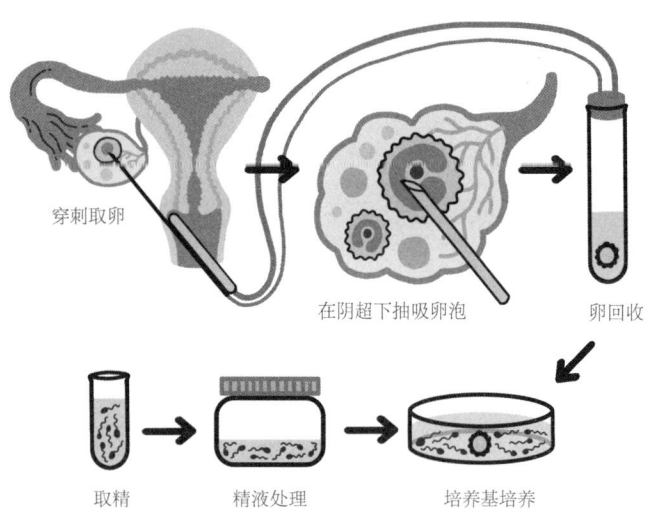

图4-1 取卵和体外授精的过程

腹壁取卵的原理和阴道取卵是一样的，都是在B超图像的引导下进行取卵。但腹壁取卵最大的困难在于：很多医院没有特定的腹部探头，只能用阴道探头进行操作，这样一来，就需要医生在探头定位和手术方面具备相当好的技巧。好在我以前向日本加藤医院的医生学习过腹壁取卵的技术，并且进行过多次实操。所以，与其说腹壁取卵手术的难度高，不如说这种"不走寻常路"的治疗更需要医生胆大心细、动作娴熟。

手术一定可以做。我没有犹豫，开口对金玲说："没关系，我能取。"

让我没想到的是，听闻自己的"疑难杂症"有救，一直显得格外爽朗（又或许是故作坚强）的金玲在我语带轻松地安慰她的当口竟然哭了。她一边抹眼泪，一边对我说："我这心里的大石头可算是落地了。"

我理解地点点头，赶紧安排金玲和她的丈夫做术前检查，比如血液检查、心电图检查、乳腺B超检查、精液检查，这些是我们做试管婴儿助孕前的基本检查，一上午就能做完。接下来，只等金玲月经来潮，进行促排卵。

就诊结束，临走前，金玲又道出了她的难处：她在东北某城市上班，做检验工作，也是医务工作者，请假非常困难，不能长期住在上海。但是生育大事经不起耽搁，于是金玲和我商量，看能不能尽量缩短疗程。我说："你放心吧，我会尽可能地远程指导你用药，尽量让你少跑医院。"而相比金玲最担忧的取卵困难的问题，我倒是更关心她的体重。我嘱咐她："你得抓紧减一减重呀！"倒不是为了形象好看，而是因为女性若有肥胖问题，助孕的成功率会显著下降。同时，肥胖女性的孕期异常情况远多于体重正常的女性，胖妈妈对胎儿的不良影响也多见诸报端。总之，肥胖肯定不利于生育。

就诊结束后，金玲当日便返回了老家，等待次月月经来潮，好进入促排卵周期。

2023年春节过后，金玲发来微信消息，说她的月经如期而至。根据我们之前约定好的，我让她在当地医院的生殖科做了子宫和卵巢的B超检查以及性激素六项的化验，远程指导她如何用药。正如之前答应金玲的，凡是能在当地用的药和能在当地做的检查，一律都在当地完成，我下医嘱，由小雷从旁辅助，尽量减少金玲异地往返的次数。

如今早就是互联网时代了，而且我们国内的高铁同样四通八达，交通相当便利，这使得我们的诊疗与过去有了很大的不同。上海作为国际化大都市，聚集了很多优质的医疗资源，因此承载了相当一部分面向全国范围内疑难重症患者的救治工作。生殖医学也是如此。这些年来，我们一大半的患者来自外地。为了更方便他们就诊，我们对问诊的流程做了改良，使之更人性化、更便捷，也因此积累了远程问诊的丰富经验，使得像金玲这样的患者能从中受益。

如此6天后，金玲前来上海，进行当面复诊。我再次为她做了阴超检查，只见她位于子宫上方的左侧卵巢"若隐若现"，内有2个发育正常的卵泡,右侧卵巢则依旧难觅踪迹。我往金玲的腹壁寻找,原想着卵巢在药物的刺激下会变大,其中的卵泡应当很容易在腹壁看到。可是我再三用B超机探寻,始终找不到金玲的右侧卵巢。我坚信她的右侧卵巢内亦有卵泡生长,因为根据她验血报告上显示的激素水平看,她的右侧卵巢里肯定有卵泡生长,且不止1个。但这个和我们玩躲猫猫的卵巢究竟藏在哪里呢?

我没有气馁,带着金玲去了我们医院的超声科。所谓"工欲善其事,必先利其器",三甲医院超声科的机器都是一流的。每次看着大B超室的超声医生娴熟地操作大键盘,大屏幕上呈现无比清晰的B超图像(不论是二维图像还是三维图像),都让我对他们的机器"垂涎三尺"。再想想自己用的偏老旧的机器……唉,伤心事莫提,先替患者看病吧。

很快,我们在超声科的腹部探头下找到了金玲的右侧卵巢,那里共有四五个卵泡生长。我心里有底了。不过取卵还是要回到生殖医学中心,用我们自己的老机器,且要换回阴道探头。所以为谨慎起见,一回到生殖医学中心,我便再次用阴道探头在原位进行探测,这回终于找到了金玲的右侧卵巢和其中生长着的卵泡。虽然画面不甚清晰,但是无妨,我嘱咐她继续用药,静待花开,等卵泡成熟、变大,就能在腹壁探查到了。

3天后,金玲再度来复诊。在B超下,那几个宝贝卵泡果然能在腹壁看到了。其中最大的一个已经成熟,可启动"扳机",预备做取卵手术了。金玲的腹壁脂肪较厚,探头很难固定。若是打了麻醉药，患者在昏睡中做腹式呼吸，恐怕更加影响B超探头的固定。只有患者处于清醒状态，才能更好地配合我做手术。为此，我对金玲说："相比阴道穿刺，腹壁穿刺的痛感其实更加轻微，就像在肚皮上扎一针那样。所以你不用太紧张，咱们这回取卵不打麻醉药，效果也更好，你看怎么样？"金玲毕竟有医学背景，与她沟通起来很顺畅，她二话没说便应下了。

取卵手术如期进行。那天，我带着徒弟小张医生一同上台。小张医生已经独立看诊，在手术操作方面没有问题，但她从没做过这样的手术，我想带她体验一下腹壁固定探头和进针是怎么一回事。就像我之前说的，使用阴道探头在腹壁取卵，最大的问题就是不好固定探头。要是卵泡多的话，还得旋转探头，在不同的切面取卵，比起从阴道取卵要麻烦很多。穿刺线也很容易偏离，一旦偏了，就得重新进针，患者的舒适度自然也会降低不少。我一边安抚金玲，一边进行操作。因为她的腹壁脂肪厚，B超视野不怎么清晰，所以我不得不多次进针。但金玲很是配合，一言不发地忍受着。

好在几分钟后，手术顺利结束了，胚胎实验室捡完卵，向我们报告："取得4枚卵子。"比预期略少，我稍微有点儿失望，拍拍金玲，让她起身。听到这样的结果，金玲却很开心，仿佛已获意外之喜，也似乎大受安慰，就好像刚刚那些针刺的痛苦瞬间不复存在了一样。毕竟又向前迈出了一大步，这对本以为取卵几不可能的金玲来说，实在是鼓舞人心的好结果。她自手术台上起身，脚步轻快地走到恢复室，等候片刻，并无不适，于是来到诊室面诊。我向她交代了术后的注意事项，金玲便和丈夫一块儿离开了医院，回宾馆休整，再坐飞机回东北老家。

金玲有宫腔粘连的病史。针对这样的情况，我通常会在胚胎移植前给患者做宫腔镜检查——毕竟培育起来的胚胎太过宝贵，总要尽量做到万无一失才好。所以一开始的时候，我便为金玲选择了"上海方案"。这个方案的优点是好控制、易操作、经济实惠，缺点是不能做鲜胚移植，这对金玲来说倒是刚刚好。1周后，胚胎实验室再次向我们报告：此次配成3枚胚胎，其中2枚是优质胚胎，1枚是中等评级的胚胎。工作人员逐一对其进行了冷冻。

次月，金玲重返上海，找我做宫腔镜手术。金玲的宫腔有部分粘连，我为她施行了粘连分离手术，当日她便可回家。临走前，我仍旧向金玲强调："记得减重呀。"金玲不好意思地点点头："我记住了，主任，回家就减！"

减肥是贯彻女性一生的重大课题。对于寻求助孕、体重基数又大的女性，我们更要重申：超重和肥胖对于生育的不良影响多而又多。肥胖也被现代医学认为是一种慢性炎症状态，肥胖患者多会伴随胰岛素抵抗（易导致代谢综合征和2型糖尿病）或高胰岛素血症（即患者血液中的胰岛素水平高于健康水平。高胰岛素血症本身并非糖尿病，但通常与2型糖尿病相关）。这些代谢异常方面的疾病易致使胚胎着床失败，妊娠早期流产，妊娠晚期并发糖尿病、高血压、心脏病等，所以肥胖必然导致生育力的下降。长期的跟踪研究显示，肥胖的父母所生的后代，成年后代谢性疾病的发病率亦高于正常人群。

金玲很听我的话，三度复诊时已减重10多斤，我们得以进入了助孕的最后一环——胚胎移植周期。为了缩短她必须请假留在上海的时间，我仍旧远程指导她：先在老家用药，待子宫内膜准备充分，1周后来上海接受胚胎移植。

1周的时间很快过去了。胚胎移植当天，一大早，我为金玲做了常规的阴超检查。她的子宫内膜形态正常，厚度也很理想，达8.5 mm。于是，我嘱咐她喝水憋尿。目前，我们生殖医学中心还是沿用世界通行的移植方法：在腹部B超的引导下做胚胎移植。而做过腹部B超的女性都知道，为了看清子宫和卵巢的状态，患者需使膀胱充盈，也就需在检查前喝水憋尿。上午10点的时候，手术室打来电话："手术准备就绪。"我随即换好无菌服，进入手术室。

"我来啦。"护士已原地待命，我习惯性地打声招呼。金玲则躺在手术台上，见我进来，她很是高兴。到底是北方姑娘，金玲天性豪爽，十分健谈。

毕竟要接胚胎宝宝回家了，经历了那么多挫折，金玲想必难抑激动。我也故意多引导她同我们聊天，好缓和她激动以及紧张的情绪。我一边有一搭没一搭地和她闲聊，一边铺巾、上窥器，用生理盐水棉球轻柔地擦拭她的阴道。这时，胚胎师出来报告胚胎的情况：胚胎宝宝在解冻后顺利存活并升级，发育良好。

太好了！这意味着我们又闯过一关。下一步便是把胚胎植入妈妈的子宫了。

如同上文所说的，胚胎移植是在腹部B超的引导下进行的，需要临床医生、胚胎师以及护士通力协作。我首先要轻柔地拭去患者阴道里的黏液，把起到固定和引导作用的移植外管置入患者的子宫颈内口，随后通知胚胎师。在一旁的胚胎实验室里，胚胎师会在显微镜下用注射器小心地把胚胎宝宝吸入柔软的移植内管，再缓缓回到手术室，把移植内管递到我的手中。我则要把这根细细的移植内管放入外管当中。借助B超机屏幕，我将放有胚胎宝宝的移植内管轻轻滑动到最合适的位置（通常为距离患者子宫底约1 cm处）。此时一切就绪，准备发射——随着我轻推注射器的动作，B超图像里的胚胎宝宝会带着一个闪亮的小气泡，像黑夜里划过天际的流星一般跃出移植内管，带着璀璨的光芒飞向妈妈温暖的怀抱（图4-2）。一粒希望的种子从此种下，胚胎宝宝和妈妈的对话也就此开始。

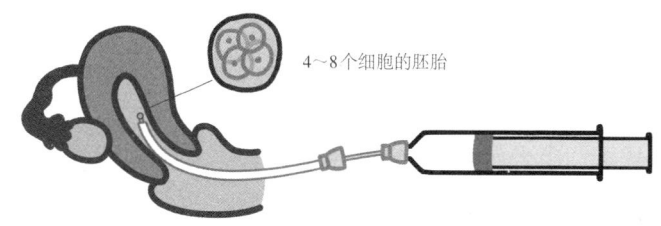

图4-2　胚胎移植的过程

待胚胎移植结束后，我把移植内管、外管逐个送回胚胎实验室，让胚胎师在显微镜下仔细检查。因为有极个别的胚胎宝宝特别顽皮，会顺着移植管再粘回来——这可能和患者宫颈的黏液过稠、宫腔压力以及医生的操作手法有关。待检查完毕，确定无误后，胚胎移植方能宣告结束。

很多患者或许会担心：那胚胎移植的过程会不会很痛苦？事实上，整个过程不出几分钟便能结束，医生和胚胎师的操作也力求轻柔。除非特别敏感，否则绝大多数患者是基本感受不到疼痛的。

如此这般，接受胚胎移植的金玲带足保胎药回东北去了。我和小雷依然定期进行回访，叮嘱她按时服药。

关于胚胎移植后的其他注意事项，许多患者和家属都分外关心，总会向我询问：医生，我要额外吃点儿什么进补吗？我还能上班吗？坐火车要不要紧？不少患者在接受胚胎移植后，一动也不敢动，恨不得吃喝拉撒都在床上，生怕多走一步路胚胎就会掉出来。殊不知胚胎就是个小细胞团，根本不存在因为重力牵引就"掉出来"的可能，反倒是过度的关注和担忧会让患者压力倍增，不利于胚胎着床。越是放松，越是无所谓，越容易成功。所以我告诉金玲：胚胎移植以后可以坐飞机，也可以乘高铁，出去旅游也没事，上班不怎么累的话就接着上班，关键是我给配的药你得按时吃，不能断。至于其他的，该吃吃，该睡睡，一切顺其自然。

5月初，金玲在胚胎移植后的第13天发照片给我：化验单上显示hCG血值为361.1。她怀孕啦！我可太替她高兴了，这姑娘真的不容易。我嘱咐她继续用药。隔天看翻倍情况，结果也好得很。

5月底，金玲做了第1次B超检查，结果显示宫内单活胎。她继续安心保胎，到第3次B超检查过后，一切无恙，方才顺利从我这里"毕业"。金玲非常配合，整个孕期的体重都控制得很好（这对胖姑娘来说是很了不起的）。到我写下这个故事的时候，她已经足月剖宫，生下了一位小千金。她给我发来女儿的视频，那真是个像洋娃娃一样可爱的小天使。金玲说要谢谢我给她送来个"小棉袄"、小闺蜜，言语间别提有多得意了。

金玲怀孕之后，有一次发微信消息给我，咨询与孕期相关的问题。我没能忍住好奇，临了多问了她一句："你是怎么知道我会做腹壁取卵手术的？据我所知，有这样手术经验的医生不多。"金玲回复我说："我在网上搜到的呀。你在微信公众号上不是提过一嘴？"

我这才想起我的确发过一段相关的视频。以前我对录制视频这件事儿百般不乐意，现在看来，还是我太主观了。视频科普真的有用，哪怕在无意间能帮到一位患者也好。从前，我总觉得那些所谓的科普视频是为了"赚流量"，视频的质量也参差不齐。我想做严肃科普，可一来工作繁忙，往往有心无力，二来我有那么点儿"拖延症"，还会给自己找借口：我老老实实做好本职工作就行了，自媒体还是留给别人去做吧。直到我拜读了我们的前辈、杰出的妇产科专家郎景和院士写的科普文章,才改变了想法。郎景和院士不仅手术做得出神入化,科普文章也写得文采斐然,他甚至会亲手绘制外科手术插图,当真是才华横溢。我还记得郎院士曾经提到:"科普是医生的职业良知和社会责任,医生要始终做科普。"像郎院士这样的医界"大咖"都尚且不忘给大家做科学普及,相比之下,我所做的实在是不足挂齿。

金玲在她后来写给我的感谢信里这样说道:"我真的非常感谢唐主任,是她的高超医术让我圆了做妈妈的梦,也成就了一个家庭。……我不是第一例,也绝不会是最后一例。相信凭借唐主任的技术,定会铸造一个又一个生殖奇迹。"

她的赞扬,我受之有愧,但她的期许也是我的期许。

让我们一起努力。

糖糖医生有话说

试管婴儿技术中相当重要的一环便是取卵。只有把卵子取出来,才能在体外进行授精,所谓的"试管婴儿"才名正言顺。世界以及我国大陆的首例试管婴儿都是经腹腔镜取卵后培育获得的。1977年,英国的妇科医生在腹腔镜下,从一位患有输卵管梗阻的妇女的卵巢中取得一枚卵子,胚胎专家将其精心培养,获得胚胎,再植入患者的子宫,使患者得以顺利怀孕——世界首例试管婴儿路易丝·布朗因此诞生,不孕症治疗的全新篇章也就此掀开。

然而,想要从科研创新迈步到世界范围内的应用,还需要突破很多关卡,其中一关就是寻找其他方法来替代腹腔镜下取卵。腹腔镜下取卵的风险大,易造成患者损伤,无法普及,而B超技术的推广很好地解决了这个问题。医学工作者发现:阴超探头可达距离子宫及卵巢相当近的位置,手术时视野清晰,便于操作。通过阴超的引导,穿刺取卵的风险小、成本低,患者的舒适度高。即便在不打麻醉药的情况下,多数患者对阴道取卵的痛感也都可忍受。这里我要解释一下,取卵手术并非如坊间传闻那样可怕。坊间传闻:做试管婴儿要一次次把长针刺进阴道,令女性疼痛异常。这导致不少患者望而却步。可事实上,只要患者的卵巢位置正常,对疼痛有一定的耐受性,取卵的感受就如同打针一般。

在写这一章的时候,我恰好看到一名博主描述自己做试管婴儿时的痛苦经历。她在短短的视频里掺杂了很多个人情绪，同时把取卵针描述得特别可怖。实际上，取卵针虽长（约有30 cm，可话又说回来，取卵针要是不长，医生也够不着卵泡呀），但患者在取卵时痛与不痛，并不在于针的长短，而在于针的粗细，以及患者本人的卵巢位置。就拿我常用的19 G取卵针来举例，其粗细程度与我们平时用的肌肉注射针差不多。并且，取卵与肌肉注射的差别在于：肌肉注射如果注射得很深，那还是比较痛的，但是阴道壁是一层很薄的组织，经过阴道壁进行穿刺带来的痛感是绝大多数患者都可以忍耐的。要是患者卵巢位置不佳（像金玲这样的是比较极端的例子），或过度敏感，抑或实在难以克服内心的恐惧，那也可以选择静脉麻醉——不过昏睡几分钟，取卵手术就结束了。

总而言之，现代医学在治疗疾病的同时，也确实在重视患者的心理感受。而作为生殖科医生，我觉得这一点尤其重要。我们常说的"人文关怀"，是个内涵丰富又无法确切定义的概念，若一言以蔽之，人文关怀就是对人的关怀。在我的理解当中，它与人的价值、人的尊严、人的个性等密切相关。一名合格的医生当然要有过硬的医疗技术，也固然要将治病救人作为一种重托、一份成就，可我们不能为了达到目的，忽视了患者的感受。

根据不同患者的病史和病情、经济条件、个人意愿来制订最合适的治疗方案（而非最昂贵的治疗方案），是我们所理解并推行的人文关怀；而关注细节、凡事亲力亲为、不忘积极与患者沟通、尽量减轻他们的担忧和痛苦，同样是我们能给出的人文关怀。

在我看来，医生所传递的一个温暖的眼神、所说的一句鼓励的话语，往往比药片和手术刀更能为患者带来力量。尽管随着人工智能的兴起，一些高度发达的医疗技术的应用已逐渐变得可能，但是我们身为医生所能提供的这种关怀，放在任何时代背景下都是宝贵且无可替代的。

第 5 章

盆腔沙尘暴

何为子宫内膜异位症?
一代、二代试管之分

使我们胜了这世界的,就是我们的信心。

——《约翰一书》

难缠的入侵者

何贝贝一瘸一拐地从护士站走过来的时候，正好和刚从手术室出来的我撞了个正着。

我惊呼一声："你这是怎么啦？"

只见何贝贝的左脚上打着石膏，左手挂着拐杖，笑嘻嘻地站在我的面前。

她身量小小的，嗓门倒是不小。她哈哈一笑，道："上个周在办公室没坐稳，从椅子上滑下来，跌了一跤，左脚跖骨骨折了。"

我听她用满不在乎的语气说这话，心头不由一紧，随即叹道：我们的患者为了怀孕生娃，一个个都成"拼命三娘"了！

骨折与怀孕生娃看似风马牛不相及，在何贝贝的身上却不然。一般人或许不清楚其中的关系，我心里却是明镜似的：我在2个月前给何贝贝打了2针长效促性腺激素释放激素激动剂——这么长的名字是不是把你给绕晕了？其实，这种针还有很多简短的俗名，比如"激动剂""降调针""抑制针"或者"闭经针"。正是这种针使得接受了注射的何贝贝骨质疏松，极易骨折。想到这里，我的心头不由涌上一丝歉意和心疼，毕竟何贝贝的这次骨折并非偶然,而是与我为她选择的治疗方案密切相关。

别看"激动剂"名为"激动",它起到的实则是"冷静"的作用。这种针会抑制女性患者的大脑中枢,使其无法接收来自下级器官的信号,同时也无法向下级器官发出指令,等于彻底抑制住了患者的卵巢功能。妇科医生将打这种针的做法称为"卵巢去势",我们生殖科医生则称这种针为"降调针"。说白了,其实就是医生用药物的方式让患者暂时绝经——绝经是假,症状却是真。并且这种针的效果非常厉害,打一针管用一个月,所以才被称为"长效激动剂"。接受注射后,在极短的时间内,患者体内的雌激素水平会迅速下降到绝经期才有的水平,但过低的雌激素水平会令她们感到心烦、潮热,还会导致睡眠质量变差乃至骨质疏松的后果,或许一不当心就会骨折。所以绝经的妇女,尤其是上了年纪的阿婆,就好似瓷娃娃一般,半点儿碰不得。

说到这里,我想起闺蜜的婆婆,老人家已经80多岁了,不过接连打了几个喷嚏,就出现了肋骨骨折的情况。这可不是什么荒谬的新鲜事。雌激素对于女性来讲是一种很重要的激素,它不单会促进女性第二性征的发育,更多的是参与女性体内很多组织系统的代谢,其中就有骨代谢——要是没有了雌激素,女性就会出现钙吸收障碍。一旦钙流失量大于钙吸收量,就很容易导致骨质疏松,继而导致受压后骨折。何贝贝便是一例。很多给患者应用了降调针的医生也都遇到过患者不小心骨折的情形，可见雌激素的存在有多重要。所以，我们的女性朋友应该趁着自己还年轻，加强户外运动，加大骨密度储备，预防老年性骨丢失。

骨折和助孕之间的那点事儿说完了，咱们言归正传。

何贝贝拄着拐杖，一跳一跳地跟着我进了诊室。我边走边问她："脚还痛不痛？"她笑着摇摇头："没事！不痛了。"何贝贝是个身材娇小的南方女子，却有着如北方姑娘般的豪爽和大气。今天已到她打完第2支降调针的第4周（我们方才说过，注射1针降调针管用1个月），按照约定，我们要准备进入胚胎移植周期了。所以她无论如何都要来，否则前面的苦就都白吃了。

尽管何贝贝腿脚不便，B超检查我还是得给她做的。我需要了解她的子宫大小以及卵巢情况，看看这2针打下去，在"人工绝经"的2个月里，何贝贝的子宫萎缩了多少，她现在是不是够标准进入胚胎移植环节。

助理小雷扶着何贝贝，帮着她躺上检查床，她俩有说有笑的——有些助孕患者的治疗周期比较长，患者常来复诊，如果性格随和、开朗且爱说笑，久而久之，大家就成了朋友。何贝贝接受治疗至今已一年有余，大家早就成了熟人。

闲聊归闲聊，手上的活儿不能停。我给何贝贝做了B超检查，见她的子宫大小为39.7 mm×46.7 mm×51 mm；另可见一个子宫腺肌瘤，大小约36.4 mm×32 mm，长在肌层，凸向浆膜层,幸好没有压迫到宫腔。何贝贝如今的子宫大小比2个月前的(直径60 mm)已然小了不少。我对她说:"这两针打下来效果不错。可以准备内膜,进入胚胎移植周期了。"

我给何贝贝开了单,让她取药,又嘱咐了她用药方法,约好了下次复诊的时间。因为她处在"人工绝经"的状态,所以我们只能用补充人工激素的方式为她建立子宫内膜——我方才对何贝贝说的"准备内膜"正是这个意思。换言之,就是医生用外源性雌激素(即人工激素)替代患者的内源性雌激素(即卵巢在自然状态下释放的天然激素),好让患者的子宫内膜长到较为理想的厚度;再适时用外源性孕激素,使得子宫内膜由增殖期转变为分泌期,以便植入胚胎宝宝。接受胚胎移植之后,患者需持续服用外源性雌、孕激素,维持黄体功能,直至胎儿发育到第10周,胎盘形成,并可为胎儿提供各种养分,保胎才算结束。总而言之,这是一整个用药物来模拟女性自然生理周期内的子宫内膜状态以及体内雌、孕激素水平的复杂过程。

如此这般用药7天后,何贝贝的子宫内膜厚度达到了9 mm,但之前因为"人工绝经"而缩小的子宫有了雌激素的滋润,又开始变得饱满圆润起来,子宫腺肌瘤也有了悄悄长大的趋势。撇去这两点不谈,何贝贝的子宫内膜已经做好了准备,我们得抓紧时间使其从增殖期转变为分泌期,以便做胚胎移植。4天后,也就是胚胎移植手术的当天,何贝贝的2枚胚胎培养到此时呈现致密化的状态(第4天的胚胎表现出胚胎细胞不可计数,这是胚胎活性很好的表现)。手术如常进行,一切都很顺利。

术后,何贝贝在丈夫的搀扶下,依旧拄着拐,慢慢回到了诊室。她的丈夫忙着去配保胎药,她则坐在诊室的沙发上和我们聊了一会儿天。我嘱咐她按照计划,接着进行保胎治疗。何贝贝是老患者,这是她第3次接受胚胎移植(前2次胚胎均未着床),所以她对移植后的注意事项清楚得很。不一会儿,她的丈夫取完了药,来诊室接她,夫妻俩相携离开了。我望着他们的背影,默默为他俩祈祷:希望这一次的胚胎宝宝不要再做"熊孩子",能安安稳稳着床就好——这是何贝贝现有的最后2枚胚胎了,要是不成,她还得回来,再做一回取卵。

幸运的是,上天终于回应了我的祈祷。胚胎移植后第11天,何贝贝给我发来好消息:hCG血值为630.6,胚胎着床了!何贝贝腿脚不便,我嘱咐她在当地配药,继续保胎。2周后,我又收到她的微信消息,说第1次B超检查显示"宫内单活胎,胎芽和胎心均正常"。

不过,何贝贝还是不放心,在喜悦之余表示疑惑:她那儿的妇科医生让她抽血测hCG水平,她看不太懂那个hCG血值究竟如何。我回复她说:"B超检查已经看到胎心,确定临床妊娠,就不用再看生化指标了。"何贝贝仍旧不怎么明白,我就为她(也在此为我们的读者)解释一下。

经常会困扰患者的hCG有个很长的、听着很别扭的中文名字,叫"人绒毛膜促性腺激素",它是胎盘滋养层细胞分泌的一种糖蛋白激素。一旦受精卵在女性的体内着床,胎盘滋养层细胞就会释放大量的hCG，这种激素随即进入血液，再经体内循环，继而进入尿液。所以通过验尿和验血这2种方式，我们便可以根据女性体内的hCG水平来判断她是否怀孕。有所不同的是，验尿hCG是个定性检查，而验血hCG除了定性，还可以定量，通过hCG血值的变化，我们可以判断胚胎的发育情况。hCG血值通常在怀孕2天后开始翻倍增长，并且这种呈几何级数的增长会一直持续到女性孕8～10周。所以，当患者还处于怀孕早早期、无法通过B超检查等方式获知胚胎的生长活性时，医生便会以hCG血值的翻倍情况来作为胚胎发育是否正常的参考依据，这就是我们所谓的生化意义上的确诊怀孕。到了孕6周，B超下可见孕囊及胎芽和胎心，就是临床意义上的确定妊娠了。若此时再参照生化指标，一来，hCG水平一般来说已经相当高了，需大量稀释才能出验血结果，而这一结果对临床指导的意义并不大；二来，在此时验血，有可能发生患者因算不清翻倍的数值而没法儿准确加以比对，反倒容易紧张的情况，也人为制造了不必要的焦虑。

要知道，我们的很多患者一做完胚胎移植手术就天天在家验尿（她们称之为"玩尿"），之后则隔三差五地跑到医院要求验血。这种焦急的心情，我们当然可以理解，但其实在通常情况下，多数胚胎发育良好的患者真的没必要反复抽血测hCG水平——特殊情况例外，比如针对我在第3章里提到的疑似宫外孕的患者，医生必须动态观察其hCG水平的变化。何况理性一点儿来看，不管验不验血，胚胎着床后的发育情况都是早已注定了的，光看hCG血值根本无济于事——究竟要怎么保胎，还得听医生的专业建议。另外，想要"好孕"，就得尽量放松心情，这比什么保胎药都管用。

何贝贝在这一点上就做得不错。

到孕10周，她来我这儿做第3次B超检查，结果显示胎儿一切正常，她也得以顺利"毕业"，结束了持续1年多的助孕治疗。我让她停了保胎药，回她当地安心待产。2022年5月，41岁的何贝贝在孕38周接受剖宫产术，顺利娩下一名男婴，母子平安。她通过微信给我发来了宝贝儿子的照片。何贝贝中年得子，那真是心满意足、喜不自胜了。何贝贝夫妻俩迎来了属于他们的美好结局。

多数读者看到这里，可能还是没有忘记我提过的"人工绝经"一事——胚胎移植就胚胎移植呗，为什么要给患者打针，让她"假绝经"呢？何况还弄得人家左脚骨折了，这样做到底有什么好处？何贝贝又是因为什么没法儿自然怀孕，不得不在后来吃这种苦的？你们先别急，且容我慢慢道来。

我第一次见到何贝贝是在2020年的7月。那时，她已经39岁高龄了，与丈夫结婚7年，从未怀孕。前几年，夫妻俩分居两地，近两年才团聚到一块儿，可惜"造人"未果。眼看着都要"奔四"了，何贝贝有点儿着急，开始四处寻医问药。恰巧那会儿，我在她当地的妇科门诊进行多点执业。何贝贝听说有上海的专家来坐诊，便早早挂了我的号，前来咨询。

头一回见面,我在常规的问诊结束后给何贝贝做了B超检查。B超影像下,她的子宫呈球形,仿佛怀孕8周的模样,子宫肌层有点状高回声,表现出典型的子宫腺肌病的性状;左侧卵巢内则有囊肿(呈均质低回声),如鸽子蛋大小,应当是个巧克力囊肿。

我一边检查,一边问何贝贝:"你平时痛经严重吗?"

她答:"近两年好像确实有点儿严重。"

我又给她做妇科内诊,发现她的子宫活动度不好,表面有压痛,阴道后穹隆骶棘韧带似乎有触痛结节。

我接着问她:"你除了痛经、腰痛、肛门有坠痛感外,过夫妻生活的时候会觉得痛吗?"

"也有一点儿。"何贝贝老老实实地答。

初步检查完毕,我对何贝贝的情况有了基本的了解。我说:"你应该是比较典型的子宫内膜异位症患者,这样的患者有约50%不孕的概率,所以你才会一直怀不上。"何贝贝一脸茫然,显然没听明白。我拿过一张纸,边写写画画,边给睁大眼睛且安静聆听的何贝贝讲解何为子宫内膜异位症(有时简称"内异症"),以及为什么这个病会让她迟迟无法自然怀孕。

顾名思义,子宫内膜异位症就是指原本应该在宫腔里的子宫内膜不知为何跑到了其他位置。比较常见的是子宫内膜跑到了患者的双侧卵巢,这种情况就是我们常说的"巧克力囊肿"。如果宫腔里的子宫内膜跑到了子宫肌层,则会导致子宫腺肌病(图5-1)。何贝贝既有巧克力囊肿,又有子宫腺肌病。此外,

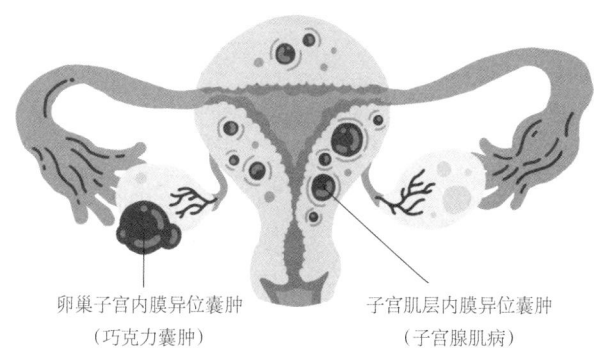

卵巢子宫内膜异位囊肿　　　子宫肌层内膜异位囊肿
（巧克力囊肿）　　　　　　（子宫腺肌病）

图 5-1　巧克力囊肿和子宫腺肌病

子宫内膜也有可能游走到骶棘韧带（盆腔较低的位置）附近——何贝贝也没能幸免。

不过事实上，喜欢"瞎串门"的子宫内膜可以跑到人体的任何地方，除盆腔外，甚至还会跑到女性的肺部、鼻腔内和颅脑里。所以，妇科医生常把子宫内膜异位症称为"发生在女性盆腔里的沙尘暴"。这是一个很形象的比喻。在北方生活过的人都见过沙尘天气，一场沙尘暴过后，家里到处都是很难清理的细沙和尘土。子宫内膜异位症患者的盆腔里就是这样的情形。我们通过B超能看到的仅仅是冰山一角，而用内窥镜进入患者的盆腔后，就能看到遍布盆腔、散在性的子宫内膜异位症病灶。这些到处"流窜"的子宫内膜走到哪儿就"种植"到哪儿，从起初的"寄居"试图变成"永居"，并且"种植"下来了也不安分，还要在"当地"搞破坏。不过，也难怪它们不安分，这些子宫内膜不论在哪儿，都具有和宫腔里的子宫内膜一样的活性，都不可避免地受到女性体内雌、孕激素的影响。

我对何贝贝说："从B超来看，你兼有卵巢子宫内膜异位囊肿和子宫肌层内膜异位囊肿，也就是我们常说的巧克力囊肿和子宫腺肌病。"见何贝贝还是不太明白，我指一指纸上画着的子宫图形，接着对她解释道："通常呢，我们的子宫内膜就长在宫腔里，受到由卵巢分泌的雌、孕激素的影响。月经初期，雌激素水平还处于基础状态，子宫内膜就比较薄。但随着雌激素水平越来越高，到女性排卵前达到高峰，子宫内膜也跟着越来越厚。女性排卵之后，孕激素水平又达到高峰，这时的子宫内膜受到雌、孕激素两种激素的共同影响，逐渐转变为松软的分泌期形态，成了一张名副其实的温床，做好了准备，等待受精卵的到来。可如果在这个生理周期之内，女性没能成功受孕，那么体内的雌、孕激素会迅速撤退。子宫内膜失去了激素的支撑，开始渐渐脱落，于是女性月经来潮，开启新一轮的生理周期。也就是说，经血其实就是我们退化了的子宫内膜。"

讲解至此，我稍微停了一停，见何贝贝理解了似的点点头，我便用更平缓的音调继续说道："如果这些子宫内膜四下乱窜，跑到了卵巢，那么它们照样会受到女性体内雌、孕激素的影响，也会进入增殖期和分泌期。但是，和在子宫里不一样，这些游走到卵巢的子宫内膜没有排放的出口，只能越积越多。久而久之，卵巢内就会形成囊腔，里面陈旧性的黏稠血液像巧克力汁一样，所以医生给它起了一个很形象的名字，叫'巧克力囊肿'。千万不要被这看似无害的名字骗了，巧克力囊肿和巧克力没有半毛钱的关系，它既不浪漫，也不甜蜜，反而会让患者饱尝苦果。日复一日，月复一月，巧克力囊肿在激素的滋养下越长越大，同时破坏卵巢皮质，导致卵巢储备功能降低，有的时候还会导致患者的卵巢表面出血，长此以往，又致使卵巢与周围的输卵管粘连，同时引起排卵异常，导致患者本身免疫异常或者引发慢性炎症。此外，这些不听话的子宫内膜还会到处传播，一路'流窜作案'，造成输卵管阻塞，当然会导致不孕。"

"那子宫腺肌病又是怎么回事呢？"何贝贝很认真地向我提问道。

我指着我所画的那个子宫，说道："如果子宫内膜跑到了这个位置，也就是子宫肌层，这些活跃的'流窜分子'同样受女性体内雌、孕激素的影响，在月经的潮起潮落间增殖、分泌，不断生长。但是它们在剥落后无法被排出体外，就会堆积在子宫肌层那儿，使得子宫越来越大。你看，我们的子宫原本是这个形状的，就像一个倒置的梨子，可是你的子宫肌层因为有子宫内膜堆积，就变成了饱满的球形。子宫增大后，所表现出来的症状就是越来越严重的痛经，并且子宫增大导致经量很大，经期很长，继而造成贫血。当然了，子宫腺肌病连带的后果还有不孕。要是严重的话，就算做试管婴儿助孕，胚胎也很难着床成功，即便着床了，也容易流产。"

见何贝贝的表情逐渐凝重起来，我忙出言安慰她道："不过别担心，你的子宫还没有大到夸张的地步，卵巢储备功能也不至于那么糟糕。要是能抓紧怀孕，上述这些症状都会得到缓解的。要治疗由子宫内膜异位症引起的不孕，我们通常会采取两种办法，要么做手术，要么做试管婴儿。如果你还年轻，卵巢功能也很好，那么不妨考虑手术治疗。但你眼下已经39岁了，加之有巧克力囊肿和子宫腺肌病，我建议你直接做试管婴儿助孕。"

听完我的一番说明，何贝贝想了一想，问我："那……医生，像我这种情况，做试管婴儿的成功率高吗？"

我对她据实以告："子宫内膜异位症患者如果做试管婴儿助孕，和单纯由输卵管因素导致不孕的患者相比，成功率要低10%~20%。何况你的年龄也大了，到底不能和小年轻相提并论，但也不至于太差。按照我以往的经验看，如果你做试管婴儿助孕，单周期的成功率在30%上下。所以你更得抓紧时间，一旦过了40岁，就算没啥大毛病，恐怕也很难怀孕了。"

何贝贝应当是觉得我说得在理，便道："那就做试管婴儿助孕吧！医生，你看我需要做点儿什么准备？"

我见她这么爽快，于是说："你和你先生可以在这儿（他们当地医院）把一些术前检查先做起来。要是没问题，你俩就一块儿来上海，咱们正式进入试管婴儿助孕的流程。"

次月，何贝贝夫妻俩带着他们的检查结果来上海找我。我捋了一遍何贝贝的化验单：抗米勒管激素水平为1.59 ng/mL（照她这个年龄段来看，卵巢储备功能还算不错），血清糖类抗原125（CA125）水平为110.8 U/mL（正常值应在25 U/mL以内），其余均无大碍。血清CA125是一个上皮肿瘤指标，若患有恶性肿瘤，比如卵巢癌、肝癌，则此指标数值会相当高；若患有良性疾病，比如子宫内膜异位症，则此指标数值会呈现较高的态势，但上升得不快。根据何贝贝的临床症状——进行性加重的痛经、不孕、性交痛、月经量增多，结合内诊所见的盆腔内情况、B超检查结果，以及血清CA125水平升高的态势，可确诊她是子宫内膜异位症患者无疑。

揣完化验单，我让助理小雷带何贝贝夫妻俩去建档。我国规定进行辅助生殖治疗的患者需提供身份证明及结婚证，在各种检查结果齐备的情况下才能建立疾病档案，随后进入促排卵周期。

说到促排卵周期，初次接触试管婴儿的患者一定会问我这样一个问题："走一遍试管婴儿助孕的流程需要多久？"如同我在第2章里所说的，做试管婴儿助孕要分4步走：促排卵、取卵、胚胎培养和胚胎移植。前3个步骤一气呵成，约需半个月。至于最后一步胚胎移植，则要视个人的情况而定。如果是做鲜胚移植，那么通常会选在患者取卵后的3～5天进行手术；如果不做鲜胚移植，需将胚胎冷冻起来，那么就要择期进行胚胎移植手术了。我为何贝贝定下的是冻胚移植方案，因为她有基础疾病——子宫腺肌病，而子宫增大及子宫内膜的异常表现（息肉和炎症高发）会导致子宫内膜的容受性下降。像何贝贝这样的患者除子宫内膜病变率高外，还可能合并免疫异常，最终导致胚胎移植失败，所以在胚胎移植前需处理她的子宫内膜异位症病灶。最常用的办法就是我在前文提到的打降调针,这个容我稍后再说。

这一头,我给何贝贝验了性激素六项,为她做了阴超检查。在月经第2天,她的性激素水平仍在基础状态,基础窦卵泡则共有七八个。因为不做鲜胚移植,所以我为她选定了"上海方案"进行促排卵。这个方案药费便宜,效果也不错,且便于医生掌控,能减少身在外地的何贝贝往返上海复诊的次数。说到医生的"掌控",其实很有名堂。我此前也提到过,生殖科医生所谓的"促排卵",学名叫作"控制性卵巢刺激",也就是在医生的控制下对患者的卵泡加以刺激。一方面,我们得用药物(外源性促卵泡激素)促进卵泡生长;另一方面,我们得控制住排卵的时机,过早或过晚都不行,所以要让患者每几天就来复诊一趟,验验血,做做阴超检查,看看卵泡生长的情况,适时做调整。

何贝贝带着促排卵的针剂回到她当地,注射了7天后返回上海复诊,B超显示卵泡生长正常。我让她再用2天药。2天后,直径大于18 mm的优势卵泡已经有了3个。我们遂启动"扳机",36小时后取卵,结果获卵7枚,最终配成3枚冻胚。其中2枚为优质细胞胚,1枚为中等评级的囊胚。

半个月后,何贝贝月经来潮,我建议她在月经干净后做宫腔镜检查。根据我的经验和一些文献数据来看,子宫内膜异位症患者,尤其是子宫腺肌病患者子宫内膜息肉及宫腔炎症的发病率较高,实在很有必要将宫腔清理一番。果然,我在何贝贝的宫腔里看到了炎症表现（充血）和子宫内膜异位症的蓝紫色小病灶，将病灶剪开后便有巧克力色的淤血流出。同时，我一并切除了她的子宫内膜息肉，嘱其回家消炎、休整。

不过，在休整之后，何贝贝依然没法儿做胚胎移植。我还要处理她的盆腔内环境，为她打降调针。我方才说过，子宫内膜异位症患者往往会合并免疫异常。这是因为子宫内膜异位症患者的免疫系统会将"流窜作案"的子宫内膜碎片识别成异物（它们也确实是异物），从而刺激人体产生抗体，发起"剿灭"异物的行动。然而由于敌人狡猾顽固，突击战往往会拖成旷日持久的拉锯战，使得子宫内膜异位症患者的身体长期处于免疫异常及慢性炎症的状态，也连带着影响到植入宫腔的胚胎——免疫系统同样会把胚胎识别成异物，令其无法顺利安家落户、着床生长。

前面说过，那些游走的子宫内膜会随着患者体内雌、孕激素水平的变化而变化，也就是说，子宫内膜异位症是雌激素依赖性疾病。这是坏事，可放在这儿同时是"好"事。这意味着，一旦没有了雌激素，跑到了别处的子宫内膜就会萎缩，所引起的炎症反应也会消退很多。所以，为了提高胚胎移植的成功率，我需要为何贝贝注射降调针，造成她"假绝经"，好迫使她体内的雌激素水平急剧下降，从而缓解由子宫内膜异位症导致的免疫异常和炎症反应。

就这么着，一转眼国庆节已过，何贝贝在注射完长效降调针后前来复诊。她的子宫比之前小了很多，体内的雌激素水平也维持在很低的中枢抑制状态。万事俱备，我为何贝贝移植了1枚囊胚。可惜，胚胎未能着床。

到年底，休息了1个月的何贝贝再次来到门诊。在B超下，可以看到她的基础窦卵泡仍旧有七八个，子宫又恢复成了好似孕8周的异常模样——一旦有雌激素供应，子宫内膜异位症马上便能死灰复燃，所以降调针还得接着打。对于子宫内膜异位症的治疗，除了手术，目前就只有这种办法，于是何贝贝又领了1针降调针回家。

4周一晃而过，翻过年，何贝贝已经40岁了。此时，因为打了降调针，她的子宫老老实实地呈现萎缩状态，基础窦卵泡则有八九个，数量不错。我又有了新的想法。等回到诊室后，我对何贝贝坦诚相告："你目前卵巢功能尚可，但是高龄这件事不可小觑。40岁后，女性的卵巢功能开始衰减，卵子质量变差，胚胎培育发生异常的概率很大，胚胎移植的成功率也就下降了。加上你的巧克力囊肿本身就会影响到卵巢的功能和胚胎的质量，眼下你只有2枚冻胚，胜算不是很大。咱们不妨考虑用长方案，再取一次卵，这回做鲜胚移植。"

见何贝贝有点儿懵，我随即为她解释："所谓'长方案'，是指在促排卵前注射降调针，后续再给予促排卵药物。这样会导致促排卵的过程相对较长，但好处是整个过程完全以药物控制，有很高的操控性，并且用长方案的患者的子宫内膜容受性更好。你原本是准备在胚胎移植时打降调针提高子宫内膜容受性的，现在你可以改用长方案促排卵，在取卵后进行鲜胚移植。"何贝贝听我这么说，想了一想，问我："用长方案对取卵会有影响吗？"

答案是不会。恰恰相反，子宫内膜异位症患者若是采用长方案，可以提高胚胎移植的成功率。或许有读者会问："怎么'假绝经'要打降调针，要取卵还得接着打降调针呢？"这正是医生采取这一治疗手段的关键——使用同一种药物，可以达到不同的目的。之前为了抗炎、调免疫、增强子宫内膜容受性，要打降调针，如今为了促排卵，依然要打降调针。这样可以使患者体内的卵泡在同等水平激素的作用下同步发育，生殖科医生也能很好地控制取卵时间。此外，采用长方案也能增强子宫内膜容受性，使其在取卵后更宜接受鲜胚移植。理论上，胚胎的着床率也相应提高，可谓一举两得。

何贝贝听完，点头同意了我的方案。我们便依言而行，切换到"取卵＋鲜胚移植"的模式。过程顺利，获卵颇丰——共计8枚。但让我们始料未及的状况随即发生了：原本能够正常受精的卵子中竟有一半未能在次日成功受精。尽管胚胎师用二代授精的办法做了补救，但已经错过了最佳的授精时间，所形成的胚胎的质量不是很好。我勉强为何贝贝移植了2枚中等评级的胚胎（其余的受精卵均未能养成囊胚），但它们依旧没能着床。唉，我俩那个郁闷劲儿就别提了！

看到这里，读者在替何贝贝着急的同时，可能也会产生新的疑惑:"唐医生,你说的'用二代授精的办法做了补救'又是怎么一回事?"要想知道何为二代补救,我们得先来了解一下何为一代试管和二代试管。让我们一起走进看似神秘的胚胎实验室,看看胚胎师是如何"培养"出胚胎宝宝的。

我们平时所讲的一代试管和二代试管,学名分别叫作"体外授精-胚胎移植"以及"卵胞质内单精子注射"。一代试管和二代试管的区别就在于授精方式。至于之后的三代试管,也就是"植入前遗传学检测",完完全全就是另一回事了。有些患者一来问诊,张口便要求做三代试管,问其原因,答曰:"三代试管的技术更高级。"这其实是个误区。试管婴儿的技术并非智能手机,不存在一代更比一代强之说。事实上,它们的侧重点不一样,针对的人群也不同。唯有适合自己的才是最好的,患者无需盲目追求"高科技"。

那么哪些人适合做一代试管呢?如果男方精子的数量和活力都没问题,且与女方有怀孕史,那么我们通常会对取得的卵子采用常规的体外授精的模式,即在一枚卵子周围放置一定比例的精子,让它们自由竞争,"获胜者"得以进入卵子的内部,形成受精卵。正所谓"物竞天择,胜者为王",一代试管有如"自由恋爱"。

如果男方的精子无论是质还是量都不太行,那么为了最大限度地避免授精失败,胚胎实验室的胚胎师会挑选一个相对而言长得最"端正"的精子,通过一根很细的玻璃针,在显微镜下将其注入卵子的内部,为卵子授精。这便是二代试管,它是

"以貌取人"的，且是"包办婚姻"的。

至于二代补救的情况，一般发生在一代试管的培植过程中。通常来说，胚胎实验室的胚胎师会在培养皿里对上午取得的卵母细胞进行培养（时长为4小时），下午开始"加精"（亦称"媒精"）操作，也就是按照比例在卵母细胞的周围放置处理过的精子，随后将培养皿置于培养箱内，等待过夜，第2天再在显微镜下观察卵子受精的情况。如果隔日，受精卵里呈现2PN状态，也就是卵母细胞的中央呈现1对双原核（分别来自父系和母系的原核），那么恭喜恭喜，这枚受精卵一切正常。如果呈现至少3PN状态，表明有2个及2个以上的精子进入了卵子的内部（即多精受精），则这枚受精卵就要面临被淘汰的命运。如果呈现0PN状态，也就是卵母细胞内未见原核，则有可能是卵子没能成功受精，或者是卵子已然受精，但来自父系和母系的原核快速发育并融合在了一起。要判断究竟是没能受精还是发育得较快，得靠胚胎师的"火眼金睛"。如果胚胎师判定卵子未受精，会"亡羊补牢"，即以二代试管的方式为这枚卵子人工授精，故谓之"二代补救"。但因为错过了最佳的授精时间，所形成的胚胎的质量可能有所下滑，最终结果如何，完全要看运气。

何贝贝显然还没能时来运转。经历了2次胚胎着床失败，她在休息半年后再次回到了生殖医学中心。她还有2枚优质的冻胚，预备继续做胚胎移植。我又为她做了B超检查，发现她的子宫肌壁间有腺肌瘤（局灶性子宫腺肌病，单凭手术很难清理干净），腺肌瘤约有鸡蛋大小，子宫的形状也因为腺肌病变得不甚规则，且仍旧偏大。"你的子宫太大，还是腺肌病的问题，咱们要继续打降调针。"我如此对何贝贝说。

　　子宫内膜异位症真是顽疾。何贝贝对治疗的流程相当熟悉了，于是继续打针，等4周后复诊。药到不能除病，但药到能缓病。4周后，何贝贝的腺肌瘤和子宫都变小了，血清CA125水平也有所下降。我建议她再注射一针长效降调针，好让子宫内膜异位症的病灶再萎缩一下——毕竟她只剩那么2枚宝贝胚胎了，实在轻忽不得。结果又一针下去，子宫的状态是比从前更好了，可捎带着出现了骨质疏松的问题，于是才有了我们文章开头的那一幕。所幸爽朗又乐观的何贝贝拄着拐，顺利完成了迎接胚胎宝宝的任务。她第3次接受胚胎移植，成功怀孕，9个月后诞下一名男婴。算一算，那男婴到如今已经是个快2岁的小娃娃了。

糖糖医生有话说

子宫内膜异位症是相当普遍的妇科疾病，也是最常见的导致不孕症的因素之一。如果你患有子宫内膜异位症，得以自然怀孕，那么恭喜你，请一定不要轻易去做流产手术，而是要及时保胎。因为子宫内膜异位症的患者有约50%的概率不孕，你好不容易怀上，要是过了这个村，下回可不见得有这个店了。如果你患有子宫内膜异位症，备孕很久都没动静，那得赶快去看医生，抓紧时间助孕。切记，不要傻傻等待，奇迹之所以被称为奇迹，就是因为它不会轻易出现。

要是我们把妇科疾病看作武林江湖，妇科炎症、妇科肿瘤、子宫内膜异位症、妇科内分泌异常等各成武林一派，那么子宫内膜异位症必然在江湖上有着难以撼动的地位。每一年，我们的妇科或者生殖年会上都有为子宫内膜异位症开设的专场会议，因为这个病实在太复杂、太难缠、太值得研究了。

成年女性要是出现了进行性加重的痛经，月经量越来越多，经前点滴出血，常年盆腔痛、性交痛、不孕等，请务必及时看诊。这些都是子宫内膜异位症的典型症状。而说到由子宫内膜异位症导致的不孕，其背后的成因多种多样。

其一，我在前文说过，子宫内膜异位症被形象地称为"盆腔沙尘暴"。散落盆腔的这些"沙粒"因着患者体内雌、孕激素的喂养，长期增生、分泌，造成局部炎症反应，导致盆腔结构异常。患者可能因此出现输卵管扭曲、粘连，甚至积水，致使精卵难以相遇结合，自然无法受孕。

其二，子宫内膜异位症患者常伴有内分泌功能紊乱、排卵异常等现象，进而造成卵泡黄素化，即患者体内的卵泡虽已成熟，但不能排出，这属于无排卵性不孕的因素之一。据统计，约60％的子宫内膜异位症患者黄体功能不足，黄体萎缩不全，同时雌、孕激素水平失衡。这些因素也进一步导致排卵异常，增大了患者不孕及流产的概率。

其三，子宫内膜异位症也易导致患者的免疫功能异常。人体的免疫系统是我们身体的卫士，保护我们不受外界的侵犯，而跑错了地方的子宫内膜会被免疫系统识别成"入侵者"，因而遭受无情的攻击。这种"格杀勿论"的后果便是导致女性体内的免疫环境异常，出现慢性炎症，最终导致精卵难以运输、结合，胚胎不易着床。此外，女性身体若长期处于炎症及氧化应激状态，也会损伤卵母细胞，导致胚胎质量下降，所以子宫内膜异位症患者也常伴有卵子质量差的情况。

其四，即便我们通过试管婴儿技术助孕，配成了很好的胚胎，在移植后，子宫内膜异位症患者的妊娠率相较单纯由于输卵管因素不孕的患者也会更低一些，即子宫内膜异位症患者的子宫内膜容受性较差。究其原因，除内分泌环境异常和免疫因素之外，子宫内膜异位症患者子宫内膜病变的概率更大。资料显示，子宫内膜异位症患者的子宫内膜息肉的发病率可高达40％以上，并且年龄越大，子宫内膜息肉的发病率越高。宫腔环境不好，胚胎移植后的着床率就会降低。所以针对子宫内膜异位症患者，我更愿意在进行胚胎移植前给她们做宫腔镜检查，好事先扫除障碍。除了宫腔镜手术，利用长效降调针来暂时歼灭患者体内的子宫内膜异位症病灶，从而提高胚胎着床率，也是我们妇科及生殖科医生常用的助孕良策。何贝贝打的就是这种针。市面上的长效降调针品名不同，生产厂家也不同，但成分是一样的。

那么，除了影响生育外，子宫内膜异位症还会有哪些危害呢？它会致癌吗？要知道，子宫内膜异位症有侵袭性——也就是到处种植、快速生长的特性，但它多属良性疾病，罕见恶变。然而，随着每次月经来潮，譬如巧克力囊肿和子宫腺肌病这样的子宫内膜异位症病灶会越来越大，最终会影响到患者的生活质量。

此外，子宫内膜异位症（特别是子宫腺肌病）的一大表现就是痛经，甚至部分患者即便不来月经，也会表现出持续的慢性盆腔痛和性交痛等。这种慢性疼痛着实折磨人，也会大大影响患者的生活质量。我有一个朋友，她就因为患有子宫腺肌病而一生未孕，但她与丈夫组建了丁克家庭，彼此恩爱扶持，生活倒也过得相当自在。只是每月月经来潮的那几天，我的这个朋友就会痛苦不堪，甚至卧床不起——痛经实在厉害，已经严重干扰了她的正常生活，致使她最后不得不做了子宫切除术。

对于子宫腺肌病患者而言，随着腺肌病的发展，"流窜"并堆积在子宫肌层的子宫内膜越来越多，患者的子宫面积会越来越大，每月的经量也会越来越多——每月月经大量来潮，长此以往，会导致患者出现贫血的情况。而对于巧克力囊肿患者而言，基于同样的道理，跑错了地方的子宫内膜无法被排出体外，它们不断淤积，致使巧克力囊肿越来越大、囊壁越来越薄，最终可能发生囊肿破裂或扭转，造成急腹症。

既然如此，你不禁又要问了：我们就没什么好办法治疗子宫内膜异位症吗？我的回答是：如何治疗，要看患者有没有生育的需求。如果有生育需求，我会建议此类患者积极尝试怀孕。我在之前说过，子宫内膜异位症患者有约50%的概率不孕，换言之，有一半的患者是可以自然怀孕的。所以趁子宫内膜异位症还没有发展得特别严重，还是抓紧时间完成生育大事为妙。话说回来，怀孕本身也是缓解子宫内膜异位症的良方。因为在孕期以及产后的哺乳期，女性会有相当长的一段时间不来月经，如此，她们体内的子宫内膜异位症病灶也能够"偃旗息鼓"好一会儿。

如果你恰好是那不孕的子宫内膜异位症患者之一，同时又有生育需求，则要及时进行治疗，或者保守用药，或者动手术，或者直接做试管婴儿助孕——这要结合诸位患者的年龄、卵巢储备功能、个人意愿和男方的情况等综合考虑。此外，不同的医生也可能给出不一样的治疗方案。通常来说，要是患者年纪轻、卵巢储备功能好、病因单纯、丈夫的精子战斗力强，则可以考虑手术治疗。反之，要是患者已属高龄、病因复杂，丈夫的精子战斗力也不怎么样，那么话不多说，赶紧做试管婴儿助孕吧。

作为生殖科医生，我还想给大伙儿提个醒，那就是：手术有风险，开刀须谨慎。很多通过手术剥除了巧克力囊肿的患者在术后依旧不孕，随后来寻求生殖科医生的帮助，想要做试管婴儿助孕，但偏偏因为做了手术，损伤了卵巢或者卵巢血供，导致卵巢储备功能显著变糟，这样留给生殖科医生的困难就会比较大。此时再想要助孕成功，可谓难上加难。这些患者在动手术前可能并不清楚：巧克力囊肿剥除术对卵巢皮质的破坏非常严重，所以手术医生的技巧好坏和患者自身疾病的严重程度都很关键。如果患者的盆腔粘连严重（要知道，囊肿的周围可都是血管），加之医生的手术技巧不到位，那么就有可能导致患者的卵巢功能在术后急剧下降。当真是"杀敌一千，自损八百"了。所以对于尚未生育的患者来说，做子宫内膜异位症手术前一定要仔细评估。

我之前就反复强调，子宫内膜异位症这个病非常"难缠"。之所以"难缠"，就是因为很难靠手术除根，复发率极高。子宫内膜到处"乱窜"，走到哪儿种到哪儿，单靠手术无法完全歼灭病灶，一旦有患者体内的雌激素供养，几个月经周期之后，这些原本奄奄一息的病灶就会立刻如雨后春笋一般，以肉眼可见的速度再次生长起来。因此，在进行子宫内膜异位症的手术后，医生通常会给想怀孕的患者打长效降调针，好抑制病灶复发，并且嘱咐患者：一旦药物作用消失就积极备孕。一般来讲，术后半年是最佳的受孕时间段，如果半年后仍旧不孕，患者就当尽快走上试管婴儿助孕这条路了。

耐着性子看到这儿，有的读者或许还不满意，说："现在不是都讲究'治未病'嘛，这个子宫内膜异位症到底要怎么加以预防呢？"抱歉，子宫内膜异位症恐怕很难真正去预防，因为它的病因究竟为何，我们至今还没弄清楚。外界一度风靡的一则理论，叫"经血倒流",说是倒流的经血种植在了宫腔以外的地方,比如卵巢或直肠子宫陷凹,随即依赖雌激素生长起来,就造成了子宫内膜异位症——但这依旧解释不了不少患者(尤其是子宫内膜异位症的发生部位比较特殊,哪怕经血倒流也不可能触及的患者)得病的原因。后来人们又说:"之所以会得子宫内膜异位症,是因为我们的患者有自身免疫异常,或者因为处于亚健康的状态而患有慢性炎症。"这种说法不可尽信,但也不无道理。的确,随着时代的进步,子宫内膜异位症的发病率越来越高,尤其是在都市职业女性当中。除了个体差异,她们所经受的精神压力、长期高强度的工作、快节奏的生活、失眠、三餐不定或饮食不当等都有可能导致子宫内膜异位症的发生。所以,无论何时,医生都在尽力提倡:请各位健康生活、适当解压、维持积极心态。不管是不是"站着说话不腰疼",也不管能做到几分,让我们共勉吧。

第 6 章

那些早谢的花儿

得了病理性卵巢功能减退该怎么办?

令我们受限的,不是我们的能力,而是我们的视野。

——哈利勒·纪伯伦

生命始于偶然。一个新生命的诞生需要发育正常的精子和卵子在正确的地点和正确的时间相遇,进而结合、裂变、扎根生长。这一过程看似简单,实则蕴含无限玄妙。

绝处逢生

前来我们生殖医学中心寻求助孕的女性当中,约有70%是正常反应患者。什么是正常反应患者呢?就是那些取一次卵,总能捡获几枚、十几枚甚至二十几枚卵子的患者。这些患者多在育龄期,卵巢功能不错,她们不孕的原因相对简单,比如单纯输卵管梗阻或男方因素。这些患者对促排卵药物的反应较好,其卵泡生长正常,配成的胚胎质量可观,因此单周期的移植成功率可高达50%,甚至60%——通常来说,一个生殖医学中心的"成功率"基本就是这些患者贡献的。

既然有"优等生"患者,就必然有"差等生"患者。所谓的"差等生"患者,往往由于这样或那样的原因,在助孕的道路上走得更为艰辛,其中就包括卵巢功能减退的患者。此类人群虽未进入"早更(类更年期)"状态,但是她们卵巢内可用的卵子所剩无几。不过三十出头的年纪,其卵巢的储备功能却仿如四五十岁的中年女性。这背后的原因很复杂,不同的患者,卵巢功能减退的病因也不同。有些人是不良生活习惯导致的,比如长期熬夜、压力过大、吸烟、吃垃圾食品、接触有毒物质;有些人是手术损伤或者放疗、化疗导致的;还有一些人很注重健康，但也出现了卵巢功能减退，这类人可能是因为基因异常，所以不巧"中招"。比如我接下来要讲的故事的主人公王楠。

我们常说"好孕需有好卵子"，而王楠的这枚承载着生命希望的卵子，我们为之等待了足足5年。

要写王楠的故事有点儿难，因为治疗的时间太久、治疗的内容太多，很多细节我已然记不清了。回望这5年多的治疗过程，我莫名地觉得心头沉甸甸的。打开办公室电脑，查找王楠的姓名，映入眼帘的是一串周期号，从2017年4月开始，到2022年4月结束。整整5年的时间，16个周期，王楠经历了15次取卵，其中5次颗粒无收，剩下的10次里，最多的一次才获卵4枚，最少的一次仅获卵1枚；做了4次鲜胚移植，1次流产，其余3次胚胎均未着床；最后一次做了冻胚移植，终于等到胚胎宝宝"投怀送抱"。

王楠是真正的"困难户"。她的卵巢功能差，每次能取到的卵子很少，质量也不好，配不成理想的胚胎，无法做胚胎移植。而且她对药物很不敏感，几乎让人束手无策。山穷水尽的时候，万般无奈之下，我打破常规，做了一次大胆的尝试，在完全不用药且王楠体内的雌激素水平非常低、卵泡亦很小的情况下给她做取卵手术，结果奇迹出现，她竟然成功怀孕生子。

汉学家柯文曾经说过："当初亲身经历的历史与后来重构的历史十分不同。经历时是无法预知结果的，我们都不知道最终会如何,然而重构历史时,我们已然知晓结果。"知道了王楠是怎样的患者,如今重新梳理她的治疗过程,我才发现她的历次诊疗中已然隐藏了提示:王楠其实是非典型的对促性腺激素不敏感的患者。但无论是她之前的医生还是我,我们在治疗的当下都没有意识到这一点,蓦然回首才惊呼:"原来如此!"向来追求完美的我也因此有点儿自责:假如我再多花一点儿心思在王楠身上,再多查找一些文献,再早一点儿意识到症结所在,或许王楠就能更快地达成怀孕生子的心愿,她的故事也就不会拖得这样长了。

所以,我该从哪里开始说起呢?就从给她发"毕业证"的那天开始吧。王楠在我这里结束治疗是2022年5月中旬的事儿。

2022年5月中旬,复工第一天。做了半辈子职业女性,忙碌时常常盼着休息,但突然休了那么久,一说上班,我还挺期待。我早早来到医院,走入诊室,穿戴整齐,带着一丝紧张和那么一点儿雀跃,回到了惯常的职业状态。

因为还未完全放开疫情管控,患者只有零星几位,我并不算忙碌。大约9点的时候,一个浑身上下捂得严严实实的女人走了进来。我抬眼一看,从那消瘦的身形和面屏下没能被口罩遮挡的浓眉大眼立刻认出来——是王楠。

一进门,王楠就把一张B超检查报告放在我的桌上。我拿起,快速浏览,在那一堆"八股文"里寻找我最想看到的内容:"宫内孕囊,胎儿大小41 mm,心管搏动可见。结论:宫内单活胎,孕11周大小!"

我直到看完最后一个字才意识到自己一直都屏着呼吸。终于,我们走到了"毕业"这一步!王楠与我稍稍隔着一段距离,就这么望着我,我们的眼神中充满了默契,好像能猜到彼此此刻的想法似的。她点点头,呼吸显得有点儿急促。我明白,在我上班第一天,她便赶过来就诊,是要与我分享这迟到了的喜讯。

"太棒了!终于走到'毕业'了,真不容易呀!"我轻快地说着,语气里掩饰不住释然和感动。终于,我又送走了一位"老大难"患者。

随即我帮她算了算孕周,目前她已经怀孕11周了;我又为她推算好了预产期,从抽屉里拿出定制的空白"毕业证",边和她聊天边填写了起来。这"毕业证"是我做广告设计的同学为我量身定制的。粉色的卡片上有我的漫画头像,上面可以填写患者夫妻的姓名、预产期以及祝福的话语。我总觉得枯燥的生活里需要一点儿小小的仪式感——每次珍而重之给患者发"毕业证",都是我职业生涯里无可替代的高光时刻。它意味着我又助一位患者圆了生殖梦,意味着她结束了在我这里的治疗,得以顺利转入产科,也意味着又一个新生命在我的帮助下,即将诞生于世。这如何不让人欣喜呢!

王楠在接过"毕业证"的瞬间,再也按捺不住激动的情绪。她冲过来,紧紧抱着我,哭了。我也不禁湿了眼眶,赶忙抽出纸巾擦了擦眼睛，试图平复情绪。

我原先并不喜欢电视剧里那种煽情的医患桥段，觉得医生若是对患者投入了过于主观的情感，难免会妨碍医生做出正确的判断。多年的行医经历练就了我克制的心性。我习惯了在错综复杂的病情面前快速且冷静地分析，随后迅速制订解决方案。为了最大限度地帮助这些患者，我愿意拿出百分百的职业精神。我与患者平等交流，也设身处地为他们着想，但我终归保留了与他们之间的安全距离，小心翼翼又不动声色地把我的私人情感收拾起来，以便让患者安心，获得他们的信任，也做他们最坚强的后盾。但在那一刻——在王楠颤抖着搂住我的那一刻，我也破防了。我作为女性的、最柔软和最私密的那一面暴露无遗。毕竟，这么多年来我们并肩作战，其中的艰难和但凭一腔热望的付出，只有我们自己知道。

王楠拿着我发给她的"毕业证"，哽咽着说道："唐医生，这5年来，我看到和我一起接受治疗的姐妹都陆续怀孕，有些人的孩子都长那么大了，还有些人又来接着做胚胎移植，准备生二胎。我看到你患者群里的那些姐妹，她们要么晒自己的'毕业证'，要么晒娃，我真是太羡慕了！多少次了，我做梦都梦见你也给我发这张'毕业证'，今天我终于如愿了，我是真的开心！"

我轻声问她："你之前一次又一次地助孕失败，就当真从没想过放弃吗？"

王楠垂下眼睛，思索了片刻，慢慢地答："我当然也想过。

但夫家是本地人，公婆特别传统，要为家里传宗接代的旧观念很重，他们不能接受这辈子没有孙子，也不可能接受由别人供卵。没有孩子，我想过离婚，干脆离开上海，去一个谁也不认识的地方，孤独终老算了。但我到底不甘心，所以但凡攒了点儿钱，就想着再试一次。一个人不可能一辈子都走背字的，我总想，这次怎么着也该轮到我了吧。所以你看，我这回成功了，我真的要谢谢你，唐医生！"

我拍了拍她的手臂，由衷地对她说："你要谢的是你自己。没有你的坚持，不会有今天的好结果。"

因为当天的患者不多，我和王楠多聊了一会儿。这么多年了，这还是我俩第一次聊起辅助生殖治疗以外的话题呢，我一时间有点儿恍惚。

我与王楠结缘是在2018年的秋天。她起初倒没有给我留下特别深刻的印象，我就记得她是个普普通通的女孩，看起来有点儿文弱，长着一双大眼睛，怯生生的，话不多。从她的身上，似乎看不出多次助孕失败后的焦虑。半年前，王楠经历了一次试管婴儿助孕后的妊娠，可是很不巧，胚胎停育了，她只得做清宫术。休整后，她再次来到了我们生殖医学中心。正逢她的主诊医生离职，于是她转诊到我这儿，要求继续治疗。

我打开她的病史资料，一看，从2017年开始，王楠已经先后取卵5次，其中3次获卵，但数量极少，另2次"空手而归"，且每次配成的胚胎的质量都不太好，这次她总算怀孕了，又遭遇了流产。她的卵巢功能正在减退，抗米勒管激素水平只有 0.87 ng/mL。我给她做了阴超检查，已经是月经第 8 天了，她体内可见 3 个卵泡，其中 1 个呈现优势状态，但是她的雌激素水平极低，情况不明，也显然不妙。

我不敢轻举妄动，和王楠商量："咱们先按照自然周期走一回，你看怎么样？"她同意了。3 天后她来复诊，优势卵泡几乎没怎么长，雌激素水平也升得相当慢。我开始急了，给她用了点儿药。4 天后一看，咳！卵泡还是那么点儿大。接着用药，又是 2 天过去，卵泡总算成熟了，直径长到了 18 mm，雌二醇水平也升到了 1409 pmol/L。一般情况下，一个成熟卵泡的直径若在 18～20 mm 之间，所释放出的雌二醇水平在 800～1000 pmol/L，便能判定卵泡成熟，可以启动"扳机"，进行取卵手术了。

我原本信心满满，谁料替王楠取卵当天，竟然颗粒无收（未获卵）。从业这么多年，治愈了不少疑难杂症，时间久了难免会骄傲，想当然地以为患者只要经我的手，多少会有起色。面对这样出人意料的结果，我先前的骄傲被挫败了。是我过于轻敌了。但是该面对的问题还是要面对，不光要面对，还得想办法解决。我对王楠说："下个月再来吧，我们接着试。"

次月，我给王楠用上了微刺激疗法，无奈效果依旧不好。雌激素水平是达标了，也有一个大卵泡生长，可依旧未能获卵。

事实证明，王楠的的确确是位"难搞"的患者。于是我先停了治疗，心想给她做些预处理吧。我随即给王楠开了针剂，又嘱咐她吃营养素,但效果始终非常有限。之后的一年里,我们总共取了4次卵,仍然配不成好的胚胎,勉强进行了2次胚胎移植,均以失败告终。

王楠相当失望,加之反复取卵也让她承受了很大的经济压力,所以她暂停了治疗。很久没收到她复诊的消息,我一度以为她从此放弃了。然而,就在2020年的某天清早,王楠非常激动地跑来找我,说:"唐医生,我怀上了!自己怀的,用试纸测了,是两道杠!你帮我抽血验一下孕吧。"我忙让小雷开单,抽血一验,hCG血值提示王楠确实怀孕了,数值还不错。我们高高兴兴地为她保胎,以为这下算是大功告成了。可惜千当心万当心,不久后,胚胎再次停育,王楠又经历了流产。唉,她怀个孩子怎么就那么难!

等王楠第三回来找我的时候,已经是2021年初。她靠自己仍旧没能怀上,还是得寻求医生的帮助。继续做试管婴儿吧。当时是她月经来潮后的第7天,她的基础窦卵泡前所未有地达到了9个,雌激素水平也还在初期状态。看着这么多的卵泡,我的心思又活络了:要不要试试看,做一次标准的促排卵,万一能配成好的胚胎呢?毕竟,要是能在单周期内多取到一些卵,胚胎培育和移植的胜算也就更大一些。

王楠被我说服了。

这次我们采用的是拮抗剂方案。王楠的卵泡生长情况不错,雌激素水平对于她来说堪称理想,子宫内膜的厚度也正常。我嘱咐她打下"夜针",36小时后取卵,拟做鲜胚移植。

我这回当真是踌躇满志,觉得助孕多半能成,谁知取卵后依旧受挫:仅获卵2枚,只配成了1枚四级胚胎——这是质量等级最差的胚胎了,根本没有移植的价值。

王楠自己怀不上,走自然周期或者用微刺激疗法没效果,促排卵了又配不成好的胚胎,一次次尝试,一次次失败。该用的方案用遍了,该做的调整做尽了,为什么胚胎的质量总是这么差?王楠问我"为什么",我无奈地摇摇头,恐怕最牛的生殖科医学专家也解释不清"为什么"。尽管科技在飞速发展,但是现代医学让我们一再看到:人类所知的,实在很有限。

我不忍看王楠一遍一遍地受苦,于是在微信上征询她的意见:"你的卵子的确有问题,质量不好,配不成好的胚胎。以现在的状态很难助孕成功。要不要先喊暂停?"

王楠见我这样说,立刻急了:"唐医生,你可不要放弃我呀!"

我无言以对,也无计可施,只能在微信上发给她一个"拥抱"的表情。

接下来的那半年,王楠还会不时来做监测,看看卵泡长得好不好。因为要上班,她每次都和助理小雷提前沟通好,让小雷为她开单,她则一早来抽血、做B超检查,结束了就赶着去上班,匆匆忙忙又一脸的抱歉——心地善良的小雷总是一路给她"开绿灯",估计让王楠有些过意不去。我尊重王楠的想法,也适时地给她一些指导。王楠则在每月的监测过后,在选择取卵和尝试自然受孕之间反复徘徊,在又一次体验失望和重燃一线希望当中不断摇摆、举步维艰。

转眼到了2021年末。这一年来，我连续监测王楠在自然状态下的激素水平和卵泡状况，发觉在整个月经周期当中，她的雌激素水平基本都处于基础状态，卵泡也最多长到直径13～14 mm，月经倒是每个月正常来潮。在那一刻，说是幸运女神眷顾也好，或者所谓的灵光乍现也罢，我忽然意识到一件事：王楠或许就是这样的。在自然状态下，她的卵泡长不大，激素水平也不可能达到我们所认定的理想水平。可是与此同时，她是能够正常排卵的，子宫内膜的厚度和形态也很棒。如果不刻意追求卵泡的大小，也不看王楠的激素水平，单用直觉做判断，我认为她的体内未必没有好的卵母细胞。

2021年末的那个月经周期，我继续为王楠做监测。她左侧卵巢里的卵泡长到了直径13.8 mm，雌二醇水平在105.5 pmol/L（这是相当于月经早期的很低的雌激素水平）。因为对王楠的卵巢状况太熟悉了，我既然想通了她是"非常患者"一事，便在那一刻有了一个大胆的想法：取左侧的这个卵泡，没准儿有戏！

我对王楠说："咱们试试取一次卵，你看怎么样？你很可能是个非典型的促性腺激素不敏感综合征患者，所以你的雌激素水平也好，卵泡大小也好，不管我们怎么用药、怎么调，在整个周期内都是很低（小）的。因为你和别人不一样！不能按照常理评判。你怎么想，敢不敢赌一把？"

王楠当下便点点头："我都听你的安排，唐医生。"

我于是关照王楠打了"夜针",36小时后预备取卵。做取卵手术,我向来是自信的,但是王楠的卵泡很小,雌激素水平又非常低,究竟能不能获卵,卵子质量怎么样,我没底。因为之前没有这样的尝试,所以这回真的很有点儿忐忑。取卵时,我怕无法获卵,还特地用了双腔取卵针进行冲洗。双腔取卵针在吸取卵泡的过程中可实现持续性或间歇性的冲洗操作,提高卵母细胞的吸取率。

抽吸和冲洗完的卵泡液由护士快速递往胚胎实验室的窗口。我侧耳倾听,内心祈祷。从实验室窗口传来胚胎师的声音:"收获1枚卵!"这声音此刻听来有如天籁。太棒了!有了这1枚卵子托底,我更从容了一些,接着穿刺了2个更小的卵泡,居然也都从中捡到了卵。

手术很快结束了。离开手术室前,我特意跑到胚胎实验室的窗口,询问卵子的情况如何。胚胎师答曰:"获卵3枚,都是成熟卵,看上去不错。"

我如释重负,觉得离开手术室的脚步都轻快了许多。出来的时候,正巧遇到科里的张医生,她也在关注王楠,听到我说手术竟取到3枚成熟卵时,连呼神奇。张医生说:"王楠的雌激素水平完全处于低位,还像是处于月经初期的样子,卵泡那么小,能取到3枚卵,真的太神奇了!"

3天后,胚胎实验室向我们报告:"取得3枚成熟卵,有2枚得以正常受精,最终配成1枚优质冻胚。"这是王楠截至目前的最好"战绩"了,我俩都很兴奋。找到了突破口,我想再接再厉,次月再为"困难户"王楠取一次卵。结果得以获卵2枚,其中1枚正常受精,配成了1枚细胞胚,胚胎质量中等,上次的辉煌成绩却未能再现。对胚胎培育来说,天时、地利、人和,当真缺一不可。可是不管怎么说,卵子取到了,胚胎配成了,就等年后为王楠移植胚胎了——咱们这是迈出了历史性的一大步啊。

2022年春节过后,我们准备做胚胎移植。因为这枚胚胎来得太珍贵了,我要确保万无一失,所以在进行胚胎移植前我先给王楠做了宫腔镜检查,摘除了小息肉。为了增强她的子宫内膜容受性,我又为她采取长方案(打降调针)疗法,施以人工激素。用药1周后,王楠的子宫内膜达到了10 mm的厚度,呈现漂亮的"三线征[①]"。万事俱备,只欠东风。

终于迎来了胚胎移植。手术当日,我换上无菌服,来到移植室。王楠静静地躺在移植床上,房间里放着轻柔舒缓的音乐。我正做着术前的准备工作,只听胚胎师在核对完夫妻的姓名后,向王楠如此这般报告道:"你的1枚冻胚在解冻后养到今天,顺利存活,且活性很好。"我越加放心了一些。

一切准备就绪,我将胚胎移植外管置入了王楠的宫颈,胚胎师则把等待移植的胚胎吸入内芯,轻轻递到我的手上。我接

---

① 子宫内膜在增殖晚期受雌激素的影响,于B超下呈现3条平行的高回声线。呈"三线征"的子宫内膜通常厚度适宜,容受性比较好。

过来,动作轻柔地把内芯送到外管的里面,抵达宫腔的理想位置,随后小心翼翼推动注射器,目送这个来之不易的小生命腾空飞起,跃入王楠的宫腔——完美!我在心里默默祷告,但愿这次的胚胎能顺利着床。

待一系列检查完毕,确定胚胎宝宝移植成功,我才拍拍王楠,请她起身,我轻轻地对她说:"王楠,手术结束了,祝你好'孕'。"

略做休整之后,王楠配齐了保胎药,准备离开。小雷嘱咐她说:"2周后来医院抽血验孕呀。"没想到2周未至,上海便进入了疫情封控阶段。等我们再见面的时候(也就是故事开篇时的那一幕),王楠已经孕11周,而我早该给她发"毕业证"了。

其实在胚胎移植后的第13天,王楠就给我发过微信消息,说尿检呈阳性。照片里那根小小的试纸,有很明显的两道杠。王楠真的怀孕了!我比小时候自个儿考了100分都高兴,不,我简直比当年得知自己怀孕都高兴。可惜那会儿王楠无法来医院验血,我俩也见不到面。我只能通过微信指导她如何用药,也一再嘱咐她不能停药,否则难免重蹈流产的覆辙。王楠自然铭记。其间,她冒险去做了2次B超检查,结果皆提示宫内单活胎,胎儿一切正常。我给王楠开的保胎药早就不够吃了,但王楠严格遵医嘱,一顿药都没落下。在疫情封控期间她是如何配到药的,我不得而知,但我知道谁都不能低估一个母亲的力量与决心。对于那时的准妈妈王楠来说,孩子的安危高于一切。

2022年底，王楠经剖宫产手术生下一个健康的男婴，母子平安。彼时她35岁，距离第1次接受助孕治疗，已经过去了将近6年。

2023年春天的时候，王楠特意抱着孩子来看我，还送来一封感谢信，那封信至今留在我的抽屉里。眼下翻出来再读一遍，依然感动异常。王楠在信中所说的细节，很多我都不记得了，她倒是把它们牢牢刻在了心间。这之后的某一天，我问助理小雷："你觉得王楠身上最值得书写的地方在哪里？"小雷在整理单据，闻言略做思索，说："我感觉她太难了，失败了那么多次，却始终在坚持。一个打工人，真的不容易。"

的确，王楠的韧劲和坚持也是最打动我的地方。她27岁结婚，30岁开始做试管婴儿助孕，在将近6年的时间里经历了15次取卵，5次胚胎移植，2次流产。取卵时要么干脆无法获卵，要么即便获卵，配成的胚胎的质量也一塌糊涂。对于大多数患者来说，这样一次次的试错、一次次的失望，无论是在身心方面还是在经济方面，造成的巨大压力都是她们难以承受的。

在如今这个缺乏耐心、充满焦虑的时代，面对似乎看不到尽头的失败，很多患者都不再坚持努力。几次失败过后，她们开始怀疑医生或者生殖医学中心的技术，于是兜转于各大生殖医学中心，或者转而接受各种传统医学的治疗，甚至去搜寻各种民间偏方。有些人或许意外取得了成功，但更多的人则继续

"复制"失败的遭遇,最终自我怀疑、自我否定,继而不甘不愿地打消了生育的念头。这些其实都无可厚非。毕竟人的眼目所及实在有限。王楠也并不是我的患者中最难治的一位,比她更难的患者大有人在。然而,很多人在多次治疗失败后慢慢没有了音讯,唯有王楠始终不曾放弃,我才得以一路陪着她,见证了生命的奇迹。

我记得王楠家并不富裕,是普通的工薪阶层。每次攒了点儿钱,她就来做试管婴儿,无奈总是扫兴而归。因为失败的次数太多了,我不忍心,劝她放弃,她终归不肯,实在令人叹服。我曾听我们生殖医学中心的护士说,王楠在别的医院也做过尝试,终因难度太大被拒绝——面对这样的"困难户"患者,多数医生恐怕都不愿接诊。我并不鼓励王楠或者任何人,不计后果、倾家荡产地做试管婴儿助孕,但是当我目睹了王楠如此异于常人的执着后,我也没法儿再开口轻飘飘地劝她"不行就算了吧"。

我们在默默地等待那个时机,不论它是否会出现。好在王楠的坚持(或者更确切地说是虔诚)似乎当真感动了上天。在历经如此漫长的不孕之苦后,这一次,王楠既没有吃药,也没有打针,却得以在自然状态下获得了1枚优质胚胎。它顺利地着床,又在疫情封控期间药物难寻之时平安长大,最后健康降生。谢谢王楠的坚持,谢谢老天的垂怜,最终给了我们一个幸福圆满的大结局。

峰回路转

如果单从功能评估的角度来看,我们接下来这个故事的主人公——亚藜的卵巢储备功能比王楠的还要糟糕。亚藜已经是卵巢功能早衰患者,但幸运的是,她来得相当及时,仅仅花了4个月的时间便助孕成功。

此前,亚藜常年在国外生活,她有着久居海外之人特有的温雅。可同时,高强度的海外工作也毁了亚藜的卵巢。

2023年2月初,回国不久的亚藜经人介绍,来到我的门诊,要求做助孕治疗。她已经34岁了,再婚半年,未孕。既往月经基本规律,可是近两年来,亚藜的"大姨妈"短则十几天来一次,长则四五个月不来。经验告诉我:这种情况不大妙。

一般来说,内分泌轴比较稳定的女性自初潮开始,月经会规律来潮,这说明排卵十分正常。而一旦这种正常排卵的女性出现月经周期缩短继而又变长的情况,便暗示其卵巢功能已经下降得很厉害了。

果然,在询问的过程中,亚藜拿出几张在外院检查的化验单,其中的两张引起了我的注意。一张是我们此前多次提到的抗米勒管激素化验单,亚藜检测下来的水平小于 0.07 ng/mL,

已属那家医院抗米勒管激素的最低限值。另一张是性激素化验单，显示她的促卵泡激素水平大于79.9 IU/L，雌二醇水平却很低。如果在基础状态（月经初期）检测到患者的促卵泡激素水平大于40 IU/L，就表示其卵巢进入了衰竭阶段，卵巢内的窦卵泡近乎耗尽——没有了卵子，又如何生育？生殖科医生即便想助其一臂之力，也是巧妇难为无米之炊。如果患者不考虑供卵生育的可能，那么生育的希望极其渺茫。

思及此，我轻叹一声，对亚藜说："根据你的病史和激素检查的情况看，你的卵巢状态非常不妙，近乎早衰，生育有很大的难度。你2年前开始月经失调，就是卵巢功能变差了的信号。你当时在国外就诊了没有？医生有没有建议你马上进行助孕治疗？"

亚藜回答我说："我在当地的医院看过，医生说我有自然怀孕的可能。"我心想：那你看的肯定不是生殖科医生，卵巢功能都糟糕成这个样子了，自然怀孕的可能性不高了，你应该抓紧助孕才是。面对这种困境，想生育，肯定要助孕。所以关键是得拿到卵子。好在亚藜毕竟还年轻，即便卵巢功能早衰、卵子极少，但卵子质量往往还算可以。"我们先守株待兔吧，看看有没有取卵的机会。"我安抚亚藜道。

问完诊，我请她跟着我进入检查室，好为她做阴超检查。亚藜最近一次月经来潮是在2个月前。B超下，她的右侧卵巢内未见卵泡。我在她的左侧卵巢内倒是发现2个卵泡样回声，而且她的子宫没有萎缩，子宫内膜厚度居然还有7 mm。

"应该有希望。"我稍微抬高了一点儿音调,好让语气显得轻快一点儿,"你的情况比我预想的要好一些。咱们抓紧时间做试管婴儿助孕吧,能抢到一枚卵子算一枚。"对于这类卵巢功能早衰的患者,我常会用到"抢"这个字眼。的确,取卵对于卵巢功能早衰的她们来说,就像暴风雨来临前的抢收工作。若能多抢到一枚卵子,那就多了一份缔造生命的希望,所以我不愿放过任何一次机会。

亚藜在国内咨询过其他医院,也知道自己的生育状况很不乐观,所以她没有犹豫,当下就同意了做试管婴儿助孕。助理小雷麻利地为她核对好了化验单,方便她补齐术前所需做的一系列检查。

而我紧接着要弄清楚的是:亚藜左侧卵巢里的2个卵泡样回声,究竟是不是卵子呢?毕竟她上次来月经是在2个月以前。如果是卵子,就要争取拿到——对于卵巢功能早衰的亚藜来说,有卵便要取,因为下一次月经还不知何时会来。可如果这2个卵泡样回声不是卵子,又会是什么呢?会是生理性囊肿吗?如果是,那是什么时候长起来的?都不确定,就没法儿判断。卵泡样回声来路不明,为了彻底搞清楚,只好抽血查激素水平。

2小时后,亚藜的性激素四项化验单出来了,看着那一串数值,我陷入了两难。从亚藜眼下的雌激素水平看,我可以判定她左侧卵巢里的确确实实是卵泡。可是与此同时,她的黄体生成素和促卵泡激素水平又非常高,这让我吃不准:她这是临近排卵期了呢，还是单纯因为卵巢功能早衰，所以表现出了"应激状态"？毕竟我们这才第一次打交道，我对她的身体状况并不熟悉。

年轻女性在正常情况下，体内的黄体生成素和促卵泡激素水平均低于10 mIU/mL。而在排卵前，这两种激素的水平会猛增，生殖科医生称之为"起峰"态势。一旦起峰，意味着女性体内的卵子趋于成熟，一般40小时内就会排出。如果亚藜恰巧处于这种状态，我得赶快安排她做取卵手术；否则，错过这次机会，对卵巢功能早衰的她来说是很大的损失。可难就难在亚藜是个卵巢功能早衰患者，内源的黄体生成素和促卵泡激素水平本身就高，万一她还没到排卵前的那个"高峰"，则此时并不算大的卵泡其实还可以再长一下，这样应当能增大届时取卵成功的概率。所以我该怎么做呢？是安排取卵还是接着等待？

我左思右想，举棋不定，到底还是决定再观察一下，毕竟取一次卵的花费也不小。我让亚藜明日来复诊，好根据她的激素水平和卵泡的动态变化确定下一步该怎么走。

第二天一早，亚藜按时前来。一验血，她的黄体生成素和促卵泡激素水平进一步下降，雌激素水平也微有回落。再做B超检查一瞧，卵泡的大小尚无变化。这样的结果依然令我为难，但我实在不想轻言放弃，于是给亚藜开了促进卵泡生长的针剂。

3天过后，亚藜三度前来复诊。她左侧卵巢内的卵泡有所增大，子宫内膜也在生长当中，可是雌激素水平并未相应升高。

接触的疑难杂症越多，我越有了这样一种心得体会，那就是如亚藜这般卵巢功能早衰的患者，压根儿不能以教科书里所讲的标准来衡量。她们的卵泡发育也好，雌激素水平也罢，与正常的女性完全不同，无法用常规标准来做评判。换言之，很多卵巢功能早衰的患者，雌激素水平可能始终都不怎么高，但这并不意味着生殖科医生取不到好的卵母细胞（就像前一个故事里的王楠那样）。

如此观察了几天后，我倾向于先取一次卵。但这毕竟是隔皮猜瓜，能不能获卵、卵子质量究竟好不好，我也没有十足的把握。我和亚藜做了充分的沟通，告知了她各种可能，在征得她同意后给她打下"夜针"，36小时后做取卵手术。如此一来，我们如愿获得1枚成熟卵，并且居然配成了1枚优质冻胚。实属意外之喜。

次月再战。亚藜月经第2天，促卵泡激素水平为16.48 IU/L，左侧卵巢内可见2个基础卵泡，状态不错。马上促排卵。我给她用了微刺激疗法，开了克罗米芬。用药5天后，亚藜的左侧卵巢反应良好，长出3个卵泡，最大的直径达19 mm，激素水平相比以往也很棒。当真是老天帮忙。我们有了信心，取卵、胚胎培养都很顺利，最终在这个周期内收获2枚卵子，配成了2枚胚胎：1枚是优质胚胎，另1枚是中等评级的胚胎。

从亚藜即将衰竭的卵巢里"抢"到3枚卵子，配成了3枚胚胎，对此，她和家人都很开心，但我还是觉得不够有把握。因为在亚藜的胚胎培养记录里写着，她的卵子"滑面内质网聚集"（也就是卵子有异常结构的意思）。这种情况可能会破坏细胞能量的供给，胚胎发育潜能可能受到影响，胚胎移植成功率也多半要打折扣。我便想，趁亚藜目前的卵巢状态尚可，还是得再多配成几枚胚胎，哪怕能多配成一枚都好，这样一来，胚胎移植的胜算会更大一些。

我提了相应的建议，一贯温雅有礼的亚藜却不肯再取卵。她说丈夫和婆家都强烈要求她尽快做胚胎移植——看来她新婚不久的丈夫当真不知她的卵巢状况有多糟糕，眼下的理想局面来得有多不易。可既然患者不愿意，我也不好勉强。

准备胚胎移植前，我照例给亚藜做了宫腔镜检查，发现她的宫腔有些粘连，于是施行了分离手术，让亚藜用药，好好休整一个月。

于是又一个月过去，亚藜的激素水平呈现前所未有的好状态，右侧卵巢内亦有一个直径 10 mm 左右的卵泡生长。我再度建议她考虑取卵，但亚藜和她的丈夫都强烈要求尽快做胚胎移植。准备工作就绪后，胚胎实验室却传来了坏消息：胚胎移植当日，亚藜的胚胎从前一日解冻培养至现在纹丝不动，细胞数并未升级（正常情况下，胚胎在培养过夜后会有细胞数量的升级，比如 4 细胞胚胎长成 8 细胞胚胎，8 细胞胚胎长成桑葚胚或者更多细胞胚胎）。多数情况下，这都表明胚胎的生长活性有问题，移植的成功率不高。我问亚藜："是否继续做移植？"她在和丈夫商量过后，仍回复我说："是！"

或许是欲速则不达吧，亚藜果真没能怀孕。

一次移植不成，当然要接着试。一转眼，时间来到了2023年的6月。亚藜在月经来潮后的第2天进行复诊。我在她的左侧卵巢里找到1个卵泡，同时第3次向她建议："趁着还有卵泡，咱们再取一次卵吧？可以做鲜胚移植。"有了上一次失败的经历，亚藜不再盲目乐观，这一回听从了我的建议，开始服药进行促排卵。

对于卵巢功能差或者高龄的试管婴儿助孕患者，很多医生（尤其是西方国家的医生）往往喜欢用大剂量的促进卵泡生长的药物，有时剂量大得夸张。患者费钱，针没少挨，苦没少吃，结局却不一定圆满。对于这种做法，我一直持保留意见。在我看来，地里就那么一两株苗，施一万块钱的肥下去，它也仍旧是那么一两株苗，长不出满坑满谷的稻。所以我更倾向于采用接近人体自然状态的微刺激疗法，用药少，价格相对便宜，患者口服药物，没有注射的痛苦，关键是胚胎的质量还好，往往有四两拨千斤的功效。

果不其然。用药10天后，亚藜左侧卵巢里的那个珍贵卵泡长到了直径16 mm，趋于成熟，子宫内膜厚度达到了7 mm。一切正常，预备启动"扳机"取卵。手术十分顺利，获得成熟卵1枚，我俩都很雀跃。准备做鲜胚移植，我为她开了术后黄体支持的药物。亚藜彬彬有礼地取了药，离开了。

取卵后第2天,我在上班后打开电脑,查看亚藜卵子的培育情况,只见胚胎实验室的报告上这样写着:"正常受精……"我刚想说"这回有谱了",又见后缀描述道:"卵子质量差,细胞形态不佳。"我长叹一口气,对于像亚藜这样卵巢功能早衰的患者,我们能做的唯有尽力尝试,至于结果如何,只能"尽人事,听天命"了。不过呢,胚胎若处于早期发育的阶段,其实有各种可能,即便评级不算高,也不一定意味着胚胎的质量不好。总之,继续观察,没跑到终点,谁也猜不准输赢。

取卵后第3天,亚藜和她的丈夫按照约定的时间来到医院,做胚胎移植手术。我照例打开电脑,一查,却顿时振奋起来:这个不太被看好的小家伙长成了1枚8细胞二级优质胚胎。"差等生逆袭啦!"我兴奋地告诉亚藜夫妻俩。在B超下,亚藜子宫内膜的厚度也很不错,可以准备做鲜胚移植了。胚胎移植过程一切顺利,亚藜亦在术后谨遵医嘱保胎。

胚胎移植后第12天,亚藜前来验孕。助理小雷都替她着急了,问她:"你自己有没有在家测过呀?"亚藜微微一笑,带着一丝腼腆答:"测啦,是双杠,但愿不会让我们白高兴一场。"别怪小雷性子急,生殖工作者的愿望其实很简单,就是我们手上的患者,尤其是像亚藜这样的"老大难"患者能助孕成功。

接下来是带着盼望又颇有些难熬的等待。2小时后"开奖",亚藜的hCG血值为276,确诊有喜。隔日看翻倍情况,成绩同样漂亮。2周后,亚藜接受了第1次B超检查,显示宫内单活胎。之后,亚藜在孕8周顺利"毕业"。到我写下这个故事的时候，她已经提前预产期2天剖宫诞下了一个男孩。

正如我之前所说的，亚藜是幸运的。她在卵巢内的卵子还未彻底耗竭之前及时就医，只经过4个月的试管婴儿助孕治疗便顺利怀孕了。她确诊有孕的那一刻，我真是既欣喜又欣慰。对于像亚藜这样卵巢功能早衰的患者而言，卵巢内可用的窦卵泡几乎消耗殆尽，维持正常的月经都成了问题，想自然怀孕更是难上加难。这种患者来做试管婴儿，成功率通常很低，我们常常取不到卵子，即便能"抢收"到卵子，配成的胚胎往往也是质量堪忧。好在亚藜因为医治及时，成了少数幸运儿当中的一个。反之，要是她再拖上那么一阵子，一旦卵子彻底耗光，那就真的回天乏术了。

我常常想，我这些年给那么多患者看诊，有好多成功的案例，也有为数不少的失败的案例——尤其是那些几乎让人无从着手的"老大难"患者。这些患者不断地更新着我的认知，也不断地打破继而重建我固有的认识和既定的所谓规律。我想，这便是医学不断进步的原始动力吧。我记得郎景和院士说过一句这样的话，给我留下了相当深刻的印象："医生的经验由病人给予，病人是医生的老师。"所以，与其说是我帮助了他们，不如说是他们自己帮助了自己，顺带也帮助了我。

生殖医学发展至今，试管婴儿助孕的成功率从最初的5%增至现在的50%，无论是实验室的技术还是临床治疗上的技术都在突飞猛进。这是人类智慧的结晶。不过，现代科学解释不清的疑惑还有太多：为什么有些人的卵子质量天生就不理想？为什么有些卵子的发育偏偏停滞在了未成熟期？为什么有些卵子不能受精？为什么有些卵子受精了却不发生卵裂？为什么有些人明明毫无异状，却在接受胚胎移植后始终无法受孕？……我们未能破解的奥秘，实在数之不尽。

古诗有云："不识庐山真面目，只缘身在此山中。"这是多么形象的比喻啊！正因我们或许永远无法到达那个顶点，才始终看不清事情的全貌。而无论是在哪一个领域、哪一门学科里头，我们要面对的都是宇宙的浩瀚无垠和自身的渺小有限。我们也唯有站在巨人的肩膀上眺望远方，随即低下头来，保持敬畏与谦卑，才能继续奋力前行。

糖糖医生有话说

不管年轻的时候多能生养，一旦上了年纪，女性的生育能力都会呈现断崖式下降。这是一种很正常的生理现象。随着年龄的增长，女性卵巢中的卵母细胞的数量与质量都会下滑，我们称这种现象为"卵巢功能减退"。这个过程可以理解为女性从旺盛的生育状态走向最后卵巢衰竭的过渡阶段，大约一半的女性在年过四旬以后，都会出现卵巢功能减退。但这不在我们今天的讨论范围之内。我们今天要讲的是那些"早谢的花儿"，就像故事中的王楠和亚藜那样，明明年纪尚轻，正值育龄，却很难自然怀孕，来医院检查才发现出现了与年龄不符的卵巢功能减退。明明也是韶华正好，但与同龄人相比，这一部分女性的卵巢提早进入了衰退阶段，她们便是病理性卵巢功能减退者。

究竟什么样的卵巢储备才符合卵巢功能减退的性征呢？对此，各家医院乃至各个国家的诊断标准并不统一。但总体而言，患有病理性卵巢功能减退的女性，其特点为卵巢内的可用卵子数急剧减少，生育能力显著降低，助孕成功率一并下降。她们是我们在临床医学中常常遇到的"棘手患者"。更何况，随着社会的进步以及女性生育年龄的进一步推迟，卵巢功能减退的患者逐步增多。据不完全统计，每3个前来生殖医学中心要求做试管婴儿助孕的患者当中，就有1个患有卵巢功能减退。在我们生殖医学中心，更是如此。

假如我们把女性的卵巢比作池塘，那么卵巢内的原始卵母细胞就是池塘里的锦鲤。卵子多的女性，她们的观景池里有争相来吃鱼食的锦鲤，色彩斑斓，成群结队，好不热闹。而卵子少的女性，她们的池子里只有稀稀拉拉几条小鱼，无精打采、木木呆呆的，看着颇为凄凉。

我们也可以把卵巢比作银行，把卵子比作可以提现的钞票。那么卵巢功能好的女性就是所谓"家里有矿"的卵子"大户"（比如我会在下一章进行详细说明的多囊卵巢综合征患者），想花钱，去ATM机上提款就是。而卵巢功能减退的女性则是"贫困户"，银行卡上的金额直叫闻者伤心、听者落泪，即便急等用钱，也是囊中羞涩、无法可想。此外，这银行存款还是继承得来的——换言之，我们的卵巢储备是从娘胎里带来的，生来有多少，就是多少，耗完为止，不可逆转。

那么生殖科医生又是凭什么来判定眼前的患者是卵子"大户"还是"贫困户"的呢？法宝有三：患者的阴超检查结果（看B超下基础窦卵泡的状况）、抗米勒管激素水平以及促性腺激素（也就是基础的促卵泡激素和黄体生成素等）水平。

先来说说阴超检查。这是我们生殖科医生手中的"利器"，通过做阴超检查，我们可以对患者的子宫和卵巢有一个直观的印象。做阴超检查也是我们用来评估患者卵巢功能的好办法。通常，我们会在患者的月经早期，比如月经第2～3天做阴超检查。有些患者会担心在月经期间做阴超检查会增大感染的风险。请放心，我们会做好一系列清洁和消毒的措施，不会让患者因为做阴超检查而受到感染。这个时候，患者体内的优势卵泡还未生长，窦卵泡均处于基础状态。此时是观察患者卵巢储备的最佳时机。如果患者的卵巢功能好，卵巢的状态也显"年轻"，则医生能在她们的卵巢内看到数十个黄豆大小的泡泡。而对于那些卵巢功能减退的患者，医生能在她们的双侧卵巢内观察到的窦卵泡则寥寥无几，可募集的卵子相当之少。目前认定窦卵泡少于5个者为卵巢储备功能减退患者，她们是名副其实的卵子"贫困户"。

再来聊聊抗米勒管激素。这是近些年来应用很广泛的评估卵巢储备功能的指标。通常我们认为，若这一指标水平小于1.2 ng/mL，就可认定患者有卵巢储备功能减退。记得早在2006年，我尚在北医三院读研的时候，一起做实验的师姐师妹就做过关于抗米勒管激素的相关课题。当时，这个指标还没有被大范围应用到临床上。短短十几年后，就连社区医院都能开单做抗米勒管激素检测了。它确实是非常精准的评估卵巢功能的指标，而且检测起来十分便捷，患者随时可查，不受月经的限制。

最后来谈谈促性腺激素水平。月经第2～3天，女性卵巢里的卵泡还未发育起来，处于基础状态。这时，如果患者体内的促卵泡激素水平大于10 IU/L，情况可能就不太妙了。但我在第1章里便强调过，患者的促卵泡激素水平究竟如何，不能只片面地看一个数值，而是要结合雌二醇、黄体生成素、孕激素水平和阴超检查结果一起做评估。如果此时，患者体内的雌激素水平过高，则过高的雌激素水平会反过来抑制促卵泡激素水平的升高。换句话说，高雌激素状态下的低促卵泡激素水平，其实并不能反映患者真实的卵巢功能。

说到这里，我不由想起多年前遇到的一位患者。她也患有卵巢功能减退，确诊后开始学习和不孕相关的知识，也了解了促卵泡激素水平过高表示有卵巢功能减退的可能。经过一番"调理"后，她在月经第2天来医院验血，一查，她这回的促卵泡激素水平在8.4 IU/L。她顿时开心起来，觉得自己的调理有效果，卵巢功能正在好转。但是我看了她的激素化验单，反倒担忧起来，因为与此同时，她体内的雌二醇水平高达400 pmol/L，说明她在月经第2天就已经有大卵泡在发育，这恰恰暗示了她的卵巢功能在减退当中，因为卵泡提前生长了。随后，我给这位患者做阴超检查，见她的卵巢里果真有1个大卵泡，已经发育到直径14 mm了。我解释给她听，告诉她说："你的卵巢功能并没有变好。"这位患者还一脸不高兴，显然不爱听我的大实话。

至于化验单上的"黄体生成素"一项，同样有人断章取义，坚信促卵泡激素/黄体生成素（FSH/LH）的比值如果大于2（也有说法是大于3），就说明卵巢功能正在减退。可事实上，得出的这一数值并无用处，并且过低的黄体生成素水平只能作为促排卵过程中用药的一个参考，绝非我们评价患者卵巢储备状况如何的标准。

与年长的卵巢功能减退患者相比，患有病理性卵巢功能减退的年轻女性往往更为焦虑。对于可能早衰、无法生育、过早绝经，继而丧失女性魅力的恐惧常令她们备感不安。于是她们问我："医生，为什么我的卵巢会这样？我能做点儿什么来增强卵巢储备功能呢？"

我方才说过，女性体内的卵母细胞在生命早期就已经确定数量，直到更年期被耗竭，在这个过程中，卵母细胞以及卵子是无法再生的。卵巢是女性体内唯一需要提前"退休"的器官。而一个人的卵巢储备功能如何,遗传因素占了大头。有些人就是绝经早,有些人偏偏绝经晚。除了遗传因素,是否做过手术,是否接受过放疗、化疗,是否接触过毒物和辐射,是否吸烟,营养状况如何,有没有感染或自身免疫性疾病等,都可能导致女性的卵巢储备功能受到影响,生育力因而下降。此外,生殖科医生最看重的是年龄。女性的年龄越大,与年龄相关的血管硬化、自由基失衡等越有可能致使卵巢功能减退,女性也就越发容易丧失生育能力。

值得一提的是,女性的卵巢储备功能在很大程度上是先天决定的,那么母亲在孕期的身体状态对胎儿影响之大,可能超乎我们的想象。研究表明,孕期肥胖、大量的致肥(高脂高糖)饮食、吸烟、营养不良、高温环境、空气污染等均有可能导致胎儿卵巢功能减退(图6-1)。所以要备孕的女性以及我们的准妈妈为了后代的健康着想,一定要先让自己健康起来。

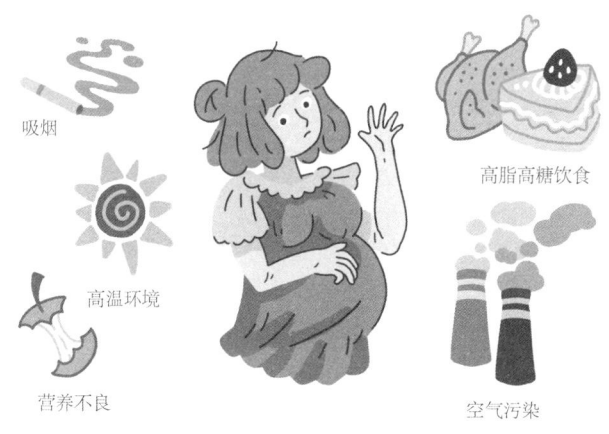

图6-1 可能导致胎儿卵巢功能减退的因素

第 6 章 那些早谢的花儿

还有一些患者在确诊为卵巢功能减退后会问我:"医生,那我什么时候会绝经?"答案是:说不准。就像故事里的王楠,她的卵巢功能在五六年前就糟糕得很了,可五六年以后依旧维持在稳定的低水平状态,很可能在接下来的五六年(乃至很多年里)一直如此。但另一部分患者会像亚藜那样,卵巢功能急转直下,从而快速地进入早衰阶段。不过有一点是可以肯定的,那就是卵巢功能减退的患者一定比同龄人绝经得要早。

那么面对卵巢功能减退,我们还能做点儿什么呢?我的建议是:如果有生育需求,务必尽早咨询生殖科医生,制订个体化的治疗方案(不一定非要做试管婴儿助孕,但一定要咨询专业医生)。越早开始治疗,怀孕的概率才越高。如果没有生育的需求,那就先剔除不良的诱发因素,争取健康地生活,对抗快速衰老的卵巢。一旦绝经,雌激素水平低到不能维持在女性正常的生理水平上,则需及时就诊,在妇科内分泌医生的监督下进行激素替代治疗。毕竟,除了生育,我们女性还要生活——不单要活,还要活得健康,活得靓丽,活得精彩。

第 7 章

"大户"们的烦恼

多囊卵巢综合征之问与答

凶险的并发症——卵巢过度刺激综合征

月经是如何发生的？

仍然有许多我未见过的东西：每个春天的每片树林里都有不同的绿色。

——托尔金

真相不止一个

很多人会觉得，到生殖医学中心就诊，肯定是因为备孕走到了山穷水尽的地步，不得不前来求助，也就必须要做试管婴儿了。可事实上，作为生殖科的医生，我们所做的工作远不止试管婴儿助孕——我们得非常熟悉月经的发生、妇科内分泌疾病和不孕不育症的发病机制以及诊疗过程。因此，各种类型的月经失调、卵巢早衰和与生育相关的疾病的检查治疗也在我们的"管辖"范围之内，其中就包含对多囊卵巢综合征患者的非试管婴儿治疗，也就是"门诊促排卵指导同房"。

不同于大多数较为肥胖的多囊卵巢综合征患者（60%～70%的多囊卵巢综合征患者为肥胖患者），苏晓是个瘦弱而秀气的女孩子。我初见她是在2022年的9月。护士长带苏晓进了诊室，说她1年前开始继发性闭经，有半年时间不来月经，曾经到内分泌科和妇科就诊，目前为了维持住月经，正在服用雌、孕激素。因为备孕3年都没结果，长辈催得急了，所以她想来咱们生殖医学中心咨询一下。

苏晓刚坐到我的对面，就拿出了一堆检查报告，放到我的面前。我快速看了一遍，有颅脑核磁共振扫描图、胰岛素化验单、血糖化验单等。

"感觉是个疑难杂症呀。"我暗自思忖着。这时，一张去年的性激素化验单引起了我的关注。这张化验单显示，苏晓的所有指标都是低的：雌激素、黄体生成素、促卵泡激素统统在非常低的水平。这样的"三低"指标是中枢性闭经患者才会有的。苏晓之前的主诊医生大概是因为搞不太懂内分泌，光看这"三低"的化验单，吓了一跳，所以才给苏晓做了那么多的检查。

不过到我这儿来的患者，我总得重新做评估，这是老习惯了。我让苏晓跟着我进 B 超室，为她做了阴超检查。照理说，患有中枢性闭经的女性，在 B 超下的表现是子宫和双侧卵巢都处于被抑制的状态，卵巢内的卵泡如针尖大小，子宫内膜也很薄。可奇怪的是，我所看到的苏晓的子宫大小和子宫内膜厚度都很正常，她的双侧卵巢里各有至少 30 个小卵泡，个个饱满圆润，似绿豆般大小，使得她的卵巢形态有如蜂巢。这就对不上号了——化验结果显示苏晓是中枢性闭经患者，但从 B 超图像来看，她更像是典型的多囊卵巢综合征患者。

我因而有些疑惑，回到诊室后重新向苏晓询问了病史。得知她 14 岁经历月经初潮，从一开始月经就很不规律，短则 15 天来一次，长则 3 个月没有任何动静，一旦来了又淋漓不尽。从去年夏天起，苏晓索性不来月经了。为了备孕，医院里其他科室的医生建议她吃雌、孕激素药物，好维持住月经的规律来潮。

复盘了苏晓的基本情况后，我打算让她再查一次性激素六项。对于生殖科的医生来说，性激素以及阴超检查是我们诊断疾病的"利器"。通过这些检查，我们能看出患者的很多问题。当然前提是我们作为医生，得非常熟悉生殖内分泌激素在各个时期相互之间的作用和变化。坐诊时间久了，我们从一张化验单上便能瞧出端倪。甚至有那么几次，患者还没有明显的停经史，也没查hCG血值，我仅通过观察其性激素六项的特异性变化，便猜出她有可能怀孕了——一验孕，果不其然。

2小时后，苏晓的性激素六项检查结果出来了。结果显示雌二醇水平略低，促性腺激素等水平正常。这也佐证了我此前的猜想：在我面前的苏晓，更像是多囊卵巢综合征患者。可是她之前那张诡异的"三低"性激素化验单又是怎么回事呢？我稍加思索，不由得多问了她一句："你这段时间减过体重吗？"苏晓低着头想了一下说："还确实减过。唐医生，你是怎么知道的？"苏晓很是惊奇地问我。原来就在去年，为了穿上婚纱做美美的新娘，原本很瘦的苏晓又减重10斤，接着便发生了彻底闭经的情况。啊，这下根源算是找到了——苏晓是因为短期内迅速减重，才引发了中枢性闭经。

你或者要问："减肥还能减出闭经来吗？"答案是：当然会！可能老一辈的人还有记忆，1960年前后，我们遇到了大饥荒，粮食严重匮乏，很多人被活活饿死了，更多人因为长期吃不饱而患上了不同程度的营养不良。许多地区的育龄期妇女集体出现了闭经的情况，这引起了我们妇产科前辈医生的高度关注。于是医疗队下到基层,为这些妇女做检查,最终发现是饥饿导致她们营养不良、体重过轻,致使中枢性闭经的。因此,我们的医学界前辈也才进一步认识到:月经周期及排卵需由人体内各个器官精密调控,但调控的关键还在于人脑的中枢神经系统。

要理解这些,我们得先来了解一下月经是如何发生的。

从生物学的角度来讲,女性的初潮标志着她们在性方面的逐步成熟,乳房、子宫、卵巢等日渐发育起来,为怀孕生子做好了准备——在每一个月经周期中,女性体内的成熟卵子得以排出,等待与精子相遇。如果没有性生活或者没能成功受孕,女性就会来月经。通常情况下,月经规律(或者换一个角度看,就是备孕失败)的女性每个月都会和月经这位"老朋友"相遇。

表面看似平淡无奇的月经来潮,其实受到人体下丘脑-垂体-卵巢轴的精密调控(图7-1)。我们不妨把下丘脑理解成"CEO",把垂体想象成"总经理",那么卵巢就是"项目主管"。CEO会发送指令给总经理,总经理再发送指令给项目主管,逐级下达指令。有时候,下级器官也会直接反馈信息给CEO。它们通过精密的调控,完成一个月经周期中卵巢内优势卵泡的募集、生长,以及排卵、黄体形成、黄体萎缩、月经来潮。

月经初期,在下丘脑的调控下,垂体分泌比较少量的促卵

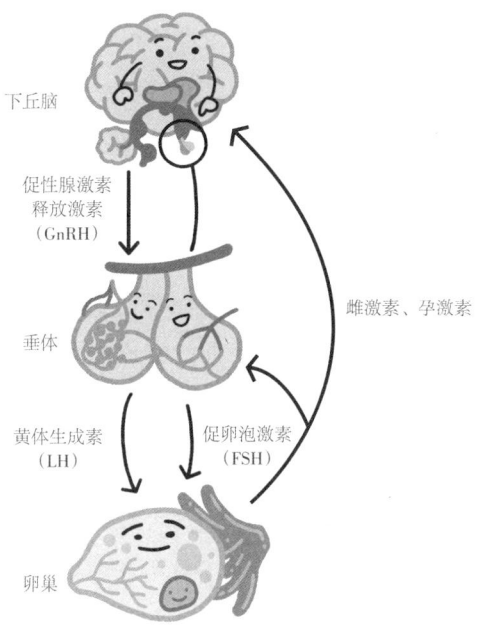

图 7-1 下丘脑-垂体-卵巢轴

泡激素，之所以是少量的，就是为了使得单个卵泡生长，以保证我们人类是单卵单胎。此时，某一个最敏感的卵泡开始发育。伴随着卵泡的发育（卵泡的募集和优势卵泡的生长等，我已在第1章里有过阐述），女性体内的雌激素水平不断升高，继而子宫内膜逐步增厚。雌激素水平升至峰值后，会直接向下丘脑"喊话"："报告，排卵前的准备已经就绪！"这就是我们生殖科医生所说的"正反馈"。听取呼声后，身为敬业管理者的下丘脑会立刻向垂体发出指令："请大量分泌黄体生成素。"于是继雌激素之后，女性体内的黄体生成素水平也达到了高峰。作为项目主管的卵巢因此闻风而动。大约36小时后，卵子趋于

第 7 章 "大户"们的烦恼　175

成熟，顺利排出，排完卵的卵巢部位很快形成黄体，除分泌雌激素之外，还开始分泌另一种重要激素——孕激素。

这两种水平升高了的激素（雌激素、孕激素）共同作用，使得子宫内膜从由雌激素主导的增殖期转化为由孕激素主导的分泌期，厚度适宜，腺体松软，为受精卵着床提供了有利的条件。如果女性在这一周期内没能怀孕，则黄体开始萎缩，雌、孕激素水平下跌，子宫内膜老化脱落，最终形成月经。

正因为我们的月经受到神经中枢的调控，所以和长期饥饿、营养不良一样，剧烈的情绪变化（比如大喜大悲）和骤降的体重（比如短期内快速减肥）会向大脑中的神经中枢传递错误的信号，让我们的大脑以为身体处于危险状态、环境险恶。为了保证满足身体的基本需求，中枢神经系统就会发出指令，停止其他不太重要的生理活动，比如发出停止排卵的指令，让身体暂时不要生育，以应对危机。一旦不排卵，月经就会失调。

苏晓的问题这回算是厘清了。她的继发性闭经是由短期内的迅速减重引起的，并且这一病症很狡猾地掩盖了她原本患有的多囊卵巢综合征。

在自小爱读推理小说的我看来，诊病有时候就像破案，我得抓住线索，抽丝剥茧，慢慢找出症结所在。

苏晓的病因明确了，后面的事儿就好办了。要解决她的生育问题，最简单、最经济实惠的治疗方案就是促排卵指导同房。不过在接着说故事以前,你肯定已经皱好几次眉头了:"唐医生,你一口一个'多囊卵巢综合征'。这到底是种什么病呀?"

多囊卵巢综合征是妇科内分泌门诊中很常见的月经病,它有三大诊断标准。

第一,患者有排卵障碍或者不排卵,表现出各种类型的月经失调。有些患者为我描述她们的月经状况:"唐医生,我的月经很规律,基本上40天来一次。"这其实不能叫"月经很规律"。通常来说,真正规律的月经是每隔21～35天来一次。少于21天就来月经的,我们称为"月经频发";大于35天才来月经的,我们称为"月经稀发"。而在多囊卵巢综合征患者身上,较常见的是月经稀发。因为不排卵或偶尔排卵,这些患者的月经很难按时来潮,大多呈延后状态。也有部分患者会表现出月经频发、淋漓不尽的现象,长期的阴道不规律出血可能会导致她们患上贫血症。

第二,患者体内的雄激素水平过高。因此,多囊卵巢综合征患者往往伴有面部痤疮、唇毛过重、乳晕及腹直线毛发过重等男性特征(图7-2)。

第三,做B超检查时,患者的双侧卵巢有多囊样表现。典型的多囊卵巢B超成像为:两侧卵巢呈串珠或者蜂巢样改变,一侧卵巢内约有12个(及以上)卵泡(图7-3)。

以上三大诊断标准,若患者符合其中的两项,便可认定其患有多囊卵巢综合征。该疾病的核心问题是月经失调、排卵异

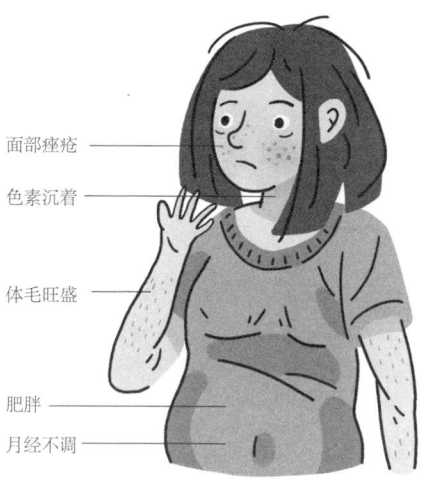

图7-2　多囊卵巢综合征女性常见体征

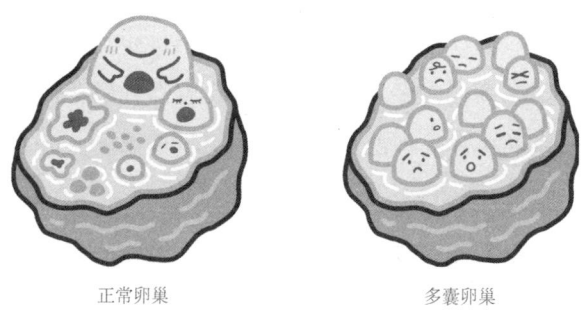

图7-3　正常卵巢与多囊卵巢的对比

常。说到这里，有些年轻女性可能会忍不住担忧：我的卵巢在B超下的表现也像多囊啊，单侧窦卵泡的数量远远大于12个呢。要是医生不太懂妇科内分泌的门道，可能会错把她们诊断成多囊卵巢综合征患者，从而给她们造成很大的心理负担。但事实上，如果这些患者的月经很规律，周期在28～30天，那就证明她们在排卵环节上不会有问题，也就不能把她们诊断成多囊卵巢综合征患者，只能称之为"有（类）多囊样卵巢"罢了。遇到这类患者，我常会安慰她们说："不要紧张，这反而说明你的卵巢储备功能好，你还年轻啊。"

可是苏晓就没这么幸运了，她确实是多囊卵巢综合征患者。她自小月经不正常，排卵肯定也异常，在B超下，她的卵巢呈现典型的蜂巢样多囊改变。这便是她不孕的原因。而对于像苏晓这样单纯的多囊卵巢综合征患者（即没有输卵管异常或男方因素致使其不孕的），治疗策略的第一步就是门诊促排卵指导同房。

所谓的"门诊促排卵指导同房"，是最简单、最便捷的助孕方式。通常，医生会给患者口服促排卵药物或者打微量的促排卵针，促使患者卵巢内的1~2枚卵子生长成熟，之后促使卵泡成熟，随即让患者在医生指定的时间范围内和丈夫同房。这种做法能有效地提高患者怀孕的概率，是治疗因多囊卵巢综合征导致不孕的、非常安全且实惠的办法。当然，如果患者采取该办法超过6个月经周期仍旧不孕，则要重新评估是否还有其他导致不孕的因素。

苏晓经历了4个促排卵周期。第1个促排卵周期，她在用药之后未见有卵泡生长。像苏晓这类患者，她们的特点是：卵巢内的基础小卵泡非常多，但是卵泡的生长发育有障碍。通常，医生会开一些药效非常温和的促进卵泡生长的药物（我们称之为"一线用药"），比如氯米芬或者来曲唑。但一部分患者偏偏对这些药物很不敏感，吃下去以后，卵泡始终没有动静。我们称这种现象为"促排卵药物抵抗"。苏晓便是如此，她吃了5天药，隔几天来查卵泡的生长情况。我一看，卵泡纹丝不动。没办法，只有给她打促排卵针了（我们称之为"二线用药"）。

相比氯米芬或者来曲唑，促排卵针有很强的促进卵泡生长的作用，我们在试管婴儿助孕的过程中经常用到。但对于门诊促排卵的患者来说，应用促排卵针需要谨慎——因为我们需要的是患者体内的单个卵泡（或者最多2个卵泡）生长起来，如果药用多了，势必会长出很多卵泡，患者就面临怀上多胎的风险。可如果用药的剂量过小，患者的卵泡还是会有药物抵抗，依旧不长。所以这个剂量到底要用多少，实在很难拿捏。正因如此，多囊卵巢综合征患者的促排卵有效药物剂量范围（阈值）相当窄。换句话说，苏晓卵巢里的众多卵泡挤挤挨挨地聚在一块儿，要么不长，要么全长，单个的卵泡很难募集到。

鉴于苏晓体重低，我给她的促排卵药物起始剂量很小。我希望小剂量的药物能慢慢蓄积，最终使单个的优势卵泡生长起来。可是苏晓用了10多天的药，卵泡"抵死反抗"，就是不长。我与她商量过后，决定放弃这个周期。我随即嘱苏晓口服孕激素，好让月经如常来潮——因为卵泡没能"促"起来，苏晓还是没法儿靠自身的调节来月经，所以得用外源性的孕激素来为她制造月经来潮所需的身体条件。

在进入第2个促排卵周期之前，我分析了苏晓的具体情况，调整了策略，用一些药物为她做了预处理。这背后的原理是缓解苏晓对促排卵药物的抵抗，提高她体内的激素对促排卵药物的敏感性（我有我的小妙招，且屡试不爽）。待苏晓下一次月经来潮后，我同时改变了对促排卵药物的应用（当然依旧采用微刺激疗法）。这一回，苏晓的卵泡总算正常生长起来了！不久，优势卵泡直径达到了可喜的19 mm。我给苏晓打了促排卵针，嘱她24小时内与丈夫同房。她问我同房的频率。我说："有体力就每天，没体力就隔天。"苏晓又问我："总共同房几天比较好呢？"我说："3天就行了。"

每次指导患者同房，他们难免会有这样或者那样的疑虑："连续同房3天的话，精子的浓度会不会太低了呀？"我的回答是："单次的精液浓度的确会有所下降，但是累积起来看，精子的数量肯定大大增加了呀！放心吧，这是有统计学依据的——围绕女性的排卵期连续同房的话，怀孕的概率肯定高于单次同房或者隔日同房。"

可是对苏晓来说，难题来了。苏晓的丈夫因为职业特殊，要求吃住都在单位，平常不能回家。但是生育事大，那几天他也只好悄悄溜回家中，半夜再偷偷溜回单位——这俩人为了按时"完成任务"，满心焦虑。半个月之后验孕一看，自然没中。

次月，苏晓进入了第3个促排卵周期。我已经基本掌握了她的卵泡生长规律，因此促排卵过程很顺利。在优势卵泡成熟后，给她打排卵针，让她按医嘱同房。可是这一次，这最后一步变得更加困难了。苏晓的丈夫被调去外地公干，压根儿没办法回家，这可怎么办？苏晓表面文文弱弱的，没想到行事却风风火火的。正值腊月，天寒地冻，但她不想错过这难得的机会，竟立刻买了机票，"千里追夫"去了。毕竟照她的话说：卵子不等人呀！

苏晓说得没错。假如我们把精卵的见面比作一场约会，那么精子先生一定要有这样的觉悟：千万不能迟到，最好还要早到一会儿，等着卵子小姐露面！因为精子的寿命比较长，通常可达72小时，甚至有个别能挺到五六天，可是卵子的寿命只有短短的24小时，并且最佳的受精时间在12小时以内。如果在卵子排出后的"黄金12小时"内，精子还未到达指定的地点——输卵管，那么12小时的"钟声"一旦敲响，卵子就会像失去了魔法的南瓜车一样老化，很难受精了。

要知道，傲娇的卵子小姐是不会等待前来求爱的精子先生的，所谓过期不候，一月一次的约会到点结束。所以呢，女性（尤其是年轻女性）排卵正常的话，若要备孕，我的建议是可以保持1周2~3次的同房频率。这样能保证精子的"补给"，且能让加入进来的精子大军始终维持住比较良好的战斗力，从而确保一旦排卵，当卵子小姐到达约会地点时，已然有足够数量的精子追求者能将它围绕。

基于同样的道理，我并不鼓励我们的患者应用各种所谓精准的推算排卵的办法，力求"一炮打响""一发命中"。如果我们太过专注于排卵前的各种身体反应，仅仅是为了"造人"而同房的话，反倒会难以放松下来，身体也会因着各种人为制造的焦虑而出现激素失衡，反而会增大怀孕的难度。轻松愉悦的气氛才是成功"造人"的关键，我们的患者在目的明确的同时，也需要尽量暗示自己：暂时忘记结果如何，先去享受性生活那个美好的、纯粹的过程吧。

可想而知，苏晓和她的丈夫是既不放松，也享受不到什么美好的。这样带着点儿兵荒马乱意味的"千里追夫"、单纯为了怀孕而同房，苏晓当然依旧没能怀上。

半个月后，她继续来我的门诊报到。我一边给她做检查，一边听她说："我让我老公休假回家了，申请休的年假。"苏晓的语气里带着一丝得意。

我问她："你先生那么忙，怎么这次肯回来了？"

苏晓答："他是不太愿意啊，说前两次同房都没中，要是这次休了年假也没success，岂不是之后连假都没得请了？然后我就说，你先别想那么多了，就当回家陪陪我也不行吗？我一个人承担这么多的压力了。"

苏晓这话说得极是。我便照例为她开药，让她在吃药后回来复诊。复诊时，苏晓卵泡的生长相当顺利，子宫内膜的厚度也堪称完美，我给她打促排卵针后要求其按医嘱同房……

或许是因为"先别想那么多了，就当回家陪陪我"，苏晓两口子总算没那么焦虑了。总之，2周后的某天早上，我在上班的路上收到苏晓发来的微信消息，打开后是一张"中队长"

第 7 章 "大户"们的烦恼

（验孕两道杠）的图片，还有来自苏晓的微信语音留言："唐主任，我都要哭了，遇到你真是我的福气！"激动不已的苏晓随后抽了血，确诊怀孕。

一般来说，我是不太给门诊促排卵指导同房的患者做保胎治疗的，因为她们和自然怀孕的女性相差无几，有自身的黄体在，能够分泌足够的雌、孕激素。但是苏晓有点儿紧张，所以我给她开了少量的孕激素，她的保胎过程也顺顺当当。不久，她便从我这儿"毕业"，转去产科了。

到孕中期，苏晓拿着大排畸的B超报告来看我。其他都还好，就是一向瘦小的她出现了妊娠糖尿病的状况，估计这和她的基础病——多囊卵巢综合征有关。她穿着宽大的孕妇装，四肢依然细瘦，但腹部已经显怀。我问她："你先生回来了没有？"她叹一口气："这人休完假就回去了，到现在还没亲眼见过我怀孕的样子呢。"说着，抬手向我展示她手腕上的一个小铃铛，"看，这就是我老公对宝宝唯一的胎教了。"

不久以后，我又一次收到苏晓发来的微信消息，说她不小心跌了一跤，出现了假宫缩。我让她赶紧去产科就诊，感叹这个瘦小又乐观的女孩子当真不容易。

再次收到苏晓的微信消息，是她向我报喜，说因为胎膜早破，她在孕35周顺产下一位小公主。我又一次问她："你先生回来了没有？"她答："我进产房的前一刻，他终于赶回来了。"

过尽千帆皆不是

我常常感叹：对于有些患者来说，生育之事似乎就是格外艰难。如若成功怀孕生子，患者总要感谢医生医术了得，可是在我看来，患者要感谢的是她们自己的付出和在背后默默支持她们的一个个家庭。没有这些人共同的坚持，医生纵然再有本事，恐怕也没有把一个个鲜活的小生命带来这个世界的机会。

在不孕症诸多病种的患者里，相比卵巢功能减退患者或者子宫内膜异位症患者，生殖科医生往往更"偏爱"多囊卵巢综合征患者。这是为什么呢？因为助孕此类患者的成功率更高，更有成就感呀。

诸位看我的文章至今，应当已经很明白，生育有几大要素：种子（男方精子和女方卵子）、桥梁（输卵管）、土壤（子宫内膜）。这三大要素缺一不可。多囊卵巢综合征就是指女性两侧卵巢里的基础卵泡非常多，但无法正常排出，这是"种子"出现了问题。对于这类患者，最简单的助孕治疗方案就是门诊促排卵指导同房。应用这一方案后，3个自然周期累计下来，成功率可达50%。若是应用这一方案治疗无效，或患者合并输卵管异常（又或男方有弱精等问题），则生殖科医生还有其他法宝，比如可以走人工授精或试管婴儿助孕的流程。但不管怎么着，多囊卵巢综合征患者的助孕成功率是比较高的。毕竟她们的卵子多、基数大，"海选"还怕选不出几枚好胚胎吗？所以，这类患者要是做试管婴儿助孕成功，不算生殖科医生有啥大本事。但是我接下来要说的夏云偏偏不在此列。她有多囊卵巢综合征不假，卵子的量是够的，但是质特别差，几乎配不成好胚胎。这就特别让人伤脑筋了。

2020年，32岁的夏云经人介绍，来到我的门诊。她是个很腼腆的女子，瘦瘦高高的。在与她交流的过程中，我发现她对做试管婴儿非常犹豫。在听完她云淡风轻的讲述后，我只觉汗毛倒竖，顿时理解了她犹豫的原因。原来，夏云在找我看诊前有过两次试管婴儿助孕失败的经历，而这两次经历可以用惊心动魄来形容。

我在一系列的问询中了解到，夏云自初潮开始，月经就很不规律，两三个月才来一次月经是常态。她在婚后备孕4年，始终不怀，经检查，确诊为多囊卵巢综合征。经历了好一番中医调理、西医治疗，统统无果。于是4年前，夏云在他们当地的一家三甲医院开始了试管婴儿助孕的流程。第一次采用的便是长方案。

长方案是在20世纪90年代直至新千年后盛行于全球的促排卵方案。它的优点是：用药以后，患者的卵泡均匀度好，也就是说，卵泡大小比较均一，可以一起成长起来，共同走向成熟；对患者体内黄体生成素的抑制作用也比较好——因为一旦黄体生成素水平达到峰值，便意味着患者即将排卵，促排卵就会面临失控的局面，所以要事先用药，好避免卵泡提早排出。另外，采用长方案后，患者的子宫内膜的容受性会更好。因此，采用长方案的患者如果要做鲜胚移植，成功率也会相应地高出不少。

长方案也有它的缺点。它叫这个名字，正体现了它的整体促排卵时间长、打针剂量大的特点。并且，由于药物对中枢神经系统的过度压抑，会导致患者的卵泡生长反应低下。此外，因为用药多了，也比较费钱。不过，长方案最致命的缺点还在于：应用了它的患者，特别是那些卵巢储备较好、年纪也轻的患者（尤其是多囊卵巢综合征患者）非常容易出现卵巢过度刺激的情况。原因在于：长方案死死压制了患者的中枢神经系统，以致其无法诱发垂体释放大量的黄体生成素，而这种激素恰恰是推动卵子走向成熟的最后，也最关键的一步。因此，医生只能转而应用外源性的、人工合成的、与黄体生成素结构相似的人绒毛膜促性腺激素（也就是我们一再提到的hCG）来促进卵泡的最终成熟。这种做法就是我们俗称的打"夜针"，而含有高浓度hCG的针剂却是引起卵巢过度刺激的"元凶"。

所谓的"卵巢过度刺激综合征"是一种医源性疾病，表现为一系列很可怕的促排卵并发症。一般取卵后，过高的雌激素水平会导致患者血管的通透性增强，轻症患者会出现食欲差、腹痛、腹胀、恶心、呕吐等现象，再严重一些的患者会有腹腔积液（兼有腹围及体重增加）、胸腔积液、少尿、肾衰竭以及呼吸困难等情况，最严重的卵巢过度刺激综合征患者则会因为血液浓缩（高凝）发生血栓，呼吸衰竭，继而猝死。卵巢过度刺激综合征是自限性疾病，即患者在取卵后第2～3天开始出现症状，后病情逐渐加重，至1周后慢慢好转（因为hCG的药物半衰期过了）。话虽如此，这1周的时间对患者和医生而言，都是十分痛苦的考验，患者和主诊医生所要经历的那种焦虑与害怕，想来都让人心惊肉跳。

在长方案一度盛行的那些年里，每个生殖医学中心都接收过症状或轻或重的卵巢过度刺激综合征患者。记得我在北医三院做硕士课题的时候，北医三院的生殖医学中心有一层楼都是住院病房，那里就住了很多卵巢过度刺激综合征患者。她们坐在那儿输液——她们当中的一部分人因为腹腔积液严重，甚至不能平卧——我跟着老师给她们一一穿刺放腹水的情景，至今还历历在目。

而除了早发性的卵巢过度刺激（即患者在取卵后不久便发病），还有一种情况，叫作"迟发性卵巢过度刺激"，就是患者在取卵后貌似一切正常，接受鲜胚移植后也得以顺利怀孕，但伴随其体内hCG水平的迅速飙升，卵巢过度刺激的局面同样会出现。这种情况更加被动。针对过于严重且无法纠正的卵巢过度刺激的病例，为了保全孕妇的性命，医生甚至可能会主张打胎——只有把患者体内的hCG水平降下来，一系列危及生命的症状才会有所缓解。所以，无论是外源性的（通过打"夜针"

获得的)还是内源性的(因为怀孕而大量分泌的)hCG,这一激素都是引燃卵巢过度刺激综合征的导火索。而这一病症实在是医生和患者共同的噩梦。

不过话又说回来,有卵巢过度刺激史的患者在当年恐怕也没得选,因为胚胎的冷冻技术还不成熟。在那个时候,我们采用的是程序化冷冻的方式,也就是使用计算机程序加以控制,慢慢降低胚胎的温度,在这个过程中难免形成冰晶,冰晶会刺破胚胎细胞,对胚胎的损伤很大。因此,患者不得已,只好选择做鲜胚移植。而如今,我们的胚胎冷冻技术有了显著的进步,采用的是玻璃化冷冻的方式,也就是利用高浓度保护性溶液超快速降温,使胚胎细胞在冷冻时呈现玻璃化状态,避免了慢速程序化冷冻过程中冰晶的形成。在液氮中,细胞酶的活力几乎完全受到抑制,细胞进程处于停滞状态。因此,胚胎在液氮中是不会衰老的,其存储时间的长短对胚胎的发育潜能亦无显著影响。目前,胚胎在解冻复苏后的存活率可高达99%,移植的成功率也高了,所以我们的患者有了更好的选择,我们可以通过让患者择期接受冻胚移植来有效避免卵巢过度刺激综合征的发生。

总之,随着生殖医学的发展和胚胎冷冻技术的进步,我们所用的药物和治疗方案皆得以改良。纵观全球,长方案似乎也逐渐退出了历史舞台,渐为拮抗剂方案和更温和的微刺激疗法等所替代(当然了,长方案还是有它的优势在的,只不过要看怎么用,以及用在谁的身上)。尤其是对于卵巢储备功能很好的卵子"大户"来讲,后两个方案大大降低了卵巢过度刺激的风险(不用hCG来促进卵泡最后的成熟),性价比也更高,非常适合用来为多囊卵巢综合征患者助孕。

只可惜夏云之前的主诊医生不是这样想的,更不是这样做的。我想他要么是经验确实不足,要么是依然钟情于长方案的、比较老派的医生。他在没有充分考虑到夏云身体状况的前提下采用了长方案,不可避免地导致夏云在取卵后出现了严重的卵巢过度刺激的症状——大量腹水,呼吸困难,不得不住院输液、抽腹水,实在是痛苦万分。更不幸的是,尽管那一次取得的卵子很多(据说有30枚),但是配成的胚胎仅有2枚,且质量非常糟糕,胚胎在解冻后出现了卵裂球的部分死亡,最终没能进行移植。

休整了一年后,夏云又回那个医院做试管婴儿助孕。可能她的运气实在太差,这一次,她的主诊医生算是吸取了经验教训,为她选择了拮抗剂方案,但不知为什么,在取卵手术的当天却未能获卵。而之所以会出现这种情况,要么是因为"夜针"的注射出了问题,要么是取卵的时机不对,要么就是医生的手术技巧还有待提高。总之,这位医生在情急之下乱了方寸,见取不到卵,竟然又给夏云注射了hCG再次启动"扳机",预备隔天再取一回卵。夏云已经不记得那一回他们到底取得了多少枚卵子,据她回忆,少说也有几十枚。然而最后配成的胚胎的质量同样很不理想,只勉强冷冻了3枚胚胎。而且由于医生又为她注射了hCG，她再度陷入卵巢过度刺激的噩梦，又一次经历了腹胀、腹水、呕吐、呼吸困难、少尿的痛苦，不得不再次住院接受治疗。

2次促排卵经历简直苦不堪言。夏云在病愈之后做了冻胚移植，无奈3枚胚胎的质量不佳，她依旧没能怀孕，心有余悸的她也不敢再尝试以试管婴儿的方式助孕了。之后的3年，夏云备孕无果，生育大事迟迟没能得到解决，所以她经人介绍，走进了我的诊室。

听完她的病史，我给她做了详细的身体检查。其实近70%的多囊卵巢综合征患者都比较肥胖，偏巧我们故事里的这两位主人公——苏晓和夏云都是身材纤细的女性。夏云浓眉大眼，毛发比较浓密（尤其是唇毛和四肢上的体毛），说明她体内的雄激素水平偏高——她的血液检查也证实了这一点，她的血清睾酮水平超标。这是多囊卵巢综合征患者的特点之一。此外，如前所述，夏云有着月经稀发的情况，而在阴超下可见她的双侧卵巢内密布小小的卵泡，仿如蜂巢一般，几乎数之不尽。诊断多囊卵巢综合征的三大标准，夏云全部符合。而像她这样卵子储备多、本身体重又轻的患者，是发生卵巢过度刺激的高危人群，稍不留意就会引燃导火索。

可是夏云想抱上孩子，最终还是得通过试管婴儿助孕，这也是目前最终极的助孕手段了。和很多生殖科医生一样，我同样比较"偏爱"因多囊卵巢综合征导致不孕的患者。早年在北医三院跟随乔老师做硕士课题的时候，我就遇见过大量多囊卵巢综合征患者。这么多年下来，我对这一病症有了比较深入的了解，对如何诊治也累积了相当丰富的经验。比起因为卵巢功能减退而取不到卵的患者，多囊卵巢综合征患者至少不愁没有卵子。至于卵子和进而培育起来的胚胎的质量如何，则要看医生的促排卵方案和胚胎实验室的技术了。我对我们生殖医学中心的胚胎实验室很自信，许多在外院配不成的胚胎，到了我们这儿都能有一个比较好的结果。可以说，我们生殖医学中心之所以能有可观的助孕成功率，有一半要归功于我们默默奉献的胚胎实验室。而作为主诊医生，促排卵方案是我可以调整的。此外，我还有必要酌情对患者做预处理。因为好的卵子是助孕成功的基石，有好卵才能有好胚胎，而只有先把患者的身体调理好，后续的操作才有可能。

一番评估下来，我对夏云还是有信心的，因此鼓励她继续做试管婴儿助孕。话说到这里，夏云犹豫了。我完全可以理解她的顾虑，之前有过的那两次卵巢过度刺激的凶险经历，换谁回想起来都会后怕。于是我这样安慰夏云道："我不能保证为你配成非常好的胚胎，因为胚胎的质量问题所涉及的因素很复杂，其中的一部分因素，以目前的科学认知尚且解释不清楚。但有一点是我能够向你保证的，那就是我绝不会再让你出现卵巢过度刺激的情况。"

在我的鼓励下，夏云终于再一次走上了试管婴儿助孕的道路，但让我们没有料到的是，她的这段旅程依旧困难重重，前后又花去了一年的时间。

做试管婴儿助孕前，我给她用药调整了月经。于是她在月经来潮后正式进入了促排卵周期。月经第2天，我为夏云做了激素测定和B超检查。和初诊时一样，夏云的单侧卵巢里有至少40个小卵泡，两侧卵巢加起来，卵泡的总数超过80个。为了避免卵巢过度刺激，我在前期让夏云口服少量的促排卵药物，后期则隔日给她注射少许的促卵泡激素，同时让她适当添加补剂，以期提高胚胎的质量，确保将来能有一个比较理想的妊娠结局。

整个促排卵的过程很顺利，卵泡如我预期一般生长起来，优势卵泡的直径达22 mm。同时，夏云体内的雌激素水平也在掌控之下，卵巢过度刺激的情况应当不会出现了。即便如此，我在"夜针"药物的选择上还是很谨慎的，没有使用hCG，而是改用短效降调针（即那个名称很拗口的促性腺激素释放激素激动剂）。其作用就是诱发垂体产生内源性黄体生成素高峰，从而促进卵子成熟。这被我们称为"点火"效应。一般来说，这种用来"点火"的短效降调针的半衰期非常短，能够很好地避免卵巢过度刺激。果然，夏云的取卵手术也因此进行得非常顺当，甚至都没用麻醉药。我们得以获卵16枚，夏云在术后也没有出现卵巢过度刺激的征兆。

眼见事情进展顺利，我越发信心满满、志在必得了。可是1周后，胚胎实验室的反馈给我泼了一盆冷水：我们从夏云身上取得的16枚卵子，最终只配成2枚三级冻胚，其他的胚胎则因为质量太差，只得丢弃。这个结果当然不能令我满意，也再一次证实夏云的卵子质量确实有问题。对此，我略有些沮丧。

出乎我意料的是，相比我心情郁闷，夏云倒是觉得相当满意。她说："唐医生，这次的胚胎质量虽然没有大幅度的提高，但我一点儿没出现卵巢过度刺激的症状，整个促排卵的过程也很舒服。我相信你，咱们下回继续加油！"

我听了这话，备受鼓舞，也心疼夏云这样一个弱女子——她就像个常年考不及格的孩子，稍微考得好了一些，就已经很满足了。所以可想而知，之前的那两次促排卵经历有多么令她感到恐惧。

既然患者鼓励我"加油"，那就撸起袖子接着干吧。次月，我们再次进入了取卵周期，我这次为夏云采用的是拮抗剂方案，尽管起始的剂量依旧较小，但相比微刺激疗法，应用这一方案到底还是能获卵更多。毕竟，夏云是不折不扣的卵子"大户"嘛。

取卵手术当天，我穿刺了大大小小的卵泡，最终获卵30枚。

对于像夏云这样容易发生卵巢过度刺激的患者来说，我们需要在很多细节上做好把控，比如促排卵方案的选择、起始药物剂量的调整、"扳机"的启动时机和药物种类的选择，并在取卵手术的当下要尽可能多地穿刺卵泡。取卵之后，我还给夏云注射了2针拮抗剂（快速溶解黄体，预防卵巢过度刺激），嘱咐她适当注意饮食，鼓励她多喝汤、多排尿，避免剧烈活动，及时补充蛋白质，随时留意自身的状况。尽管能做的都做了，我还是不放心。因为夏云是外地患者，我便让她每天早晨向我报个到，告诉我她的体重、腹围、进食量和尿量等。

7天一转眼过去了，夏云的身体一切正常，没有出现任何不适。可是这担惊受怕的7天之后，胚胎实验室传来的依然不是我们想听的好消息：这一次配成的还是2枚胚胎，其中之一为二级胚胎，另一枚是三级胚胎——算是有了那么一点点的进步吧。我又安慰夏云说："二级胚胎算是优质胚胎了，移植成功率能有50%左右。有些三级胚胎在解冻后的发育情况往往还不错，我们有不少成功移植三级胚胎且顺利怀孕的先例，所以咱们先别灰心，要不这就试试移植吧。"夏云从第1次取卵后便对我表现出了高度的信任，这一回同样如此。

2个月后，我开始为夏云进入胚胎移植周期做起了准备。我们打算移植夏云在第2次取卵后配成的、质量相对较好的那2枚胚胎。一般来说，生殖医学中心比较常用的胚胎移植方案有自然周期移植、促排卵周期移植和人工激素替代周期移植，这些方案各有优缺点。按说夏云还年轻，内源性的黄体功能不错，她仅仅有排卵障碍而已，更适合做促排卵周期移植。但我仍旧担心她在用药的过程中产生副作用，发生卵巢过度刺激，所以为夏云选择了人工激素替代周期移植作为移植方案。

每个生殖医学中心的胚胎实验室都有自己的标准作业程序，我们中心的胚胎实验室一般采用这样的做法：囊胚当天解冻、当天移植，第3天胚胎（细胞胚）在解冻后养到第4天进行移植。按细胞有丝分裂的倍数来看，第3天的8细胞胚胎在解冻后若养到第4天，应是16细胞的桑葚胚或数不清细胞数的致密化胚胎了。可是夏云在做胚胎移植手术的当天，也就是第4天，胚胎竟然只长了2个细胞，更多的是碎片，胚胎的发育潜能显然有问题。"还要不要做移植呢？"我征询夏云的意见。夏云有强烈的移植愿望，她说："要！"我便依言把那2枚胚胎植入了她的宫腔。但不出所料，胚胎的发育情况不好，她没能怀孕。

再次经历失败，我俩都有些沮丧。可夏云的冻胚还没用完，尚且有第1次取卵时配成的2枚三级胚胎。何况早期的胚胎发育究竟会如何，谁也说不准，总要给夏云一次"再赌一把"的机会吧。我为她调整了用药，精心计算好了种植窗，夏云的子宫内膜状态也很好。可惜这一回，胚胎在解冻后依旧不争气，1枚没能生长，1枚降级了。咱们又到了选择"移植还是不移植"的紧要关头。我问夏云是什么想法，她说："胚胎来之不易，毕竟是一份希望。唐医生，移植吧。"我尊重夏云的意愿，为她做了手术，让她回家保胎。

时间在每日的忙碌中悄然溜走，转眼间过去了2周。这天，我突然收到夏云的微信消息，她发给我一张化验单的照片，hCG血值为290，她居然怀上了！这谁能想到，本来我俩都没抱太大的希望了。

所以说，生殖科医生做得越久，我越发觉得生命有无限的可能，也庆幸自己选择了这份职业，能在生命的起初见证很多的感动。

我赶快祝贺夏云，又嘱咐她这样那样的注意事项。

2周后，夏云过来做第1次B超检查，原本喜滋滋的我却顿时觉得不妙：夏云的B超检查提示宫内空孕囊，不见胎芽，更不见胎心。通常我们会让患者在接受胚胎移植手术后的2周抽血验孕，再保胎2周后做第1次B超检查。到此时，按照末次月经的日期推算，夏云怀孕已然有6周了。要知道，孕早期的胚胎发育得非常快，胎儿的重要器官，比如心脏，以及神经系统等已开始分化形成，如果做B超检查，应当能很清楚地看到直径3～5 mm的胎芽，以及快速搏动的心管。但是夏云的子宫里只有1个空空的孕囊。

"胎儿的发育似乎不大好啊。"我轻轻地说。

夏云的眼圈已经红了，好不容易怀孕，又遇上胚胎停育，她心里的难过程度可想而知。她恳切地问我："唐主任，还有希望吗？"

我抱歉地摇摇头，说："看这情况，胚胎应当在孕5周就停止发育了。你要是不死心，最多再给1周的时间观察观察。"

夏云自然不舍得立刻去做清宫术，问我："那……能不能再加强一点儿保胎的力度，让它再长一长？"

我答说："你吃的保胎药已经很多了，再加强也就那么回事。大多数流产都是由胚胎的内在因素决定的。打个比方，如果苗不好,施再多的肥,它也长不起来。反倒是长时间的保胎会引起胚胎粘连,回头连清宫术都不好清了,若影响到后续的怀孕,那可就得不偿失了。"夏云听我把话说到这儿,没有再坚持。

1周后复诊,她的宫内依旧是1个空空的孕囊,看不到胎芽。我建议她及时做清宫术,她也只好遵医嘱做了清宫术。术后,我们为夏云查了胚胎染色体,并未发现异常。所以她这一次究竟为何会流产,也就成了一个永久的谜题。

不久,一年一度的春节到了。直至春暖花开的时候,夏云才再次联系我,希望重启助孕的流程。

我已经相当了解她的情况。致使夏云反复助孕失败的原因是卵子及配成胚胎的质量过低。这与她因患有多囊卵巢综合征而导致的特殊内分泌环境大有关系。要想取到好的卵子,继而获得好的胚胎,首先要调整内分泌环境,也就是我们通常所说的"养卵"。于是我重新翻看了夏云的治疗单,希望从中提取一些线索,做到有的放矢。

很快,我便注意到了这样一个小细节:夏云初次在我这里接受治疗那会儿,我让她用了一些可以提高卵子质量的补剂,也就是生长激素,那一次配成的胚胎的质量虽然依旧不是太理想,但是在移植后是能够着床的,并且走到了临床妊娠。这说明胚胎本身有发育潜能,而这种方案显然对夏云管用。可能是初次进行治疗的那会儿比较匆忙,预处理还做得不够长、不够量，所以没能保住胎儿吧。和我们一般人的理解不一样，卵子从窦前卵泡发育成窦卵泡，并最终走向成熟，其实并不止一个月经周期的时间，而是需要80~90天。因此，要想获得比较高质量的卵子，这个"养卵"的过程应当再适当拉长一些，并且这也是一个综合调理的过程，需要多管齐下。所以我这次采取的策略是先为夏云做预处理，调整她身体的内分泌环境，改善胰岛素抵抗（多囊卵巢综合征患者的典型症状之一），再做促排卵。因此，我为夏云配了药（既有注射的，也有口服的），并建议她服用维生素和微量元素，还给予了她生活细节上的一些指导。

待夏云再次月经来潮后，我照常为她做了性激素和阴超检查。只见她双侧卵巢里的小卵泡依旧密密麻麻的，有如蜂巢一般。看着这样的B超图像，我感叹道："真是旱的旱死，涝的涝死。卵巢功能差的吧，卵泡少得可怜；多囊卵巢的吧，卵泡多得让人数不过来。"

夏云却丝毫不觉得她的多囊卵巢综合征在治疗上有什么优势，相反，这病让她吃尽了苦头。她说："卵泡多又没用，我只要有1枚好卵子就行了。"

我闻言，很是认同地点点头："希望这次真的能有起色。"

我为夏云选定了温和刺激疗法（介于强刺激与微刺激之间），前期让她服用克罗米芬，后期为她注射少量促卵泡激素。夏云的卵泡对药物很敏感，在促排卵的过程中，我必须始终小心把控。她的卵子争先恐后地吸收营养，齐刷刷地长起来了。

优势卵泡很快达标，启动"扳机"后取卵，又获得了可观的30枚卵子——在极其微小的卵巢刺激下仍然能收获30枚卵子，夏云果真是不折不扣的卵子"大户"。

辅助生殖技术在改良，我们的观念也在不断发生转变。即便不会出现卵巢过度刺激的情况，但在生殖科医生看来，取卵太多依然不是什么好事。即使卵子多，配成的胚胎也多，且质量都不错，在患者最多生二胎或三胎的当下，剩余的那些冻胚所面临的也仍旧是被销毁的命运。而处理大量的卵子和胚胎会给我们的实验室工作造成额外的负担，并且要把一堆胚胎都冻起来的话，光是冷冻费就要花掉好几万元，多半并不值得。更何况据我的经验看，获卵多的患者，其配成的胚胎的质量往往并不好，就像夏云一样。所以我们一般认为，对于卵巢功能正常的患者而言，比较理想的获卵数在10～15枚。当然，实际操作起来并不能次次如愿，尤其是对于那些多囊卵巢综合征患者，就算再怎么小心用药、严格把控，她们单次的获卵数通常都很惊人。

说回卵子"大户"夏云的故事。对取得的卵子进行一代受精（即采用一代试管技术进行授精）后的第7天，夏云在线问诊，想了解胚胎培育的情况。说实话，我的心中也十分忐忑。我打开工作系统，输入夏云的名字，电脑屏幕上出现的那一串冻胚的信息让我绷得紧紧的神经一下子松弛了下来：配成的4枚冻胚都是优质胚胎，其中居然还有2枚囊胚。我在为夏云感到高兴之余，总算长长地舒了一口气——胚胎移植成功的概率应该大大提高了。

和上回一样，我们在术后做了充分的预防措施，因而夏云在取卵后未出现任何卵巢过度刺激的症状。又一次月经过后，我们终于进入了最末一次的胚胎移植周期。这是夏云第3次接受胚胎移植了。当日，她的子宫内膜状态不错，胚胎移植的过程也一切顺利。2枚第3天的细胞胚在解冻后的次日已呈致密化，可见活性很好，这让我俩信心倍增。

移植后第10天，夏云发来喜讯，说胚胎顺利着床。2周后，她来我这儿做第1次B超检查，提示宫内双活胎。夏云夫妻俩喜上眉梢，保胎月余，到孕10周时，夏云子宫里的2个小家伙已经长到了寸许长，在B超下，他们的小手小脚活泼地动来动去。我欢欢喜喜地给夏云发了"毕业证"。这也是我最有成就感、最欣慰的时刻了——又送走了一个"老大难"患者，又有2个新生命即将诞生啦！

夏云从我的手中接过"毕业证"，不由得湿了眼眶。这一刻她足足等了8年多。8年多的时间里，她鬼门关都闯了2回，失败和沮丧更是如影随形。好在8年之后，苦尽甘来，一切的努力都有了回报。

2022年8月，孕37周的夏云剖宫产下一对龙凤胎，母子平安，皆大欢喜。

糖糖医生有话说

多囊卵巢综合征是很普遍的妇科内分泌疾病，平均每100个女性当中就有6～7人罹患此病。同时，对多囊卵巢综合征的研究开始得很早，并且至今仍有大量专家、学者对其着迷。因为它实在是一种病因复杂、临床表现也特别多样的疾病。

对多囊卵巢综合征最初的报道见于1721年——那是300多年前的事了。在当时已经有研究者发现：部分已婚、肥胖兼不孕的女性出现了卵巢皮质增厚、卵巢体积增大2倍以上的现象。这些患者体内雄激素水平普遍偏高，且伴有糖尿病的症状。到1935年，名叫斯泰因（Stein）和利文撒尔（Leventha）的2位医生对7位英国农村妇女进行了研究，总结出了这些患者共有的特点，即闭经或月经稀发、不孕、体内雄激素水平过高、体毛呈男性化态势分布、肥胖等。自此，这一在当时被命名为"斯-利二氏症"的疾病才逐步进入大众的视野。人们对它的认识由浅入深、由窄变宽，但是诊断的标准仍然不统一。

直到2003年，鹿特丹会议上才明确了多囊卵巢综合征的三大诊断标准，即我在上文已经提及的高雄激素血症、B超下多囊卵巢和排卵异常。除此之外，这种病症的患者还会合并胰岛素抵抗、肥胖、血脂代谢异常等。

总之，多囊卵巢综合征因其复杂多样，引发了大量的相关研究，譬如对于它的病因、患者体内的炎症状态、肠道菌群分布、基因是否异常等的研究。如果你打开生物医学资料库，输入"多囊卵巢综合征"这一词条，则可见铺天盖地的相关话题。要是展开细说，单这一种病就能写出一本书（事实上的确有不少关于多囊卵巢综合征的专题图书）。而在此，鉴于篇幅的关系，我想归纳一部分常常困扰患者的疑问，对这一疾病稍稍进行一下科普。

为什么会得多囊卵巢综合征呢？

多囊卵巢综合征的病因至今不明，但是一些研究可以为我们提供一部分线索，譬如这种病可呈现家族聚集的现象。倘若追溯族谱，患有多囊卵巢综合征的女性，其外祖母、母亲、姨妈以及姐妹等往往都有月经异常，这说明基因遗传或者染色体异常确有可能是病因之一，且有研究表明遗传因素的占比或许高达70%。

看到这里，相信也有不少患者会马上跳出来反驳："唐医生，我妈妈、外婆、姑妈、奶奶……统统都没有这种毛病，她们月经都很正常，结婚后很快怀孕生子了。"的确有这样的情况。但我同时也相信，在我们的父母辈乃至祖父母辈的那个年代，他们的生活方式与如今的大为不同。那个时候，天很蓝，水也干净，我们的父母辈和祖父母辈也更少吃高油、高糖的食物。

有这样一句话："基因是为子弹上膛，而扣下扳机的是我们的生活方式。"这话其实适用于任何疾病。也就是说，后天因素，如环境及生活方式，也极有可能诱发多囊卵巢综合征。当然，此二者一旦合并，即既有先天不足，又有后天影响，那么得病以及发病就逃不掉了。这正符合英国流行病学家大卫·巴克提出的理论。在他看来，"成人疾病起源于胎儿"，也就是母亲体内的异常环境会导致胎儿在成人以后表现出各种疾病。多囊卵巢综合征患者便是这样的"高危人群"。母体在孕期的雄激素水平居高不下，孕妇通常兼有肥胖和胰岛素抵抗，均可能导致其后代（生下的女儿）在成人后表现出多囊卵巢综合征的种种症状。

所以我要在此再啰嗦一下：我常建议肥胖的患者先减重再怀孕，但她们往往不爱听这样的话，加之求子心切，恨不能下个月就把娃娃揣进肚子里，因此很反感我的一番肺腑之言，总觉得是医生拦着，不让她们尽早做胚胎移植手术。这些患者实在不知，要想生个健康宝宝，准妈妈的身体环境非常重要。我们的目标不应当是为了怀孕而怀孕，而是要把目光放长远一些，秉着为孩子的一生着想的、负责任的态度，尽量生下健康的、不至于背负着遗传"诅咒"、将来不知何时便要发病的后代。

那么，多囊卵巢综合征能痊愈吗？

不能。多囊卵巢综合征就像我们常见的高血压和糖尿病一样，是一种女性一旦罹患便会终身携带的疾病，因此从青春期直到围绝经期，我们都需要额外关注。

我在多年前看妇科内分泌门诊的时候，每年都会接诊大量的多囊卵巢综合征患者。一旦确诊，这些患者往往四处求医，中药调理、西医治疗轮番上阵，试图寻到什么灵丹妙药，好自此痊愈、一劳永逸。但令人泄气的是，她们吃药的时候往往月经正常，药物一停便又回到原点。就像被手压着的弹簧，一旦松手，立刻反弹。这是因为，患者的内分泌轴异常单靠外力是无法做到根治的，这一点确实让人觉得无助。但我们的患者也不必为此太过焦虑，即便终身携带这种疾病，只要做好日常的维护，也仍然可以像正常人一样生活。

那么多囊卵巢综合征患者要怎么进行疾病管理呢？

多囊卵巢综合征影响女性一生的健康，因为是"综合征"，所以女性在不同阶段，月经、生育以及代谢等方面都受到这一疾病的影响。在不同阶段，疾病管理的侧重点也不一样。

1. 青春期 妈妈们要特别注意了，如果你家女儿的月经不规律，如稀发、频发或者干脆闭经，即月经要么很长时间不来，要么隔月才来一次，又或者十几天就来一次，来了又不走，淋漓不断达1周以上，同时伴有（或不伴有）肥胖、满脸痤疮等问题，那么请尽快带着女儿去看生殖科医生——这种青春期功能性子宫出血的状况往往就是多囊卵巢综合征的表现。其治疗的原则是调理月经。因为患有多囊卵巢综合征，你家女儿可能不排卵或者偶尔才排卵，所以体内的孕激素十分缺乏，一旦给予孕激素补充，就能正常来月经了。

不过请记得，应用这类药物有一大原则，便是使用最小有效剂量，能用一种成分的激素就不用两种成分的，能用小剂量的激素就不用大剂量的。与此同时，请格外关注你家女儿的体重、饮食、学习以及生活上所要承受的压力，这些因素均有可能导致其月经异常。总之，在青春期，你家女儿只要保持正常的月经周期就好。

2. 育龄期　多囊卵巢综合征患者因为排卵异常，常会出现不孕的现象。针对这类有生育需求又不孕的患者，我们可采取一线治疗（门诊促排卵指导同房）、二线治疗（手术）以及三线治疗（辅助生殖助孕）。

如同我在前文所说的，接受一线治疗（门诊促排卵指导同房）的患者，比如第一个故事里的苏晓，可服用来曲唑、氯米芬等最常见的门诊促排卵药物。如果患者本身有胰岛素抵抗，则可以口服二甲双胍。门诊促排卵指导同房是很有效的治疗因多囊卵巢综合征不孕的方法，通常可促排卵3~6个月。当然，在开始治疗以前，最好还是先评估一下患者的输卵管情况及其丈夫的精子活力。

相比之下，二线治疗（手术）是我不太推荐的。因为手术对患者卵巢的损伤太大，且有可能引发卵巢周围组织的粘连或者卵巢功能的急剧下降，导致卵巢早衰。最早的治疗多囊卵巢综合征的手术是对卵巢实施部分切除，这种手术因可能会导致卵巢萎缩及粘连而遭到了淘汰。目前，有些妇科医生会采用卵巢打孔术，但是手术能解决的问题终归很有限。部分患者在卵巢打孔后可能恢复排卵，但另一部分患者依旧回到了术前状态。同时，手术或许会引发出血、粘连、损伤，致使卵巢储备功能下降。而我作为生殖科医生，尤其要建议我的患者小心再小心、谨慎再谨慎，因为女性的卵巢是很柔软、很娇嫩的器官，一旦手术造成损伤，便是不可逆的。

一般来讲，如果反复促排卵无果，或患者合并输卵管异常及其丈夫精液异常，则可直接进入三线治疗（辅助生殖助孕）。辅助生殖助孕又可分为人工授精和试管婴儿两种。

我们一样一样来看。人工授精是最简单的助孕方式，适合丈夫有轻度弱精症或自身宫颈有异常的患者，前提是患者的输卵管必须通畅。进行人工授精的步骤与门诊促排卵基本一致，患者服药，待体内的卵泡成熟后打下"夜针"，促使卵泡成熟，24～36小时内丈夫取精，胚胎实验室对精液做处理，将跑得快的那批"精兵强将"收集起来，交由医生注入患者的宫腔，完成助孕。一旦进入宫腔后，精子和卵子要经历与自然周期下（无人工干预）的精卵结合相同的"历程"，受精卵会再度回到宫腔，种植、着床。因此，人工授精更像是半自然状态下的受孕过程，这种方式操作简单、费用便宜，不过单周期的成功率也比较低，通常只有10%左右。

若论成功率最高、治疗因多囊卵巢综合征不孕的最有效手段，肯定还是做试管婴儿。但是在促排卵的过程中，多囊卵巢综合征患者很容易出现卵巢过度刺激的问题。因此，为此类患者助孕固然是我们的目标，但不是我们的终极目的，我们还要额外关注多囊卵巢综合征患者在整个孕期的护理。有文献显示：此类患者因为内分泌环境的异常，很可能发生流产、妊娠高血压、妊娠糖尿病、胎儿宫内发育迟缓或者巨大儿等妊娠合并症。另外，如同我反复强调的，肥胖或者雄激素水平过高、有胰岛素抵抗的患者会影响到其后代的健康，所以体重管理及内分泌调控必须贯穿于患者的日常生活才行。

除却生育一事，患有多囊卵巢综合征的女性还有漫长的几十年育龄期要度过，如何不被月经失调所困扰？如何避孕（没错，多囊卵巢综合征患者偶尔会排卵，所以意外怀孕是有可能的）？针对这种情况，患者可服用短效避孕药，每个月1盒，一方面调理月经，一方面进行避孕；另外，也可放置曼月乐环①，在避孕的同时控制月经。切记，千万不要觉得不来月经无所谓，若育龄期的女性长期不来月经，对其子宫内膜的影响是很大的，会增大子宫内膜癌变的风险。

3. 围绝经期 老年多囊卵巢综合征患者同样需要我们的关注。此类患者体内的雄激素水平过高、代谢异常，可能导致其相较正常老年女性更易患上心血管疾病、代谢综合征、糖尿病、肥胖、血脂异常等。并且，长期的月经异常也会使得老年女性子宫内膜癌、乳腺癌的发病风险高于正常人群，况且子宫内膜癌的三大危险因素——肥胖、高血压、高血糖在多囊卵巢综合征患者身上可能一个不落，统统都有。所以对多囊卵巢综合征的管理贯穿于女性的一生。而如果我们的女性朋友拥有比较健康的生活方式，对体重的管控做得比较好，那么即便患有多囊卵巢综合征，其实也并没有那么可怕。

再说说多囊卵巢综合征与肥胖的关系吧。

生殖科医生的职业病就是见了肥胖的患者总要担忧，随即唠叨一番，劝人家减重。门诊上一来那种肥胖，尤其是腹型肥胖的女孩，我总会在心里犯嘀咕：她会不会患有多囊卵巢综合征？一问，月经十有

---

① 左炔诺孕酮宫内节育系统，即一种带有孕激素的节育器。

八九是不规律的,再一查,多半是多囊卵巢综合征患者。美国的一项调查显示:74%罹患多囊卵巢综合征的女性是肥胖的。肥胖不仅会影响女性的外貌,降低她们的自信,还会带来一系列代谢紊乱的问题。肥胖与多囊卵巢综合征互为因果,协同促使疾病的发展。肥胖会导致多囊卵巢综合征患者有胰岛素抵抗、高胰岛素血症,会引发患者体内的雄激素代谢紊乱、促性腺激素紊乱、排卵异常、不孕、2型糖尿病、高血压等。即便怀孕了,肥胖女性发生流产及妊娠并发症的概率也会高于正常人群。

话虽如此,很多肥胖患者想要减重,的确是困难重重。除非有巨大的毅力和科学的方式方法,否则几个月下来,她们的体重多半不会发生什么变化。我这个主诊医生也看在眼里,急在心里。作为医生,再怎么向患者强调因肥胖可能导致的孕期困难和各类并发症,总归显得分外苍白无力。因为若要明显减重,必须由我们的患者在生活方式上做出持久的、彻底的改变。然而,我们的患者往往既没有自驱力,也缺乏专业的监督和指导(这一点是我这个生殖科医生没法儿代劳的)。因此,许多患者尝试减重后一旦失败,就果断放弃了。再想到还躺在液氮罐里的自己的胚胎宝宝,越发心急起来,嚷嚷着要做胚胎移植,还一再向我保证:"没关系的,唐医生,我这人特别能吃苦。"那我还能怎么办呢?除非是很极端的肥胖患者,否则既然患者要求了,我也只好给她们做胚胎移植。

但这样的患者要是怀孕了,我又会多替她们操一份心,因为医生能比患者看得更长远一些。这些肥胖的患者暂且不知,她们的这种莫名的"自我牺牲精神"只会害人害己。

肥胖母亲的异常宫内环境会影响孩子的发育，导致孩子的表观遗传学特征异常。换句话说，即便她们生下的孩子乍看之下是健康的，但随着年龄的增长，尤其是成年以后，这群孩子携带着的遗传疾病往往就会显现出来。所以哪怕是为了孩子的健康、为了他们能拥有一个相对不那么艰难的未来，我也建议我们的肥胖患者先控制好自己的体重，管理好自己的内分泌环境，随后再来做胚胎移植。

研究显示，很多女性仅仅减重10%后就会恢复自发的排卵。所以在减重一事上屡战屡败、患有多囊卵巢综合征且腹型肥胖的女性同胞，请行动起来，运动，适当节食或轻断食，吃高纤维食物，控制高碳水化合物和高脂肪的摄入，拒绝油炸食品，及时舒缓压力……不论是在哪一个年龄段，对生活方式的管控都是可持续的、低成本的且能让我们的患者获益最大化的好办法。

总之，放弃一劳永逸的幻想，控制体重、多加运动、戒烟、少酒、控糖、规律生活，加上必要的药物调整，应对多囊卵巢综合征就并非不可能完成的任务了。

第 8 章

荒漠生机

致那些反复移植失败的患者

多情人隐藏情感，远远要比无情人隐藏冷酷困难得多。

——古龙

万物皆有时

一粒好种子需要植入肥沃的土壤，才能生根发芽，长成参天大树。同样，一次成功的妊娠也离不开孕育胚胎的温床——松软的子宫内膜。要是子宫内膜出了问题，比如发生了粘连，形成了瘢痕组织，则很难再为胚胎的生长提供充足的养分，胚胎便几乎无法进行黏附和植入，也就多半会着床失败。所以在已知的导致不孕的因素当中，宫腔粘连（尤其是重度宫腔粘连）是个相当棘手的问题。对此，目前还没有非常有效的治疗方法。一旦形成严重的宫腔内损伤，宫腔便很难恢复如初，胚胎移植的失败率也就会大大增高。

薛妍就是这样一个重度宫腔粘连的患者。她来找我看诊的时候31岁，与丈夫结婚5年了，始终不孕。她在婚前有过一次怀孕，但是不幸胚胎停育，她做了清宫术。可能是刮宫刮得太狠，薛妍的子宫内膜受到损伤，月经量越来越少，她继而出现了5年不孕的状况。薛妍在当地医院进行了B超检查后，当地医生先后为她实施了2次宫腔粘连分离术（可见粘连的程度着实不轻）。此后，薛妍再度怀孕，可也再度经历了胚胎停育，不得已做了药物流产。然而流产未净，只好又做清宫术。并且清宫术之后，薛妍已然创伤不断的宫腔再次粘连，于是她第3次接受了粘连分离术，此后便再没有怀孕了。经过2次清宫术和3次宫腔镜操作，薛妍的子宫内膜变得越来越薄，怀孕也变得越来越难，她着急不已，来到我的诊室求助。

问完她的病史，我为她做了常规的检查，基本确定，导致她不孕的因素比较简单，就是重度的子宫内膜粘连。除了子宫内膜非常薄、回声不均匀以外，无论是她的卵巢储备功能还是她丈夫的精液质量都非常好。通常来说，子宫内膜粘连的患者在自然月经周期下往往子宫内膜厚度还不达标，就已经自发排卵了，所以会影响受精卵的着床——因为子宫内膜尚且不够松软，致使胚胎无法好好植入。为这类不孕患者做试管婴儿的时候，我们通常分两步走，第一步是取卵、配好胚胎，第二步才是调整子宫内膜，再行胚胎移植，好尽最大可能助她们怀孕。

一切就绪，我们在薛妍月经来潮后的第2天进入了促排卵周期。如同我前面所说的，薛妍的卵巢储备功能非常好，双侧卵巢内的基础窦卵泡数都在20个左右，卵巢呈现多囊样改变。不过，薛妍的月经非常规律，周期在28天左右，因此她并非多囊卵巢综合征患者——仅仅是因为她还年轻，卵巢还很给力而已。通常，这样的患者绝经也晚，不过这都是题外话了。

如果你看过前一章，一定能明白我接下来要说的话：像薛妍这样卵巢储备功能好、卵泡非常多的患者，很容易出现卵巢过度刺激的现象。所以保险起见，我为她选定了温和的微刺激疗法：前期吃药促排卵，后期打针，这样既经济实惠又安全。

但就是这样经济实惠又安全的治疗过程，中间却出现了一段小插曲……

因为每个患者对促排卵药物的反应并不相同，临床实战中出现的状况往往和教科书上写的完全两样，这就需要我们及时应变。薛妍便是如此。她在口服促排卵药物以后，并未出现我所期望的卵泡分层显现，而是只长起来2个卵泡。我不得不调整策略，为薛妍注射促排卵针，且延长了用药时间。于是，原本打算一路"温和"到底的微刺激疗法，便算不上温和了——薛妍身为卵子"大户"，这一周期内得以获卵30枚。好在做完取卵手术之后，我及时做了预防，没有让这位高危的"大户"出现卵巢过度刺激的症状。

1周后，胚胎实验室发来报告，说此次为薛妍配成了18枚优质冻胚。10余年来，随着我们的胚胎实验室和冷冻技术的不断更新，生殖科专家开始着眼于患者的安全，而不再单纯关注配成的胚胎数量。一般来说，3～5枚高质量的胚胎足够一位患者完成助孕的梦想了。若是配成的胚胎数量太多，一来增加实验室的工作强度，二来对患者的经济承受能力会造成负担（保存冻胚以及移植冻胚是一笔不小的花销），三来在促排卵的过程中还会有造成患者卵巢过度刺激的风险。所以我们才一再提倡，要尽可能地为患者选用温和的微刺激疗法。薛妍这回配成了18枚冻胚，绝非我们的本意——这么多胚胎是根本用不完的，未来面临的必然是被销毁的命运。

可不管怎么说，薛妍的这18枚胚胎全是优质胚胎，是让配不成好胚胎的患者无比羡慕的"优等生"。所以说我们的患者前来助孕的缘由有千千万，各有各的烦恼。想想也对，要是没有问题，谁要来找我们打针吃药呀，何况我们生殖科医生就是帮忙解决问题的，不是吗？

有了好胚胎，接下来的步骤是胚胎移植。不过在此之前，我得先处理薛妍的子宫内膜问题。这是一个极大的挑战。

薛妍的子宫内膜问题很大，在促排卵的过程中我已经发现，即便是在人工干预后体内的雌激素水平很高的情况下，薛妍本该增厚的子宫内膜依旧很薄，厚度只有 6 mm 左右。在我们看来，排卵前，患者的子宫内膜厚度应达 8~14 mm 才比较理想，低于 6 mm 的，胚胎移植的成功率会降低很多。而且 B 超下可见薛妍的子宫内膜有中断的现象，表明她的宫腔依旧存有粘连。加之她在此前进行过多次的刮宫术和宫腔粘连分解术，所以我在做胚胎移植前，必定还要对薛妍的子宫内膜做评估，也就是重新做宫腔镜手术。

随着内窥镜技术的不断进步，尤其是在近 20 年里，宫腔镜检查已经被广泛应用到了辅助生殖的领域。宫腔镜手术能很好地解决子宫内膜的各种问题（比如息肉、粘连、炎症），以及纵隔子宫、子宫黏膜下肌瘤等，是目前治疗这些疾病的最有效、最安全，也最经济的方案。手术操作十分简单：医生用一根很细的、带光源和镜头的管子自患者的宫颈伸入宫腔，观察子宫内膜的状态；如果发现异常，可当场用微创剪刀进行处理

（比如剪除息肉和粘连组织）。由于我们生殖医学中心的患者有生育诉求，因此医生在子宫内膜的处理上也相当谨慎，不做电切，尽量避免损伤，患者的体验也更好。一般来说，一场手术仅需10多分钟，患者可以选择静脉麻醉，睡一会儿，手术就做好了。

对于我自己的患者，我总要亲力亲为。在薛妍月经干净后，我给她约了宫腔镜手术。在正常情况下，女性的宫腔呈现倒三角形，子宫内膜则是粉红色的，两侧输卵管开口可以在倒三角形的底部看到，左右各一，分布十分均匀。可是我在镜头里看到的薛妍的宫腔却不是这样的。她的子宫内膜显得很苍白，纤维化十分明显，因为粘连严重，子宫已然丧失了正常的结构，局部还有点状充血。让原本好端端的子宫变成这样的，通常是流产后的清宫术或诊断性刮宫术，以及子宫黏膜下肌瘤切除或长期放环等宫腔操作。一旦患者的子宫内膜基底层遭到损伤，子宫壁相互粘连，即使能做手术，子宫内膜也很难恢复如常。这就好比把一粒种子种在了戈壁滩上，种子再好，也很难在这荒漠里生根发芽。这对于渴望达成生育目标的患者来说，不啻为灾难性的打击。

可是不管怎么说，有了宫腔粘连，总要尽力分解开来，同时采用各种方法，促进子宫内膜的修复和再生——不然没有了胚胎赖以种植的温床，还怎么为患者助孕呢？虽然宫腔粘连分离术听起来不难，但实际操作下来的结果往往并不尽如人意。这种手术可不像简单地切除阑尾或胆囊。宫腔粘连分离术的基本原理为瘢痕粘连的分离,是一种功能恢复性手术;也就是说,我们希望经过手术,让患者的子宫内膜能够正常工作。可是以目前能做的有限的治疗来看,想要真正恢复子宫内膜的功能,光靠一场手术是远远不够的。即便医生尽最大的可能分离粘连,试图恢复患者正常的宫腔形态,又在术后为患者应用各种促进子宫内膜生长的药物,也委实很难令宫腔恢复成"出厂设置"(顺便一提,重度宫腔粘连分离手术的难度有点儿大,有时候在解剖结构不清晰的状态下分离,很容易导致子宫穿孔),并且患者的子宫内膜再次发生粘连的概率相当高——所以薛妍此前才不得已做了3次宫腔粘连分离术呀。

眼下这是第4次了。我为薛妍做了宫腔粘连分离术,尽量恢复她的宫腔形态,剪除瘢痕组织,术后应用雌、孕激素促进子宫内膜的生长,并嘱咐她道:"下个月尽快来做胚胎移植,以免时间过长,宫腔再次发生粘连。"

于是我们迅速进入了备战状态。可尽管薛妍才做了宫腔镜手术,次月一看,她的子宫内膜状态并未得到显著的改善。在对诸多不孕症的治疗当中,宫腔严重粘连的患者是最让我头疼的,因为任你怎么用药——雌激素、孕激素、增强子宫内膜血液循环的西药和中药制剂等,过一阵一瞧,咳,子宫内膜还是没啥反应。这是子宫伤了"根本",所以用再多的药也收效甚微。最后,只好硬着头皮做胚胎移植,实在有种听天由命的感觉。

在接受了口服的、阴道塞的、腹部注射的药物轮番治疗后，薛妍子宫内膜的厚度勉强达到了 6.5 mm，我遂为她植入了 1 枚优质囊胚，却以胚胎着床失败告终。

次月，我们又移植了 2 枚细胞胚。此时薛妍子宫内膜的厚度依旧在 6 mm 左右，胚胎仍然着床失败。

2 次共计移植 3 枚优质胚胎，薛妍依旧没能怀孕，她的子宫内膜问题始终摆在那里，我只得建议她再度接受宫腔镜手术——我估计她的子宫内膜又粘连在了一起，否则无法解释为什么会接连移植失败。有些患者会对宫腔镜手术寄予很高的期望，觉得做了手术就万事大吉。可事实上，手术后的重复粘连并非什么小概率的事件，至于这背后的原因，可能因人的体质而异吧。

我记得很多年前接诊过一位患者，她因为重度宫腔粘连无法怀孕，找我做手术。我在宫腔镜下看到，这位患者的宫腔已经完全没有正常结构可言了，而我在分离手术后为她放置了 1 枚宫内节育器，以防子宫内膜粘连的再度发生。可是 1 个月后，我给她取环的时候，发现她的宫腔内竟然重新密布瘢痕纤维，节育器的金属圆环被粘在这些瘢痕纤维当中，几乎被彻底覆盖了——才接受了手术的子宫内膜会重新粘连得这样严重和迅速，这样的例子并不罕见（我现在基本不用节育环预防术后粘连，而是改用防粘连凝胶）。

所以说，重度宫腔粘连在生殖科医生的眼中是很令人泄气的。可为了达成助孕的目的，我也只好建议患者再做一次宫腔镜手术，希望能帮助她恢复一部分子宫内膜的功能。除此之外，好像也别无他法了。

又一次手术和休养后（我自认为手术做得还算彻底），薛妍进入了胚胎移植前的子宫内膜准备环节。按说针对一般宫腔粘连的患者，我们在准备子宫内膜时都会采用人工周期方案，因为这样便于控制，而患者在月经第2～3天就要开始使用雌激素。但薛妍不知是弄错了还是怎么的，月经第10天才来就诊。无奈之下，我只好请她改走自然周期方案。可令我万万没想到的是，这一回，薛妍子宫内膜的厚度居然有7.5 mm！我异常兴奋，觉得总算看到了希望。可此时，薛妍的卵泡还未成熟，我便让她隔几日再来复诊。可惜天有不测风云——几日之后，薛妍非常不情愿地告诉我：她突发重感冒，高热不退，这个周期内恐怕是没法儿做胚胎移植了。

这是真正的"机不可失，时不再来"啊。在这个被迫取消的胚胎移植周期之后，薛妍的子宫内膜再也没能达到7.5 mm的厚度。我暗暗猜测她的子宫内膜可能多少又出现了重复粘连的现象，所以即便我照着她的意思，在她病愈后又为她植入了2枚胚胎，她也依然没能修成正果。

写到这儿，我自己都觉得非常无力。因为像薛妍这样的患者其实大有人在，而临床上常常没有什么好的解决办法。看着患者期许的目光，我却无计可施，不由得暗自惭愧。

说"无计可施"，也不完全准确，因为办法不是没有。对于重度宫腔粘连的患者，目前最先进的治疗方案包括宫腔内干细胞灌注、富血小板血浆（PRP）灌注等。值得一提的是，近两年使用富血小板血浆治疗子宫内膜粘连已逐渐在临床中得到广泛应用，也获得了令人满意的疗效。我们生殖医学中心也已正式开展该项治疗，并积累了不少成功案例。许多曾被诊断为重度宫腔粘连的患者，如今也顺利实现了妊娠目标。但话说回来，在当时，这些治疗方法毕竟还处于实验阶段，无法真正大面积地应用到临床上。此外，这些"先进"治疗方案的花费在当时自然是不菲的，并非人人都能承受得起。对大多数"老大难"患者而言，她们唯有一次次碰壁、一次次尝试，在不断怀抱希望又遭遇失望，接着重新怀揣希望的过程中盼着自己能早日怀孕。也因为没法儿确定胚胎最终会种植在宫腔的哪个部位，我们只能祈祷：希望聪明的胚胎宝宝能自己在妈妈重度粘连的子宫里觅得一席之地，就像一粒试图在荒漠中寻得一小片绿洲的种子，自此扎根下来，努力生长。

此后，薛妍又接连接受了2次胚胎移植手术（反正作为卵子"大户"，她最不愁的就是没有胚胎，这也实在很讽刺），始终无果。我无法突破摆在眼前的障碍，难免沮丧。

在那几个月的时间里，薛妍倒也没有闲着，她在别处接受了中医治疗，又是针灸，又是敷药，就盼着能对修复子宫内膜有所帮助。只是事与愿违，在我询问她接受中医治疗的期间，她的月经有没有什么变化时，薛妍说她感觉自己的月经量又逐渐变少了。我一听：得，这是子宫内膜又有粘连了！既然薛妍依然不放弃，向我表达了强烈的、要接着做胚胎移植的决心

（可能她认为自己的胚胎储备有18枚，足够她"试错"了），于是我建议她当月做宫腔镜手术、当月就接受胚胎移植——我之前有过这样的尝试，效果还不错。

薛妍点头同意了，随后开始用药，待月经干净后做宫腔粘连分离术。这是我给她做的第3次宫腔镜手术，加之她以前在别处做的，一共6次了。我还记得薛妍从手术室出来，回到诊室的那会儿，我因为实在心疼这个坚强的姑娘，便温言安慰了她几句。薛妍的眼眶瞬间红了，含着泪对我吐露："其实我先生不想让我继续做试管婴儿了。他说不生孩子有什么要紧的，就我们两个过日子，一样挺好啊。可是我先生对我太好了呀，他越是这样说，我越是想给他生个孩子。"正说着，薛妍的丈夫从外边走进来。我抬头打量着这个每次都跑前跑后、默默陪在妻子身边的高个儿男人，默默祈祷这次手术之后，薛妍排在月底的胚胎移植能有个"花好月圆"的结果——除却"一屋两人三餐四季"之外，也为他们这个小家庭带去稚子的欢笑声。

或许是连老天也不忍再为难薛妍了。这一回，持续用药（雌激素）1周后，薛妍在复诊时带给了我们意外之喜：她的子宫内膜的厚度居然达到了前所未有的8 mm！我俩简直像中了彩票头奖一样高兴。这样好的状态太难得了，这回可不能再有闪失。薛妍也万分小心，没再让重感冒这样的"程咬金"半路杀出来。而我始终小心把控着，最终给薛妍移植了2枚优质囊胚。

12天后验孕，薛妍顺利收获了"两道杠"。不过让人哭笑不得的是，老天似乎特别喜欢和薛妍开玩笑，要么小气不给，要么大方多给——保胎2周后，薛妍来我这儿做B超检查，竟然显示宫内三活胎。和艾米莉一样，植入薛妍宫腔的其中一个胚胎裂变成了单卵双胎，这是试管婴儿助孕的过程中很容易出现的情况。

读者朋友已经知道：若有三胎，必须减胎。这是我们助孕的政策，目的是确保孕妈妈和胚胎宝宝的安全。所以我在薛妍孕8周为她做了减胎手术，仅留下一个珍贵且健康的胎宝宝，给予他充足的空间和养分，好让他舒舒服服、顺顺利利地在妈妈的子宫里长大。

祝贺这个顽强的小家伙，竟然真的在戈壁滩上找到了绿洲，得以生根发芽、开花结果。

2021年，薛妍在孕38周剖宫产下一名男婴——是个"牛宝宝"。

事出必有因

那段时间，我接连遇到两个"老大难"患者。她们都很辛苦，好在她们皆有体贴的丈夫相伴——薛妍是这样，严佳也是这样。

严佳是个典型的南方姑娘，皮肤白净，身材高挑，说话柔声细气的。她的丈夫与她同龄，每次就诊必然到场，陪伴在妻子的左右。看得出来，他们夫妻的感情相当和睦。可惜严佳结婚4年来，从未怀孕。她此前做了输卵管造影检查，结果显示通畅，月经很规律，卵巢储备功能正常，丈夫的精液质量也很好。初步检查下来，根本看不出有什么明显的、可能导致不孕的问题。换言之，在当时看来，严佳是个不明原因的不孕患者。

多年的临床经验告诉我，往往这类"啥啥都没问题"的患者才更难搞。因为虽说是"不明原因"，但万事有果必有因，只不过导致严佳不孕这个"果"背后的"因"藏得比较深而已。

2020年9月，备孕4年皆以失败告终的严佳第一次走进了我的诊室。我为她做了常规检查，无论是从她的排卵情况、卵巢储备功能还是她丈夫的精液质量上都没能找到异常现象。不过，我在给严佳做B超检查的时候，倒是发现从未怀过孕的她有着偏大的子宫，像经产妇那样，并且子宫里有个小肌瘤。我问严佳平时会不会痛经，她说不会。我又给她查了血清CA125水平，数值并不高，不支持子宫腺肌病的可能。所以严佳是比较典型的不明原因不孕的患者，自然也是我们辅助生殖医学所要帮助的对象，何况她符合做试管婴儿助孕的指征。就此，她便开始了在我这儿的助孕治疗。

进入促排卵周期后，我为严佳选定的是标准拮抗剂方案。1个周期下来，获卵15枚，授精的过程也一切正常。但是，严佳的胚胎养不成囊胚，最后只得冷冻了2枚一级细胞胚。说实话，这样的"成绩单"让我稍稍有点儿意外，但也只能接受，毕竟做我们辅助生殖工作的，见多了病况截然不同的患者。虽然我本以为像严佳这样的"种子选手"，在单周期内配成的"好苗子"的数量会更多一些，但按照经验来看，虽然胚胎不多，但配成的2枚都是优质细胞胚，如果在正常情况下进行移植的话，胜算还是不小的。

我随即为严佳做了宫腔镜检查，同样无异常发现，随后快马加鞭，进入了胚胎移植周期。在B超下，严佳的子宫始终显得大而饱满。我总有一种直觉，认为她是子宫腺肌病患者，尽管化验结果暂不支持我的这一猜测，但我还是为她注射了长效降调针，希望她的子宫能回缩一点儿。

1个月后复诊，严佳的子宫回缩得相当有限，但胚胎移植还是势在必行的（这也有患者自己坚持的因素）。好在用药转化子宫内膜之后，严佳的子宫内膜厚度达10.6 mm，还是比较理想的。并且在胚胎移植当日，胚胎在解冻后顺利存活，已经生长为致密化胚胎。

胚胎移植波澜不惊地结束了。严佳夫妻俩很是雀跃，我也觉得胚胎着床的概率应当不小。谁知12天后抽血一查，居然没怀上！

严佳休整了3个月，回来要求继续移植剩余的那枚胚胎。她和丈夫可能在外面咨询过别的医生，觉得囊胚的移植成功率更高，所以向我提出：要把那枚冻胚在体外养成囊胚，再行移植。

从理论上来说，囊胚的移植成功率确实要更高一些，但是囊胚培养不过是把在体内进行的筛选放到了体外而已，何况脱离了母体这样更为友好和天然的培育环境，这枚一级冻胚在"苏醒"后究竟能否存活下来，我的心中其实存有疑虑。所以我仍旧建议严佳夫妻俩直接移植细胞胚，不要让好端端的胚胎宝宝在培养皿里进行这样一场无谓的"大逃杀"。可我们的患者往往并不明白其中的道理，听说"囊胚的移植成功率更高"，便执意要把胚胎养到囊胚的阶段再做移植。严佳夫妻俩也是如此。

无奈之下，我只得遵照患者的提议，让胚胎实验室解冻了胚胎进行培养。不过很遗憾，这枚细胞胚宝宝的发育潜能出了问题，在体外培养到第5天，虽然升级成了囊胚，但评级很差，勉强移植，终究没能活下来。严佳也就再一次经历了胚胎着床失败。这一回她当真是大失所望，夫妻俩一言不发，迈着沉重的脚步离开了我的诊室。

此后一年多，严佳寻找其他途径，试图调理身体，可是备孕无果。到2022年的秋天，她和丈夫再次找到我，想接着做试管婴儿助孕。但上回配成的2枚胚胎已经用完了，她只好重新取卵。

这一回进入促排卵周期前，我为严佳做了B超检查。B超提示她的右侧卵巢内有直径达30 mm的巧克力囊肿——我的直觉是对的，严佳果然患有子宫内膜异位症，且该症目前仍在持续发展。为此，我仍旧为她选定了拮抗剂方案。在这个周期内，获卵20枚，配成4枚优质细胞胚，其余的则依旧培养囊胚失败。其实不要紧，即便没能培养成囊胚，也并不意味着胚胎的质量一定不好。事实上，配成的那4枚细胞胚是我们能够取得的相当喜人的好成绩了。

接下来就到了胚胎移植的环节。因为严佳身上先后出现了子宫大小异常、胚胎发育潜能有问题（培养不出囊胚）以及确诊巧克力囊肿等一系列事件，这给我造成一种错觉——她是由于这些因素的共同作用导致反复不孕的。所以直到此时，我所聚焦的依然是她的子宫内膜异位症的问题。我想，为了让这次的胚胎移植能顺利进行下去，需要先调整严佳的子宫大小。所以我给她打了2针长效降调针，希望她的子宫状态能有比较大的改善。如同我在之前的章节里所说，1针长效降调针的药效为4周，那么2针下去能管用2个月。随后，我们进入了子宫内膜准备阶段。

到胚胎移植当日，严佳的子宫内膜厚度不错，2枚胚胎中的1枚发育较好，1枚则发育滞后。我在胚胎移植手术后为严佳进行了常规保胎，还预防性地让她用了少量的阿司匹林和肝素，希望她终于能迎来属于自己的"好孕"。

移植后第10天，严佳的尿检呈浅浅的"双杠"（阳性）。我让她抽血验hCG血值，只有14.4——着床是着床了，可是数值太低，恐怕要发生生化妊娠。果不其然，4天后，严佳的hCG血值不升反降。唉，这一次的胚胎移植又以失败收场。

我到现在还记得严佳在我面前强忍着眼泪的模样。而她的丈夫则不停地抚摸着她的头发，轻声安慰着她。我深知这样接二连三的打击对他们夫妻俩来说有多残忍，但面对摆在我眼前的这道医学难题，一切的言语都是如此苍白。

试管婴儿往往被称为不孕症治疗的最高阶手段，大多数人都可以通过这种方式得到属于自己的孩子。要是移植1次不成，那2次、3次，总能有个美满的结果。可严佳已经移植了3次，每一次胚胎的评级都还不错，胚胎却始终无法顺利着床，的确令人异常沮丧。古语有云："生有时，死有时，栽种有时，收获有时。"世间万事万物都有其运行的规律，或许是缘分还没到吧，我只得如此安慰这对伤心的夫妻。

可是，总不能就这样止步不前了。事已至此，我还能为他俩做点儿什么呢？我想了又想，没个头绪，反倒是严佳在收拾了一地伤心后，又跑回来找我，说要做生殖免疫方面的检查。

现如今资讯发达，患者在无助时会去网上看帖，严佳便从一则帖子上获得了"启发"，过来与我商量："唐医生，我要么也去查一查吧？"我思忖一番，觉得像她这样反复移植失败的案例，人体的免疫因素没准儿还真在里面"帮了倒忙"。"那不妨去查一下吧，总归没什么坏处。"我如此回复严佳道。

所谓的"生殖免疫"，简而言之就是：胚胎作为同种异体入住妈妈的子宫，通常妈妈的免疫系统会允许胚胎宝宝长期居住并对其进行保护。但如果母体的免疫系统出现了偏差，错误地将胚胎宝宝识别为外来入侵者，那么母体就会排斥胚胎宝宝的存在，不容许他通行，或者即便容许他通行，也会取消他的长期居住资格。妈妈的宫腔环境这样不友好，当然会导致脆弱的胚胎宝宝无法着床或在着床后流产。

这里面的道理听上去简单，但生殖免疫检查实际操作起来却是比较复杂的，需要患者反复进行抽血化验，全套检查的价格也比较昂贵。更让人纠结的是，很多时候，检查给出的结果又似是而非，很难让人做出切实的判断。毕竟，现代医学对于人体免疫因子的了解还十分有限。因此，我在推荐患者做生殖免疫检查前十分谨慎。不过不管怎样，生殖免疫这一学科在一片争议声中还是逐渐发展起来了，并且通过对化验结果的分析和有的放矢的后续治疗，也确实挽救了不少反复流产或胚胎始终无法着床的不孕患者。

严佳便在这样的情形下做了生殖免疫的各项检查。幸运的是，她还真的查出问题来了：严佳很可能患有非典型抗磷脂综合征。和我在第1章里提到过的、同样罹患此病的悠悠一样，抗磷脂综合征是一种自身免疫性疾病，会导致患者一再流产或妊娠失败。

查出问题就好办多了。严佳在接受了一轮免疫治疗后回到我这儿，准备重新投入"战斗"。我如常处理了她的子宫内膜异位症的病灶。严佳有别于我所接诊的大多数子宫内膜异位症患者，子宫内膜异位症可能是致使她不孕的因素之一，却并非导致她反复移植失败的唯一"真凶"。只不过抗磷脂综合征藏得太深，让症状相对比较明显的子宫内膜异位症为它"背锅"了好一会儿。

总之，我在严佳回归之后为她转化了子宫内膜状态，随后得以顺利为她植入了2枚细胞胚。和严佳此前的认知不同，细胞胚看似不是"第一名"，但恰恰比身为"尖子生"的囊胚争气，是不折不扣的"潜力股"，此番在她的宫腔里安营扎寨，努力存活了下来。江南女子严佳终于迎来了属于她的温暖春天，目前她已经是个产下7斤重男娃的妈妈了。

糖糖医生有话说

所谓的"反复移植失败",是随着试管婴儿技术的问世而涌现的新名词。那么,究竟移植过几枚胚胎且未妊娠才算"反复"移植失败呢?对此,国际上似乎并没有一个严格的诊断标准。一部分人认为:经历3次及以上鲜胚或冻胚移植,累计植入4枚及以上优质胚胎,却未获得临床妊娠结果,年龄又在40周岁以下的患者,可归为反复移植失败患者,其中也包括验孕后未见hCG血值升高和hCG血值升高但未得到B超检查证实的生化妊娠患者。

反复移植失败的原因有很多,但每位患者的病因又不尽相同,亟待解决的问题也很不一样。不过,这些一再经受了不幸的患者所面临的,往往是相同的结局,也就是"莫名其妙"的胚胎移植失败。正因如此,对待这些"老大难"患者,我们生殖科医生才需进行更细致的甄别,尽量找到蛛丝马迹,从而做到对症治疗。在此,我想先为大家简要科普一下可能导致反复移植失败的危险因素和它背后的病因。

导致反复移植失败的危险因素包含以下4个。

1. 年龄 女性在取卵时的年龄是决定其生育结局的、至关重要的因素。正如我一再强调的,女性的妊娠率随着年龄的升高而降低。女性在35岁之后(更不用说是40岁之后了),胚胎移植的成功率以及活产率会迅速降低,生化妊娠率则明显提高,这说明胚胎与子宫内膜种植窗的同步性进一步变差,胚胎的质量亦随着患者迈入高龄而陡然下降。所以,我还是那句话:要生娃,真的得趁早。

2. 体重　肥胖会对移植率造成负面影响,这是显而易见的。在试管婴儿助孕的过程中,肥胖患者较正常体重的患者有着更高的胚胎移植失败率,且体重越大,胚胎移植的失败率和流产率也越高。

3. 吸烟　吸烟对于试管婴儿助孕当然也是有消极影响的,但有价值的相关报道较少,信息的来源往往不准确。因为总体而言,我们的社会对怀孕女性吸烟持有很负面的态度,所以很多女性会隐瞒自己吸烟的事实。我在治疗的过程中就发现过患者吸烟的情况,这肯定会对胎儿和母体造成危害。女性如果是烟民,则其体内的雌激素水平偏低,且血清中的尼古丁代谢物会导致获卵率和活产率下降,相应地,流产率则会升高。所以,吸烟有百害而无一利。

4. 心理压力　焦虑和抑郁的情绪会使得患者体内的皮质醇含量升高。有研究发现:女性在初次经历流产后,体内的皮质醇含量是正常怀孕女性的2.5倍。一方面,心理压力会降低试管婴儿助孕的成功率;另一方面,试管婴儿助孕的一再失败又会加重患者的心理压力,由此形成恶性循环。因此,患者只有学会适度放松、及时调节情绪,才有可能在接下来的治疗中获得较为理想的结果。

导致反复移植失败的相关疾病因素主要有免疫因素、慢性子宫内膜炎、其他子宫疾病以及基因异常。

1. 免疫因素 免疫因素导致反复移植失败的机制很复杂。目前比较明确的说法是：抗心磷脂抗体、抗核抗体等异常均可能致使反复生化妊娠。抗心磷脂抗体是抗磷脂综合征的标志性抗体（常见于系统性红斑狼疮、类风湿关节炎等自身免疫性疾病），会导致女性反复自然流产、晚期流产、胎死宫内、早产及静脉血栓，因此被认为与反复移植失败密切相关。抗核抗体则是获得性（抑或遗传性）易栓症的标志性抗体，可导致胎盘血栓，致使妊娠丢失及反复生化妊娠。

2. 慢性子宫内膜炎 慢性子宫内膜炎同样是导致反复移植失败的因素之一。有研究对反复移植失败的患者做病理活检，发现高达60%的患者有慢性子宫内膜炎或相关炎症。而宫腔镜检查是很常见的诊断慢性子宫内膜炎的手段。在宫腔镜下，可见慢性子宫内膜炎患者的子宫黏膜水肿、充血、有多发小息肉等。此外，患者宫腔内的菌群是否失调，也可以通过更先进的基因检测的手段来查明。

3. 其他子宫疾病 子宫是胚胎着床的场所，胚胎宝宝进入母亲的宫腔后，会与之产生"应答"。换言之，妈妈的子宫接纳胚胎的能力（即我们所谓的"子宫内膜容受性"）如何，胚胎宝宝是完全感受得到的。所以，异常的宫内环境，比如有息肉、子宫黏膜下肌瘤和宫腔粘连，会直接影响胚胎移植的成功率。然而，宫内环境异常的患者往往并无明显的外在症状，并且医生通过阴超检查也未必能及时发现所有的问题。所以宫腔镜又在此时派上了用场，它的应用能大大提高诊断的准确性。如果患者多次出现移植失败的情况，医生便应根据患者的实际，及时应用宫腔镜进行病因排查。

4. 基因异常　反复移植失败很可能是胚胎本身携带异常基因的缘故。如果当真出现了反复移植失败,患者不妨做胚胎筛选(也就是学名为"植入前遗传检测"的三代试管)来提高移植的成功率。

总之,反复移植失败是一种集合了众多复杂因素和发病机制的临床表现。患者的病因不同,医生选择的治疗方式也不同。而在采取宫腔镜检查和接受药物治疗的同时,我们的患者若想提高精卵质量(继而提高胚胎质量),还需改善生活方式。我知道这是老调重弹,在沉甸甸的现实面前可能也很无力,但作为生殖科医生,我还是要说:请患者避免烟酒,避免接触辐射,适当减重,缓解压力,尽量维持身心健康。如果出现反复移植失败的情况,一定要和主诊医生讨论,并制订适合自己的个体化治疗方案,千万不要人云亦云,更不要病急乱投医。

不过作为医生,同时作为女性,我还想说些心里话。在所有的章节当中,这一章我写得特别吃力,几次都想放弃。我一度还想刻意写得不那么富有情感色彩,就弄成干巴巴的科普文章算了,可是终究办不到。我没法儿用全然"抽离"的态度置身事外地来看待这个话题,因为"反复移植失败"本身就足够拧巴,足够让人纠结和痛心了。单是回顾薛妍和严佳的病史,都能让我的好心情一扫而空,这或许也是医生与患者共情的"副作用"之所在吧。

略微让我宽心的是,薛妍和严佳都拥有了不错的大结局。可是现实生活中,我们还有更多的患者在一次次移植失败的痛苦旋涡里挣扎着、煎熬着,没法儿脱身,也看不到出路。

而对于无比想要孩子，可哪怕做了试管婴儿也始终怀不上的"老大难"患者，比如我在第6章里提到的、经历了15次试管婴儿助孕的王楠，我们作为医生，到底还能为她们做些什么呢？辅助生殖治疗并不涉及一般意义上的重症、绝症，但身为生殖科医生，我所感受到的无力感丝毫没有因此而减轻。在回顾病例之时，在承受患者的殷殷期许，也面对她们无比沉重的、一次次的失望之后，我的心中总是充满懊恼。的确，我在诊病的那个当下往往也是迷茫的、有局限性的，乃至偏颇的，所以我总要自责：早知道，当初就应该更留意她在这个数值上的异常；早知道，我那时候就应该在这个方面更上心一点儿、多动动脑筋……可是"千金难买早知道"。

在患者的眼中，为她们助孕的是那个貌似永远冷静、操作无比娴熟、遇事总有解决办法的唐主任。但真正让我的患者记挂的，是那个握着她们的手，陪她们经历了人生的低谷，自己常常也忍不住落泪，只要她们"好孕"便比得了什么奖赏都要高兴的糖糖医生。

这一点让我很欣慰。

如此便足矣。

第 9 章

看不见的对手

隐匿性输卵管积水

绝望之为虚妄,正与希望相同。

——裴多菲

春天的故事

杨柳拿着化验单走进诊室的时候,我抬头望着她。她显然看出了我的期待,一脸沮丧地摇了摇头。我的心不自觉地沉了下来,又失败了!

果不其然。

我接过杨柳递来的化验单,低头一瞧,只见上面写着:hCG<0.1 mIU/mL。

"还是没怀上。"我轻叹道。

相比我的低落,杨柳一开口,倒是尽显"小辣椒"的本色:"是啊,唐主任,又没怀上!你说咱们该做的都做了,怎么胚胎就是不着床呢?"看得出来她是真的急了。

也是,这都是杨柳第4次接受胚胎移植了。到目前为止,她共计移植了6枚优质胚胎。和她同时期来做试管婴儿的病友都有了宝宝,有些小娃娃甚至都学走路了。可两年下来,就杨柳还在原地打转,始终不怀,她哪能不急呢?

辜负了患者的期待,我心里充满歉疚,像个这回又没考及格的补考生,不知要如何面对眼前的姑娘。但有问题,逃避是不可能的,总要想办法解决。我迅速调整情绪,迫使自己冷静下来，用镇定的音调对杨柳说："咱们先停药吧，等你下次月经来潮再说。你也借这个机会休整一下，我来想想办法，看还能做点儿什么。"

杨柳固然无奈，也只好答应下来。临走前，她照旧嘱托我："唐主任，你一定要再帮我想想办法呀。拜托了！"

我点头答应，对她的嘱托，我深感重任在肩，更深感力不能支。做医生这一行越久，越有无可奈何的时候。虽然现代科技的发展日新月异，有时几乎做到了一日千里，但我们依旧有太多无法破解的迷思，有太多还没法儿深入了解的领域。此刻，面对像杨柳这样反复助孕失败的患者，我再一次陷入了沉思。虽说助孕对我来说也不过是一份养家糊口的工作（正如无数人赖以谋生的工作一样），并且试管婴儿助孕的总体成功率在50%左右（仅仅是对半开而已，助孕失败本来就无可厚非），可每次面对这些"老大难"患者，我都没法儿做到无动于衷。我都依然会因为她们的成功而激动落泪，也会因为她们的失败而情绪低落。

送走杨柳之后，我继续忙着手头的工作。生殖医学中心的活儿基本集中在上午——看诊、做取卵手术、做胚胎移植、做宫腔镜检查，下午的患者则相对较少。稍稍空闲下来的时候，我记挂着杨柳的事儿，便打开她的病史记录，想再回顾一遍。

时间退回至2021年的3月。春节过后，我们生殖医学中心迎来了一波就诊高峰，就是在这样一个忙碌的时节，我第一次见到了杨柳。我记得与她先后来看诊的还有另一批患者,她们都在我的患者微信群里,每天叽叽喳喳的。只要有姐妹助孕成功,大家就纷纷前来报喜,所以微信群里相当热闹。杨柳就是其中一个很爱发言的姑娘。

生殖医学中心的工作似乎也有点儿季节性。春天是孕育生命的季节,经历了一番沉寂,动植物在漫长的严冬过后慢慢苏醒过来,开始觅食、生长和繁衍,开启了新一轮的生命更替。早春三月,阳光是明媚的,吹过来的风里渐渐有了暖意,空气中散发着生生不息的、蓬勃甚而炽热的生命力,一切都显得欣欣然,充满了生机。古语有云:"一年之计在于春。"人作为自然的一分子,也遵循大自然的规律。开春了,人们总要舒一舒被冬日束缚了的筋骨,开始新一年的计划:工作、生活、学习,以及生育。所以几乎每一家生殖医学中心都会在春节后迎来属于助孕患者的小高峰。也有坊间传闻:在春天做胚胎移植的成功率会更高。虽然胚胎实验室的数据显示每个季节的助孕成功率其实差别不大,但人们总想讨个春天的好彩头,于是纷纷在开春之时涌入我们的诊室,预备进入试管婴儿助孕的流程,还计划着要生个属相吉利的宝宝——可见春天确实让人充满了孕育新生的希望。

初见杨柳那会儿,她已经结婚8年了,与丈夫一起经营一点儿小生意,日子过得还算舒心,只是遗憾膝下无子。婚后1年,杨柳发生了右侧输卵管宫外孕。考虑到她还未生育,医生在术中还是保留了她的右侧输卵管,做了开窗取胚术。此后,杨柳等了5年，其间做了各种检查和治疗，方才二度怀孕，谁料她的运气实在不佳，偏又遭遇了左侧输卵管宫外孕。基于同样的原因，医生在开窗取胚术中保留了杨柳的左侧输卵管。术后这一等，又是3年的时间，杨柳又是做输卵管造影、通液，又是吃中药，却始终怀不上。此时，杨柳的一个同乡小姐妹在我这儿助孕成功了，她听说了这事儿，便在和丈夫商量过后找到了我。

问完病史，我给杨柳做了妇科和B超检查。杨柳的子宫和卵巢形态十分标准，像教科书里的插图一样，子宫的大小也很正常。当时她正值月经中期，子宫内膜于是呈现漂亮的"三线征"，厚度也正好。卵巢内除了有优势卵泡之外，单侧卵巢内的窦卵泡各有七八个。"卵巢储备不错，子宫内膜也好。"我见状，暗暗点了点头。

做完B超检查，我带杨柳回到诊室，翻看了她带来的全套检查结果。她的抗米勒管激素水平在3.09 ng/mL，说明卵巢储备相当不错（与B超检查的结果吻合），半年前的输卵管造影结果则显示"右侧输卵管通而不畅，左侧通畅"。此外，杨柳丈夫的精液质量也很好。

了解完基本情况，我快速总结了一番杨柳夫妻的情况：女方34岁，正值育龄期，体重适中，子宫内膜不错，卵巢储备也好，丈夫的精液质量佳，且女方有过2次怀孕（虽说是宫外孕），可以证明精卵结合没有问题。杨柳不孕应当是单纯的输卵管因素造成的。杨柳接受辅助生殖助孕的指征很明确，而且助孕的成功率亦很高，单周期的成功率可达约60%。杨柳这样的患者是我们生殖科医生喜欢的"优质患者"，助孕成功率高。

"没问题，助孕指征明确，做术前准备吧。"我对杨柳如是说。于是助理小雷开始核对杨柳夫妻术前所需做的检查清单。一切就绪，我们都只等杨柳下一次月经来潮。我当时还很天真地认为：不久的将来，杨柳肯定能顺利怀孕。

次月，杨柳的月经如约而至。月经第2天，我们开始了促排卵治疗，抽血查性激素六项、做阴超检查、定促排卵方案。杨柳的检查结果一切正常，我为她定下了以标准拮抗剂方案促排卵。我已经解释过以长方案促排卵的原理，现在来为大家说说我一直提起的拮抗剂方案是怎么回事。

10余年来，拮抗剂方案逐步替代长方案，成为各生殖医学中心的主导促排卵方案。相比长方案，拮抗剂方案更灵活。它的促排卵时间更短，8~9天，用药也更经济，无论是从注射时间来讲，还是从总的注射量来讲，都占优势。此外，拮抗剂方案还有一个最大的好处，就是能大大降低卵巢过度刺激的风险。我在讲述夏云的病例时谈到过，卵巢过度刺激的最大元凶便是启动"扳机"时应用的hCG。因为长方案对患者的神经中枢（下丘脑-垂体）过度抑制，无法诱发内源的黄体生成激素高峰（LH峰），医生不可避免地要应用hCG促进卵母细胞的最后成熟。多囊卵巢综合征患者（或单纯的卵子"大户"）在这时特别被动，因为发生卵巢过度刺激的风险极大。相反，拮抗剂方案的用药机制不涉及对患者神经中枢的抑制，所以能近乎完美地规避这样的风险。自从拮抗剂方案成为全球主导的促排卵方案之后，可以说在世界范围内，卵巢过度刺激综合征的发病率便呈直线下降，拮抗剂方案也因此成为咱们目前助孕流程中的促排卵"标配"。

杨柳就是按照拮抗剂方案的标准化流程进行促排卵的（图9-1）。应用促卵泡激素5天后她前来复诊，卵泡生长正常。再次应用促卵泡激素和拮抗剂，3天后杨柳二度复诊，成熟卵泡已有数枚，其中优势卵泡的直径达18.9 mm。随后启动"扳机"取卵，最终获卵16枚，一代授精后配成4枚胚胎（细胞胚和囊胚各占一半），均为优质胚胎。此外，杨柳的子宫内膜在启动"扳机"的当日呈现完美的"三线征"，厚薄适宜。要不是她的孕激素水平有点儿高，我都准备给她做鲜胚移植了。生殖科医生的一个共识是：如果患者在启动"扳机"当日的孕激素水平高于我们设定的界限，则鲜胚移植的成功率会降低很多。

读到这里，你或许会产生这样的疑问：为什么有的人获卵5枚，能配成4枚胚胎，而有的人（比如"优质患者"杨柳）取到的卵子明明那么多，配成的胚胎却反而少呢？这里面涉及的因素有很多，包括男方的精液质量和授精能力、胚胎实验室的操作手法、促排卵方案的选择、卵子本身的成熟度……何况囊胚的培养是一个损耗受精卵的过程。总之，从促排卵到取卵再到最后配成胚胎是一场过关斩将的拼杀，而获卵多多的患者，她们最终配成的优质胚胎不一定很多。杨柳的这种情况算

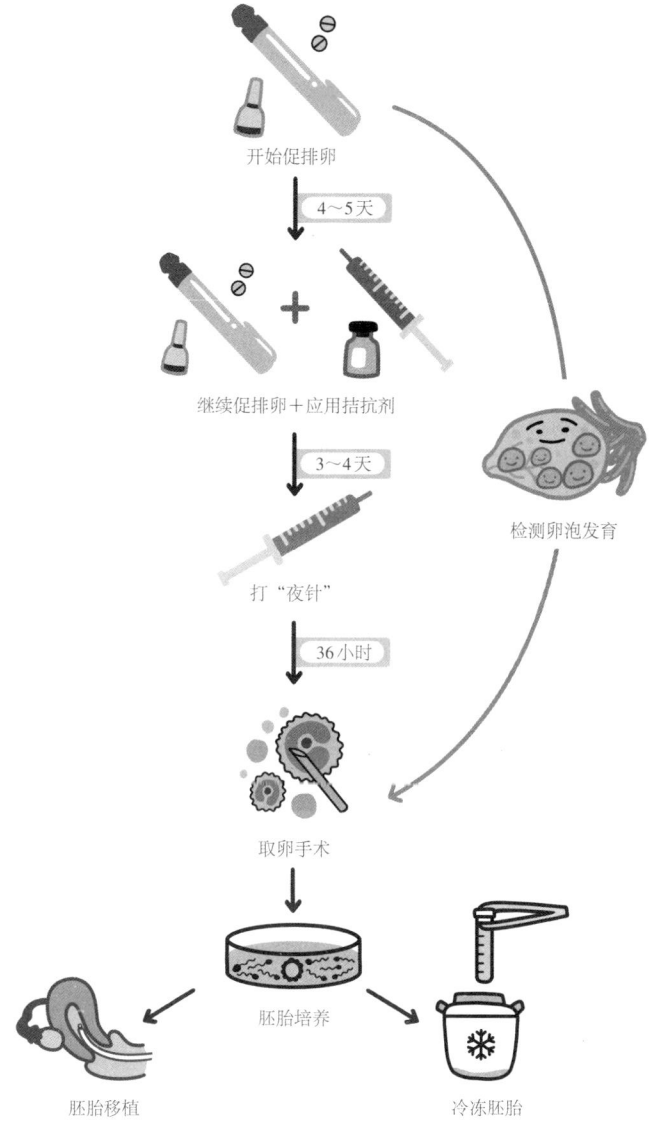

图9-1 拮抗剂方案流程图

是正常的。配成了4枚优质胚胎，意味着她至少有2次移植的机会，怀孕概率很高。我直到此时仍然信心十足。

转眼，杨柳在取卵手术后的10余天来了月经，她满怀期待地前来就诊，准备进入胚胎移植周期。因为在促排卵期间她的子宫内膜形态始终很好，所以我打算直接给她做胚胎移植，不做宫腔镜手术了。待杨柳的子宫内膜在药物的作用下正常转化后，我顺顺利利为她植入了1枚囊胚。术后常规保胎，12天后复诊验孕——竟然没中！这真的出乎我的意料。

"一次不成不要紧，咱们继续做胚胎移植吧。"我还是如此安慰杨柳（以及我自己）。自身条件好的患者做试管婴儿助孕，单周期的成功率基本在40%～50%。一次胚胎移植不成功，里面的因素有很多，往往很难确定究竟是为什么。不过既然一次不成，在接着做胚胎移植以前，我还是要给杨柳做个宫腔镜检查，好排除子宫内膜不利于胚胎着床的因素。根据我的经验：有些患者的子宫内膜虽然在B超下显得很漂亮，但一做宫腔镜检查，往往还是问题颇多的。所以有的时候，B超检查并不能完全取代宫腔镜检查。

半个月后，杨柳很配合地前来做宫腔镜检查。这是小手术，操作简单，不过10分钟便结束了。杨柳的宫腔只有轻微炎症，没啥大问题。我替她稍做清理，让她回家休息，等待下个月月经来潮。

次月，我换了胚胎移植策略，这次采用的是自然周期移植方案，就是等待杨柳的卵泡在自然状态下生长起来，不断观察，待成熟后注射排卵针，再按照排卵时间计算出进行胚胎移植的时间。如果到了排卵后的第3天，就移植第3天的细胞胚；如果到了排卵后的第5天，就移植囊胚。不同于上一次的囊胚移植，这一次，我为杨柳选定的是2枚细胞胚。杨柳见状，有点儿担心，问我："唐主任，他们都说囊胚的移植成功率更高一些，可上一次的囊胚没着床啊，我这一回反而要植入第3天的细胞胚了，会不会更不行啊？"

我闻言，微微一笑，解释道："你别担心。第3天的细胞胚好比3年级的优等生，第5天的囊胚好比5年级的优等生——等3年级的好学生升到5年级的时候，也就是在妈妈的肚子里再发育2天，大概率会变得很优秀的。"我们的很多患者都有和杨柳一样的担忧，于是一味地追求囊胚移植，认为这样做成功率才更高。其实囊胚只不过是在体外的培养时间比细胞胚长了一些而已，论移植成功率，是高一点儿，但不过是因为减小了分母，对个体而言意义不大。

杨柳听我这么说，才稍稍放下心来。胚胎移植当日，胚胎师向我们报告：杨柳的第3天细胞胚解冻后顺利存活，第4天已呈现致密化。胚胎移植手术得以顺利完成。而且采取自然周期移植方案的杨柳因有内源性雌、孕激素护体，在胚胎移植后无需大量用药，体验感更好，成功率照理说也是相当可观的。我实在看不出杨柳会有什么问题，无论是她的子宫内膜形态还是胚胎质量都很不错，况且她在胚胎移植之前还做了宫腔镜检查，扫清了胚胎着床可能遇到的障碍。这下怎么着都能成功了，我依旧对她信心满满。

手术后，杨柳回家保胎。没承想，12天后依旧传来了坏消息：她还是没怀上，hCG<0.1 mIU/mL，连着床都没有！

我这下是真的郁闷了，隐约觉得杨柳有了麻烦，可这麻烦的源头在哪里呢？这种不明原因的不着床着实让人捉摸不透。杨柳自然更是焦虑，不停地问我究竟是为什么，也不停地和我说她和患者微信群里的姐妹讨论了，她们建议她做生殖免疫检查，这弄得我哭笑不得。

现代社会资讯发达，互联网、微信公众号、短视频等五花八门，患者获取信息的方式越来越便捷，信息也越来越碎片化。但是别人的经验也好，网上的资讯也罢，终究是道听途说。针对不同患者的不同情况，只有主诊医生才能给出相对全面的分析。我不是没有动过让杨柳去做生殖免疫检查的念头，但一来她没有去做检查的指征，二来全套检查的价格不菲，得出的结论却可能似是而非，而我能看出杨柳的家境并不富裕，所以在犹豫了一番后，到底还是放弃了这个念头。

事不过三，杨柳还有一枚囊胚在，要不就再做一次胚胎移植吧，没准儿这下就成了呢！我这么想着，不过在胚胎移植之前，我总要再做点儿什么，不能重走老路。所以在征得了杨柳的同意后，我为她选择了打降调针的方案。我在第5章里讲到过，生殖科医生给患者打这种针，是利用它对人脑垂体的抑制作用，使得患者的子宫和卵巢处于静息状态，相当于给患者的子宫做了一次"大扫除"。有数据表明，在降调节之后，患者子宫内膜的容受性会增强，胚胎移植的成功率也就顺带提高了。于是我在杨柳此次月经来潮后给她打了一针长效降调针，告诉她一个月后回来复诊，同时嘱咐她：趁着这一个月的时间，再适当减减重，尽量保持规律的睡眠和饮食，这些都对提高妊娠率有帮助。

4周时间很快便过去了，杨柳按时回来报到。我在给她转化好了子宫内膜后，请胚胎实验室解冻了那枚仅存的囊胚。囊胚本身是中等评级的，但也有很好的着床率。不过，不知是否因为杨柳过于紧张，胚胎移植当天，通常仅需用时几十秒的置入外管的操作，我们竟然前前后后折腾了约半小时，可真是"开局不利"了。要知道，只有把移植外管置入患者宫颈的合适位置，才能顺利将移植内芯和被吸入其中的胚胎推送到宫腔的指定位置。杨柳原本是个活泼的女孩子，这会儿知道手术不顺利，却不敢动弹，也不敢言语，只得忍着尿急配合我——胚胎移植需在腹部B超的引导下进行，患者不得不憋尿以使膀胱充盈。

这番折腾后，移植外管总算得以顺利抵达杨柳的宫颈口。我这个移植"老手"差点儿出了一身汗，这会儿才稍稍松了一口气，通知胚胎实验室将待移植的胚胎吸入内芯。之后的过程有惊无险，胚胎移植手术如约结束。杨柳照常取了药，回家保胎。

移植后第12天，一大早，才踏进生殖医学中心的我就看见杨柳挂了号，正等着抽血验孕。我用自己都没意识到的、不很确定的语气问她："你在家验尿了没有？"杨柳同样小心翼翼地答："验了，唐主任，好像是双杠。"闻言，我悬着的心稍微放下了一些，心想：这回应该是顺利怀上了。

我进了诊室看诊，间或出来做手术，一上午忙忙碌碌的。2个多小时后，杨柳走进来，手里拿着化验单，很是急切地问我："唐主任，你看看，我这是怀了吗？"我一看化验单，顿时失望得不得了："hCG血值只有17.8。着床是着床了，但是这个数值太低。如果是着床的最早期还好说，但你植入的本来就是囊胚，今天都是移植后的第12天了；如果确诊怀孕，hCG血值怎么也要达到100才对。你这个血值……大概率是要生化妊娠了。"我如实对杨柳说道。

她一听，知道情况不妙，眨巴眨巴眼睛，瘪着嘴问我："什么叫生化妊娠啊？"

我答："生化妊娠就是胚胎完成了着床，但是没有继续发育，停止生长了。"

杨柳自知胚胎着床不易，当然还想再争取一下，她说："那唐主任，还有什么办法能让胚胎继续长一长吗？我不想就这样放弃啊！"

我很能理解她的心情，但是能做的，我们确实已经都做了。我说："要不你隔日来看翻倍情况吧，如果你的hCG血值隔日能翻倍，那么证明这枚胚胎还有发育潜能，否则就真的留不住了。"

杨柳抱着一颗忐忑的心离开了医院。因为家住外地，她问我能不能在她当地隔日抽血，看hCG血值的翻倍情况。我说当然可以，一切以患者方便为优先考虑。隔日，杨柳在她当地的医院抽血验了hCG水平，数值不升反降。她发来微信消息问我："该怎么办？"我回复她说："确实是胚胎停育了，咱们先把保胎药停了吧。"

杨柳的最后一枚胚胎已经用完，她依旧没能怀孕，这一阶段的助孕治疗也就告一段落了。

我在接下来的日子里照例"迎来送往"了一批批患者。我的患者微信群里陆续有新人前来报到，也有旧人功成退出。闲来我也会进患者微信群看看，偶尔还会看到杨柳在里头发言，但与从前那个叽叽喳喳的"小辣椒"相比，她明显消沉了不少。我偶尔也会暗想：她还会再来我们生殖医学中心助孕吗？会不会去别的生殖医学中心寻求帮助了呢？当然，接受辅助生殖治疗的患者到处就诊、寻医问药是很常见的现象。

1年的时间就这样悄无声息地滑过。2022年8月，杨柳再次联系我要求继续做试管婴儿。收到她的微信消息时，我既感动，又觉得压力重重。我感动于她对我的信任，在多次失败过后她仍然愿意回到我的诊室；可如果继续接诊，我显然得找出她反复助孕失败的原因，这让我很有些犯难。

除了染色体核型和血型终身不变，通常患者的化验结果仅1年内有效，杨柳的化验单显然已经过期了。于是我重新为她做了术前检查。杨柳的卵巢储备依旧很好，激素水平也很理想，所以我依然为她选定了拮抗剂方案促排卵。我知道杨柳家的经济条件并不好，这样反复的治疗于她而言有不小的压力，所以给她用的是国产的促排卵药（国产药和进口药的价格差了至少1个"0"）。这不完全是因为国产药便宜——杨柳的卵巢状态这样好，用国产药物，一样会有很好的疗效。不出所料，她的整个促排卵过程都相当顺利。

每次复诊，看着杨柳状态极佳的子宫内膜——标准的"三线征"，厚薄正好，干干净净的，我真是想不明白：这么好的子宫内膜，胚胎怎么就不着床呢？

促排卵9天，优势卵泡成熟，照例到了启动"扳机"的时候，36小时后预备取卵。这次手术，杨柳没有选择麻醉，可能还是想节省一点儿费用吧。

虽说我是取卵"快枪手"，但杨柳的卵泡不少，全部穿刺完也要几分钟。手术开始后，我动作麻利地做着穿刺。一管管混着卵母细胞的卵泡液被抽吸出来，由护士递到胚胎实验室的窗口。胚胎师则快速在显微镜下拣出其中的卵母细胞，再一个个报数。手术室里响起的报数的声音，在我听来就是世界上最美妙的"音乐"——尤其是面对那些"老大难"患者的时候，她们的卵子本就极为稀少，即使只能从中拣出一两个卵母细胞，我也觉得心里踏实、无比安慰；而如果胚胎实验室报告说这回颗粒无收，那我就一天都心情沉重，觉得阳光都随之暗淡了不少。

眼下，我一边做着穿刺，一边听胚胎实验室报数："1枚、2枚、3枚……"一侧结束，换另一侧卵巢接着做穿刺。不知是因为杨柳依然紧张还是她的卵巢出现了轻度的粘连，她另一侧卵巢的位置有些高，我调整了手里的穿刺针，还是没够到。要想接着取卵，只有经过宫颈穿刺了。但这样一来，患者的痛感会加剧。我于是试图安抚杨柳道："待会儿可能会有点儿痛，你稍微忍耐一下。"杨柳说："没事的，唐主任，我忍得住。"

即便如此，被我手上的穿刺针经过了宫颈的那一瞬间，杨柳还是痛得叫了起来。可是箭在弦上，不得不发了。这时候真正能帮到杨柳的，不是我停下来或者犹豫不定，而是尽量以最轻柔的动作和最快的速度完成取卵。我沉下声，轻轻地对杨柳说："要是觉得痛，你可以叫，但是千万忍住别动，我很快就结束。"

两三分钟后，这一侧卵巢的卵泡穿刺也完成了。

消毒完毕，我拍拍杨柳的腿，由衷地对她说："起来吧，辛苦了。你刚刚真的很勇敢。"撤了窥阴器后，杨柳在护士的搀扶下走下床，回到了恢复室，在那里稍做休息。

不麻醉也有不麻醉的好处，就是取卵手术时虽然痛那么一会儿，但手术结束后便能轻松下地，术后的恢复也很快。如果选择了麻醉，虽说取卵的当下不痛，但手术之后，有些患者会出现"宿醉"，即恶心、呕吐等麻醉药反应，也不好受。

杨柳在恢复室躺了一会儿，出了手术室，由她的丈夫陪着回到我的诊室。我打开电脑一看，胚胎实验室已经把结果发过来了：此次共获卵19枚。

"比上次还要多呀，不错不错！"杨柳听闻结果，瞬间来了精神，又一个劲儿地向她丈夫"邀功"道："老公，我取到了19枚卵！老公，我厉害吧！老公，19枚呀！"那一刻，杨柳就像个做了好事要求表扬的小朋友。而相比她的兴奋，她的先生在面对我时则表现得略微腼腆，笑着没吭声。

或许是刚刚和她一同经历了取卵手术，那一刻，我真的很心疼这个直率又开朗的姑娘。在助孕求子的道路上，女性所承受的身心压力和痛苦要远多于男性。她们需要不停地做B超检查、抽血化验，每天得给自己注射药物，好不容易做完了取卵和胚胎移植手术，还要一边吃着保胎药，一边等着、盼着"开奖"结果，哪怕要承受巨大的身体考验也心甘情愿。如果怀上了，她们自己、丈夫以及全家长辈都跟着高兴；如果没怀上，那么一切都要从头来过，开始新一轮的吃药、打针、检查、手术、化验……可是，在整个助孕的过程中，男性只需取一次精，在关键时候签个字就行。体贴一些的丈夫会尽量陪同妻子一块儿前来，由于工作不便或其他原因不曾露面的，则每次都让妻子只身一人来复诊。

兴奋不已的杨柳在丈夫的陪同下离开了我的诊室，回家等消息。不多几日，胚胎实验室来报：杨柳此次得以收获5枚优质胚胎，其中2枚是第3天细胞胚，3枚是囊胚。在启动"扳机"的当日，杨柳的孕激素水平依旧太高，所以我最终放弃了为她做鲜胚移植的念头，请胚胎实验室冷冻了全部5枚优质胚胎。

胚胎有了，接下来面临的便是胚胎移植环节。杨柳的前3次胚胎移植均以失败告终，这一定不是偶发的。但是她的问题到底出在哪里呢？这是始终横亘在我们面前的难题。分析下来，我自认杨柳的胚胎没有问题，难道是她子宫内膜的容受性不好吗？是不是种植窗发生了偏移？或者是宫腔内的菌群有了异常？要不要检测一下？我一边思忖着，一边和杨柳如此这般商量道。

种植窗是医学界在很多年前提出的概念。医学界认为女性在排卵后，其子宫内膜在体内雌、孕激素等各种因素的影响下，会出现一个允许胚胎植入的窗口期，这个关键时期称为"种植窗"。我们的很多患者对胚胎移植并没有什么概念，以为自己一来月经就可以进行胚胎移植。可事实上，无论是走自然周期还是走人工周期，生殖科医生都会为患者计算好种植窗，并在种植窗内进行胚胎移植。这一时期，子宫内膜有很好的接纳胚胎的能力，而一旦偏离种植窗，胚胎的着床率就大大降低了。大多数人的种植窗是比较好推断的，可有一部分患者由于种种原因，种植窗会发生偏移，即便如期植入胚胎，胚胎依然无法成功着床。

至于子宫内膜菌群，这是近几年比较受关注的话题。在以前的研究中，医学工作者一度认为宫腔内是无菌的，可随着基因诊断技术的不断发展，人们慢慢发现：宫腔内也分布着各种菌群（主要是乳酸菌等益生菌），如果菌群失调，则有可能导致胚胎着床失败。

得益于基因技术的飞速发展，这些很久之前提出的论点，在近几年真正应用于临床。对于一些反复移植失败且找不到原因的患者，生殖科医生开始尝试对其进行种植窗或者菌群的检测，当然，目前这些检测的有效性还仅限于科学研究范畴。我也曾对一部分不明原因却反复移植失败的患者进行了种植窗和菌群方面的检测，在发现异常后为她们做了调整。尽管她们之中有一些得以顺利怀孕，但是依旧有一部分患者无功而返，所以其真正的有效性，我不敢太肯定，毕竟这样的病例并不是很多。

走投无路之际，我想到了子宫内膜容受性检测。我对杨柳说明了想法，希望可以从种植窗和菌群这两个角度着手，争取查明她胚胎反复着床失败的原因。只是，这一检测的价格比较昂贵，我不太忍心让杨柳为难，所以语气上显得比较犹豫。

杨柳听完我的建议，倒是二话没说就同意了。她的原话是："只要能查明白，花钱不要紧！"

于是我们择期为杨柳进行了子宫内膜活检（听上去很痛，其实一点儿也不痛）。我满心期待这次检测能有个明确的结果，这样才好对症下药。可半个月后，检测报告送回来了，上面这样写道："种植窗无偏移，子宫内膜菌群以乳酸菌为主。"竟然一切正常，那就是还没找到胚胎移植失败的原因啊！

万般无奈之下，我只好"勉为其难"再为杨柳做了一次胚胎移植。这次移植的仍是2枚优质细胞胚。胚胎移植当日，胚胎的发育良好，杨柳的子宫内膜也一如往常的漂亮。我还鼓励她说："咱们这回换了一批胚胎，移植2枚胚胎，没准儿2枚都能成呢。"杨柳却并不贪心："我老公说了，但凡有个一儿半女都行，要不然面对长辈的催促，我俩的压力实在太大了。"是啊，我心想，8年不孕，对一个传统的中国家庭而言，真是巨大的煎熬。所以我也暗暗祈祷，希望这次能有奇迹出现。但或许当真是时机未到，这一次，杨柳仍旧未得上天垂怜——胚胎依然着床失败。这便有了故事开头的一幕，杨柳再次伤心而归。

而我在那个下午边看杨柳的病历，边陷入了沉思。突然，一个想法跃入了我的脑海：杨柳在2次宫外孕之后都保留了输卵管，虽然她在最初找我就诊之前做了输卵管造影检查，结果提示"右侧输卵管通而不畅，左侧通畅"，每次在我这儿做检测的时候，她的子宫内膜也呈现很漂亮的"三线征"，但这其实并不能排除杨柳的输卵管有问题的可能——她会不会有隐匿性输卵管积水呢？毕竟她反复接受过输卵管手术，何况距离她上一次做输卵管造影检查，已经过去2年多了。

我心中有了这个念头后，打算让杨柳再做一次输卵管造影检查。此时已是2023年的3月，又是一年春节后的助孕高峰期，杨柳也再次来我的诊室报到。从她第一次来找我看诊至今，整整过去2年了。我向她提出再做一次输卵管造影检查的建议，杨柳爽快应下了。因为我俩都知道，要是没找到突破口，没从根本上解决问题，那么即便再做胚胎移植，失败的概率依旧很大。

月经干净之后，杨柳如约来生殖医学中心做输卵管造影检查。输卵管造影检查是20世纪50年代就很流行的方法，虽然"古老"，但有效，仍是目前很常用的检测输卵管情况的手段。输卵管造影检查的操作并不复杂，医生将在X线下显影的碘剂（造影剂）注射入患者的子宫，再在X线的照射下观察其在患者子宫及输卵管里流动的状态。如果注入宫腔的碘剂弥漫开来，顺利通过宫腔，流到输卵管，继而弥散到整个盆腔，即可判定患者的输卵管是通畅的。如果碘剂在宫腔内弥散不好，出现局部弥散缺损，那么患者的宫腔便可能有粘连。如果碘剂在患者的输卵管内弥散不佳或有聚集，那么提示患者的输卵管很可能不通或通而不畅。如果碘剂在患者输卵管局部聚集成团、明显膨大，那么患者就有输卵管积水的现象。

很快，杨柳的输卵管造影结果出来了，显示左侧输卵管在子宫角有梗阻（应该是之前宫外孕造成的），右侧输卵管的伞部则聚集了一小团碘剂，确诊为右侧输卵管少量积水。找到了！走了那么多弯路，终于找到杨柳反复移植失败的原因了！我为此感到无比振奋。正如我所料的，杨柳是隐匿性输卵管积水患者。

那么输卵管积水到底是怎么回事呢？为什么它会导致胚胎移植失败？简单来说，输卵管积水的表现便是输卵管伞部出现粘连，即有包裹性液体聚积（图9-2）。如此，伞部便丧失了如同小手一般拾取卵子的功能，自然会导致患者不孕。而致使输卵管出现积水的原因有很多，最常见的原因是炎症，当然也有部分患者虽无明显原因却依然出现了积水（即先天性积水）；此外，由子宫内膜异位症和手术等引起的粘连也会导致输卵管积水。

治疗输卵管积水的主要方式为手术分离粘连后人工造口。但是行手术造口以后，输卵管的拾卵功能会大打折扣，患者的怀孕能力明显下降，并且有些患者会出现输卵管伞部再次粘连的情况。此类患者如果有生育需求，大多还是要考虑做试管婴儿助孕。因此，大多数输卵管积水患者会选择直接做试管婴儿，以达到快速怀孕的目的。

不过需要说明的是，即便是给输卵管积水患者做试管婴

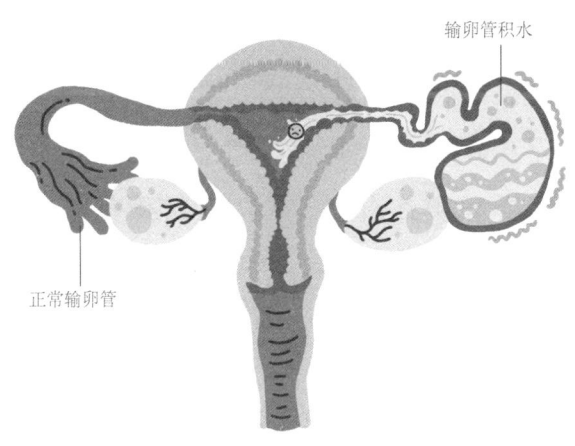

图9-2 输卵管正常状态与输卵管积水对比图

儿,在进行胚胎移植前,生殖科医生也依然要为她们处理输卵管积水的问题;否则积水仍在,会大大减弱患者子宫内膜的容受性,从而降低胚胎移植的成功率。这是因为,这些聚积在输卵管伞部的积水会游走,一方面,返流回宫腔的积水会机械冲刷胚胎,将还没着床的胚胎冲跑;另一方面,这些积水可不干净,内含很多细胞毒素和炎性因子,返流到宫腔后对胚胎有毒性作用,是名副其实的胚胎杀手。

据不完全统计,输卵管积水会让胚胎成功着床的概率降低至少一半。严重的输卵管积水在患者做B超检查的时候就能发现。若输卵管肿胀膨大,在B超下,卵巢附近会出现管状低回声的图像。即便做常规B超检查的时候有所疏漏,大部分患者在促排卵或胚胎移植的过程中,由于体内激素水平的上升,输卵管因积液增加而肿胀,她们的输卵管积水问题也会相应地"浮出水面"。此外,输卵管积液会使得输卵管壁压强增大,迫使一部分积液返流回宫腔,所以在月经中期,如果患者接受检查,往往能在B超下看到少量的宫腔积液。这时若做输卵管造影检查倒查输卵管,医生便能明确患者有输卵管积水的情况。而像杨柳这样——B超下的宫腔内以及卵巢附近无比干净清爽,且在初诊半年前做过输卵管造影检查,在整个助孕治疗的过程中亦从未发现有子宫及输卵管异常的,的的确确是真正意义上的隐匿性输卵管积水患者。因为她的症状太不明显,所以极易被我们忽略。

好在我们终究发现了问题,那就要想办法来解决它。要治疗这样的输卵管积水，在我这儿可以采用结扎、切除、栓堵等办法——原则就是阻止输卵管积水再返流回宫腔。所谓的"结扎"，是指输卵管夹闭术，即在输卵管近端进行阻断，手术简单，损伤小，是我比较推荐的方案。切除，则是指输卵管切除术，因为它可能影响到患者的卵巢血供，从而导致卵巢功能减退，所以是下下策。还有一种办法就是栓堵，栓堵是指在输卵管近端进行栓塞堵塞，手术的损伤同样很小，费用也便宜，唯一的缺点是栓子可能做不到严丝合缝，所以会有栓堵不完全的可能性。相比之下，我更倾向于采取结扎的办法，即用很小的血管夹在输卵管近子宫的那一端进行夹闭，防止积水返流，从而避免输卵管积水对胚胎移植造成不利影响。

杨柳的输卵管夹闭术做得相当顺利。术后1个月，她回来复诊，随后进入了第5次胚胎移植的流程。杨柳的胚胎质量一向很好，这一次，我为她植入了1枚优质囊胚。移植后第9天，杨柳在老家抽血验孕，hCG血值为108.39。她终于如愿怀孕，此后一路保胎至顺利"毕业"。在我写下这个故事的时候，她已然生下了一名男婴。

杨柳总算在接受助孕治疗后的第3个年头，走入了杨柳依依、生机盎然的春天。

我在临床诊治中常会遇到比较顽固的患者，她们和每一回都爽快应下诊疗方案的杨柳不同，因为惧怕手术或者对已然失去价值的输卵管仍旧怀抱希望，在输卵管出现大问题的时候仍旧不肯做切除或结扎手术。殊不知，留下没用的输卵管非但不能帮助她们怀孕，反而会帮倒忙，影响她们生育。即便是在B超下看不到的隐匿性输卵管积水，也会导致胚胎移植的一再失败。杨柳的输卵管积水正是隐匿性的，所以无论是做卵巢和输卵管的B超检查，还是看子宫内膜本身，我都没能发现任何异常。加之来做试管婴儿助孕前不久，她刚刚做过输卵管造影检查，且结果并未提示积水，所以这个藏得如此之深的病根才差一点儿从我的眼皮子底下"溜走"。总之，就是这一点点积水，成了祸害胚胎、导致胚胎移植反复失败的元凶。

事后，我在回顾杨柳的病史时也做了反思：杨柳的2次宫外孕是致使其输卵管积水的诱因（当然，她的输卵管积水也有可能是在助孕治疗的过程中逐步发展起来的）。并且事实上，在她第2次移植失败那会儿，我的脑海中曾经闪过要为她排查输卵管的念头。但是反复移植失败所涉及的因素太多，我便只是一转念而已，并未付诸实践。然而在经历了对杨柳的这番治疗之后，如果下次再遇见类似患者，我大约就会再多想一层、更进一步。若我能多做一点儿，患者没准儿就能少吃点儿苦，少受点儿罪，少走点儿弯路，少花点儿时间、精力以及金钱，尽早达成怀孕的梦想。

有句话说："患者是医生最好的老师。"所言极是。我要祝福杨柳，也要感谢杨柳，是她在给我出了难题的同时教会了我全新的功课。

糖糖医生有话说

杨柳是个非常特殊的反复移植失败的患者,其实并不具有代表性,所以我并没有把像她这样的病例(隐匿性输卵管积水)列入反复移植失败的常见因素里。这也从另一个角度说明了反复移植失败病因的不确定性。由此,我也不禁想到:我其实常常遇见那些在别的医生那里一再经历失败,待换了个生殖医学中心后却一次就成功"上岸"的助孕患者。如果严格按照标准来看,这些患者都可算作反复移植失败的患者。然而她们不见得个个都是"老大难"患者,她们自身所存在的问题也或许并没有那么难以攻克,仅仅是因为主诊医生的判断以及胚胎实验室的技术有限,故而要多折腾一点儿罢了。所以说,医学是个需要不断更新的学科,我们医务工作者除了不断精进业务、开拓视野之外,也需要更多地关注我们的患者。这样一来,也许这个世界上就会少一些像杨柳这样不得不"身经百战"的患者。

杨柳移植失败的原因相比我在第8章里提到的严佳来说,似乎要藏得更深一些。她们的经历都让我难忘,并且触发了我作为女医生和女性的一些个人感受。

事实上,在我看来,无论是严佳、杨柳还是薛妍,都是不幸者当中的幸运儿。虽然她们的助孕道路走得相对坎坷,可她们都有着相当体贴(至少是从不缺席)的另一半。这一点对女性患者来说,有时候比什么都重要。

在接受助孕治疗的整个过程中，平民百姓所要承担的财务压力和随之投入的时间成本是毋庸置疑的。与此同时，在这个很容易一再受挫、对部分患者来说格外艰难的治疗过程中，患者身边的亲朋好友也好，我们的社会大众也罢，往往很少去关注患者，尤其是女性患者所经历的情感缺失。人们的视线都集中在"助孕是否成功"这一件事上，却不太去考虑这样一轮又一轮的治疗对患者的夫妻关系又会是一番怎样的考验。

诸位也许听多了做试管婴儿对女性身体造成的影响。可事实上，但凡去问一问接受过助孕治疗的女性患者，她们一定会告诉你：在她们所要承受的心理压力面前，肉体之苦根本不值一提。在治疗的过程中，这些患者多半会担心：如果作为"救命稻草"的试管婴儿助孕失败，生育计划再度落空，她们就必然要面对家人失望的面孔和随之而来的埋怨。这才是她们白日难安、夜不能寐的主因。

老话说："夫妻本是同林鸟，大难临头各自飞。"哪怕有了试管婴儿技术的从旁助力，仍旧迟迟不能生育的家庭也不在少数。面对长辈和邻里的催促，同事及亲友的揣测，乃至外界的指指点点，始终无孩的夫妻若做不到彼此扶持、坚定坦荡、恩爱如初（说实话，这真的太难了），便很容易因为积聚下来的压力而爆发激烈的争执，三番五次下来，夫妻关系难免出现难以修补的裂痕。这么多年下来，我见过不少在接受助孕治疗过程中离婚的夫妻。

所以，在生殖科医生的眼中，多年备孕无果以及接下来较为漫长的辅助生殖治疗才是对夫妻关系真正的淬炼。久久不怀或助孕反复失败的女性患者亦比常人来得更为脆弱和敏感，也就更需要家人——特别是丈夫的关怀。何况怀孕本就是两个人的事，如果丈夫能在此时亮明自己的立场，始终和妻子共进退，愿意首先调整自己的心态，用比较开明和乐观的态度来面对"不孕不育"这一夫妻共同的困境，想必我们的女性患者因为有了能"同甘苦，共患难"的战友，定会觉得平添了几分勇气，又多了一份希望。

在为了怀孕而不惜一再吃药打针、接受手术检查的妻子看来，有了丈夫的鼓励与支持，一来她们的情绪能更稳定，精神能更放松，助孕也就更容易成功；二来即便结果不理想，她们在难过时也能有所依靠，可以更快地振作起来，或者再接再厉继续治疗，或者说服自己就此罢手，甘心接受无孩的结局。

在试管婴儿助孕的道路上，谁都梦想着能一次就好"孕"降临，可多半都事与愿违。往往此时，患者的夫妻关系就会变得异常微妙和脆弱。若是没能做到及时安抚、好好沟通，若是丈夫不能主动对妻子呵护及包容，反而冷漠以对或出言指责，那么两个人的伤心和焦虑加起来，便会压得人喘不过气来。

所以，越是艰难的时刻，越要学习相互体谅、共同分担，这才是两个人缔结为夫妻的意义之所在，这才是比起生育一事更值得我们所有人学习的功课。诸位，让我们勿忘曾许下的神圣庄严的结婚誓言："无论是顺境还是逆境，富有还是贫穷，健康还是患病，快乐还是忧愁，我都将毫无保留地爱护你、珍惜你、尊重你、忠于你，直到永远。"

第 10 章

特殊的房间

患有子宫畸形还能怀孕吗?

试炼、障碍、困难以及间或出现的失败,对信心而言,都是极好的粮食。

——乔治·慕勒

探骊得珠

2020年春天，一个颇显文弱的姑娘走进我的诊室，来人叫林慧，她一进来就说："医生，我想做孕前体检。"虽说林慧只是要求做体检，但我还是按我自己的习惯，照常规询问了她的病史——毕竟从她挂号、我接诊的那一刻起，我们之间就存在诊疗关系，我得为经手的患者负责。而在临床工作中，我常发现我们的患者并不清楚自己到底适合做哪一种检查，所以多问一句是很有必要的。果然，在问完林慧的病史以后，我告诉她："你真正需要做的不是孕前体检，而是不孕症检查。"

原来，林慧结婚一年多了。她和丈夫刚过而立，婚后便积极备孕，但始终没能怀上孩子。林慧是14岁那年来的初潮，平常月经很规律，经量正常，无明显痛经，可见她的排卵应当没问题。由于工作的缘故，林慧说她常常要上夜班，但依然能维持每周2～3次的性生活。

生殖科医生询问病史，总是围绕患者的月经状况和夫妻生活等隐私展开，因为我们确有必要探究患者的隐私，好从中摸清患者的基本情况。如此这般问诊之后，我对林慧说："根据我眼下对你病情的了解来看，你已经是原发性不孕症患者了。

所以我们需要给你做的是不孕症的相关检查，而不是孕前体检。"

林慧有些茫然，轻轻地问我："医生，这两种检查有什么区别吗？我已经是不孕症了吗？！"

我耐心地为她解释道："孕前体检强调的是一个'前'字，是夫妻在准备怀孕之前所做的全身检查，看看双方有没有基础疾病，适不适合怀孕，好为优生优育做准备。而不孕症的相关检查针对的是'不孕'。你说你们过了一年半正常的夫妻生活，从不避孕，依旧没能怀上。照世界卫生组织的标准来看，这种情况就是不孕了，所以你需要针对不孕的原因做排查。"当然，针对某一疾病的诊断标准（更不用说是世界卫生组织的标准了）一定不是一拍脑袋定下来的，而是要经过严谨的讨论并参考大量的临床数据。一般来讲，100对年轻、有生育能力的夫妻如果不避孕的话，在一年内大概有95对夫妻能自然怀孕，还有1~2对夫妻能在第二年怀上，剩下迟迟不能怀孕的，基本上就是有问题的，即可能罹患我们所说的不孕症。

写到这里，我不禁想起电视剧里常常出现的镜头，譬如某妇科医生一脸凝重地对女主角说道："要是这回做了人工流产手术，你以后都没法儿怀孕了……"每每看到这种情节，我们做医生的总要吐槽一番。编剧可能为了赚足观众的同情，把剧情写得格外狗血，但编剧并不清楚（也情有可原，因为在医学方面他们并不专业）：不孕症是一种时效性疾病，除非患者本身有严重的、必然导致不孕的状况，比如进行了子宫或者双侧卵巢的切除手术，否则医生无权早早判定患者不孕——因为即便是卵巢早衰的患者也有怀孕的可能。

与此同时，有些夫妻也会"操之过急"。明明年纪还很轻，不过刚刚备孕两个月，见没能自然怀上，就担心自己不孕，跑到医院来，要求医生安排做各项与不孕相关的检查。如果遇到这类患者，我们大多会建议他们做孕前体检，而非跳过这一步，直接做不孕症的检查。正如我方才强调的，除非有特殊情况，不然我们需要留给患者足够的时间进行试孕。何况不孕症的检查往往涉及创伤，是侵入性的，比如输卵管造影检查等，不宜过早对患者实施。待患者试孕一年，若仍旧不怀，届时再对其不孕的原因做排查，方才是比较合适的做法。

让我们把话题转回到林慧的身上。初步问诊结束后，我为林慧做了初诊检查，包含阴超检查、阴道微生物检测、宫颈筛查及必要的验血等。而就这么一会儿工夫，我便发现了林慧的问题所在：她似乎是个先天性单角子宫患者。B超图像显示林慧子宫的底部横断面仅有一侧突起，宫腔的形态呈半月形，并且我只能看到她的右侧卵巢，她的左侧卵巢则无处可寻。

我正微微皱眉的时候，林慧大约是觉察了我的疑惑，向我"老实交代"：她以前在她所工作的医院做过检查（原来林慧是个护士，也就难怪她之前说自己需要常常上夜班了），结果确诊为子宫异常患者。和一般女性不一样，林慧不光有单角子宫，还同时有右侧孤立肾。也就是说，林慧就是那种传说中的先天性孤立肾合并单角子宫患者。

那么单角子宫是什么呢？顾名思义，它是缺了一个角的子宫，这种情况通常是胚胎早期发育异常所导致的（我在后文会做进一步的阐述）。胎儿生殖器官的发育与米勒管发育密切相关，也与肾脏发育密切相关，所以子宫异常伴有肾脏发育异常这样的病例并不少见。据文献报道，在先天性孤立肾的女性患者当中，合并单角子宫者占比可高达50%～70%。反过来，单角子宫患者合并孤立肾的，也有近28%的比例。因此，一旦遇到子宫异常患者，同时排查她们的肾脏情况十分必要。

据不完全统计，每600～1300人当中，就有1人罹患先天性孤立肾，这一比例可不算低。虽然孤立肾患者只有一侧肾脏，但是这一侧肾脏依然可以肩负起全身代谢、内分泌和排毒的功能，维持人体的正常运转。可是，单角子宫对生育可能造成的负面影响就大了——单角子宫会引起患者不孕、流产、早产甚至难产。有调查资料显示，罹患单角子宫的女性，怀孕率只有约30%，流产率和早产率却高达40%，这类患者在胚胎早期生殖器官发育形成的过程中可能因子宫及阴道的融合出现异常，使得正常的妊娠以及分娩一旦落到她们身上，即刻变得阻碍重重，充满了不确定因素。

此外，单角子宫患者的子宫如果是完整的，尚且是不幸中的万幸，而一部分患者的子宫会在另一侧形成残角，这一细微的变化会引发慢性腹痛、子宫出血乃至子宫内膜异位症。如果胚胎不小心种植在子宫的这个残角，那就糟糕了。胚胎若是生长起来，越变越大，极有可能致使母亲的子宫破裂。

所幸的是，林慧除了确实患有单角子宫外，她的阴道和宫颈的状态貌似正常。当然了，我的初步判断还不能作数。若要对子宫畸形患者下达明确的诊断，往往还需用子宫输卵管造影、磁共振成像甚或剖腹探查的手段，这三者曾被统称为确诊异常子宫的"金标准"。不过，随着B超技术的不断发展，三维B超检查也可以准确判断患者的子宫形态和输卵管走向，精确性完全可以媲美子宫输卵管造影和磁共振成像，且三维B超检查易于操作，具备独特的优势。于是为了进一步确认林慧的病情，我让她到我们医院的超声科，预约了三维B超以及双侧肾脏检查。

很快，检查结果出来了，明确了林慧是右侧孤立肾、右侧单角子宫及右侧单卵巢患者。并且不太乐观的是，林慧唯一的卵巢内仅有两三个卵泡，她可能同时患有卵巢功能减退，于是我又让她做了抗米勒管激素检测。我在之前的章节里提到过，抗米勒管激素是我们评估患者卵巢功能的较为灵敏和可靠的指标。与此同时，我让林慧的丈夫取精，做精液检查——针对不孕（或者不育）的情况，男女双方需要同时到场，共同接受评估。这是我们助孕诊疗的原则，因为生育本就是两个人的事。

1周后，完成了一系列检查的林慧带上所有的检查结果，回到我的诊室来。除患有子宫异常之外，林慧的卵巢功能也的确处于减退的状态（应验了我此前的怀疑）。我一看她的化验单，抗米勒管激素水平只有 0.87 ng/mL。林慧刚刚年满 30 岁，对应这样的卵巢功能，确实很不理想。而作为读者的你已经知道，一旦卵巢功能出现减退，往往意味着患者的生育能力迅速下降。此外，林慧的丈夫则一切正常，精液质量总体上不错，所以不孕的症结还是要归到林慧的头上。

既然如此，不孕诊断的下一步是为患者做输卵管检查，可以做 B 超检查，也可以做 X 线下的输卵管造影检查，以便观察患者的输卵管及子宫的形态。林慧在了解了流程之后，明显开始犹豫，她同我商量，问能不能不做输卵管造影。她的原话是："唐医生，我已经备孕一年多了，始终没有怀孕，加上你方才说的，我的卵巢功能已经不好了，所以我能不能直接做试管婴儿呀？这样我能快一点儿怀上。"

我思量了一下，回复她说："单角子宫患者想要自然怀孕，原本就是小概率事件，加上你有卵巢功能减退，确实可以直接做试管婴儿。这是一条捷径，能够增大单周期内的怀孕概率。但有一点我要告诉你，那就是做试管婴儿并不能改善因单角子宫的存在而导致的孕期并发症。不论是自然怀孕还是试管婴儿助孕，在妊娠风险这一点上，两者是没有任何差别的。"

我还告诉林慧，在所有子宫异常的病例当中，单角子宫患者的胚胎移植成功率是最低的。为数不多的资料显示，单角子宫患者的累计活产率最多只有约 25%，但是自然流产率、早产率，以及胎儿宫内发育迟缓、胎位不正等产科并发症的概率则相当之高。单角子宫的这些并发症可能与子宫血流量异常、子宫颈功能不全和子宫肌肉量的显著减少有关。要知道，女性的子宫从未孕时的鸡蛋大小发展到孕晚期要容纳一个6斤左右的胎儿，还有其附属的胎盘、羊水，体积扩大了有几百倍，这需要子宫的肌肉层有非常好的延展性。可是单角子宫比正常子宫少了约一半的肌肉量，所以很可能导致患者在孕晚期因子宫扩张不够而流产或者早产。

我看得出来，林慧在了解了这些风险和阻碍后备感压力增大。但是作为助孕的医生，我又必须在助孕前告知患者这些风险和阻碍。因为我们的目标不仅仅是让患者怀孕，更是需要预知并尽量预防患者一旦怀孕后可能发生的孕期并发症。助孕成功，生殖科医生和患者固然皆大欢喜，可这并不能消除孕中、晚期存在的并发症，于是困难和压力就被一股脑儿地转嫁到了产科医生的身上。并且要是患者出现问题，后果往往都很严重，这样的例子并不少见。所以无论是对于患者、生殖科医生还是产科医生来说，只有平平安安生产，而非单纯怀上，才是我们一致的目标。这就需要我们在助孕之前对患者的健康状况做综合的评估，并且尽到充分沟通、全面告知的义务，好最大限度地减少潜在的危害，尽量确保母婴的安全。

林慧身为医护人员，很能理解我所说的一切。当然了，她若想怀孕，就必须面对我所提到的这些困难。好在她的宫腔大小尚且不错，卵巢功能虽然减退了，但还没到令人绝望的地步。为她助孕的最大困难在于胚胎不易着床，可事已至此，我们也唯有迎难而上了——这是一项莫大的挑战，但同时蕴含着希望。

话不多说，我们随即开始了准备。林慧需提前1个月做术前检查，抽血、做心电图检查、做乳腺B超检查等。待一系列检查结束，助理小雷安排林慧在下次月经的第2天回来复诊，好就此进入促排卵周期。

次月，林慧如约前来，我给她做了常规的B超检查和性激素检查（我们的读者应该已经相当熟悉这套流程了）。林慧唯一可见的右侧卵巢内只有2个基础窦卵泡，而她的促卵泡激素水平有11.15 IU/L（一般认为，若是这一指标高于10 IU/L，便可考虑患者有卵巢功能减退）。

既然只有2个窦卵泡，我就为林慧制订了我常用的微刺激疗法，单纯口服克罗米芬即可，免了打针，更经济实惠，也更安全。口服克罗米芬的微刺激疗法和拮抗剂方案的应用时长差不多，在7~8天。我的习惯是让患者先用5天的药，复诊1次，看看卵泡的发育情况如何，必要时做些调整。再用药3天，二度复诊，此时患者的卵泡应当基本成熟了，之后可启动"扳机"取卵。

林慧在用药5天后回来复诊，复诊的内容还是那两样：B超检查和性激素检查。可是这一回，检查的结果有点儿古怪，总让我觉得哪里不太对劲——林慧的右侧卵巢里只有一个直径12.7 mm的优势卵泡，另一个卵泡仍旧很小；但此时，她体内的雌二醇水平已达809 pmol/L。才吃了5天的克罗米芬就有这么高的雌激素水平，然而我在B超下看到的不过是一个直径不到13 mm的卵泡，这两者对不上号啊。我暗暗怀疑林慧的卵巢里还有其他的卵泡在生长，或许……或许她其实是有左侧卵巢的呢，只是因为位置特殊，我们之前都没发现。

我这样想着，再次给林慧做了一回B超检查，试图能够找到点儿什么。不单我自己做，我还请了别的医生一道来看，我们几个人轮番用探头在林慧的盆腔以及附近找了个遍，依旧一无所获，并没有找到我所猜测的、林慧可能有的左侧卵巢。

我们都知道，一次助孕治疗是否成功取决于胚胎是否优质，而一枚胚胎是否优质取决于促排卵方案是否最适合患者。其中，生殖科医生对患者用药的正当取舍、启动"扳机"的准确时机、胚胎实验室的精细操作等，缺一不可，不然便会造成失之毫厘、谬以千里的后果。所以对生殖科医生来说，促排卵环节是我们必须操练的基本功，那么对此，每一个医生都有自己的理解和经验。有一次开学术会议，有同行自信满满地对我说，他所笃信的是"欧洲派"，只看B超下卵泡的大小，不看患者同时期激素水平的高低。的确，西方的有些生殖科医生在监测患者的卵泡生长时偏于粗放，甚至会采用"固定方案"，也就是在规定好的时间里为患者打针。对于这样的做法，我始终持保留态度。

就我个人而言，我是反对流水线式工作方式的。在我看来，每一个个体都具有特殊性。对于卵巢功能好的患者，医生怎么做其实都没差，谁让"好卵不怕瞎折腾"呢。但是面对那些"老大难"患者,我们就需要倾注更多的心思了。哪怕是一个细节,都有可能决定患者的助孕治疗成功与否。所以我更喜欢为每一位患者制订个体化的诊疗方案,主张亲力亲为,相信慢工出细活儿。我也很喜欢我们十院的生殖医学中心,它的规模没有那么大,节奏没有那么快,不至于让我每天都忙到"飞起来",但总能让我遇上稀奇古怪、被别处拒绝了的患者。而通过对相当一部分"老大难"患者的诊治,我也慢慢练就了细心和耐心。每一次,我都会在促排卵周期内密切观察患者激素水平的变化和卵泡生长的情况,好及时发现问题,及时做出调整——这就相当于一次次考试,每一次都是考验我妇科内分泌知识储备以及行医功底的大好机会。而事实证明,我的直觉往往是准确的。这一次也不例外。

那么这一次,我的直觉捕捉到的又是什么呢?就是单从最直观的角度来看,林慧在接受检查时的卵泡大小和她体内的雌激素水平完全不匹配。俗话说"事出反常必有妖",这个"妖"是什么,它究竟在哪里,总归让我心头难安。

读者或许也知道,育龄期女性体内的雌激素多源于卵巢,是由一个个卵泡里头的颗粒细胞所分泌的。月经初期,这些卵泡尚且很小,卵泡内的颗粒细胞也不多,女性在此时的雌激素水平是最低的。而当优势卵泡逐渐生长起来,卵泡内的颗粒细胞数目逐步增加时,雌激素水平自然会"水涨船高"。直到排卵前,优势卵泡大小可达直径 18~20 mm,这时女性体内的雌二醇水平达到第1个高峰，在200～300 pg/mL（也就是734～1101 pmol/L。根据测量单位的不同，数值可能有所不同）。这一高峰会触发卵母细胞的成熟，进而促成排卵。排卵之后，黄体形成。黄体会进一步分泌雌、孕激素，因此女性体内的雌二醇水平很快达到第2个高峰（不过相较于第1个高峰，达到第2个高峰后，雌二醇水平会略微有所回落）。以上便是女性体内的雌激素水平在自然生理周期内的大致变化。

那么你肯定要问了：如果做试管婴儿助孕呢？如果做试管婴儿助孕，那么患者体内的雌激素水平恐怕会更高一些。因为走的是人工促排卵的路线，所以在这个过程中，患者的卵巢内会有多个卵泡生长，若按照1个成熟卵泡释放1000 pmol/L雌二醇的量叠加，则2个成熟卵泡释放的雌二醇约有2000 pmol/L。以此类推，卵泡越大、越多，患者体内的雌激素水平就越高。而林慧不过用药5天，她的那个优势卵泡也不过中等大小，她体内的雌激素水平却已经这么高了，着实让我费解。可我"左看右看、上看下看"，没能在做B超检查的时候发现她的另一侧卵巢。没能捉到那只反常的"妖"，也就只好暂时作罢。

我嘱咐林慧继续用药，3天后回来复诊。3天以后，林慧体内的雌二醇水平已达2500 pmol/L，可她右侧卵巢里的优势卵泡直径只长到13.4 mm，另外2个卵泡还太小（直径不过5 mm），基本可以忽略不计。所以这个雌激素水平实在非常诡异。按理说，这么高的雌激素水平之下，林慧的体内应当至少有2个直径18 mm的成熟卵泡生长。但"眼见为实"，她的右侧卵巢里偏偏只有1个中等大小的卵泡躺在那儿，与我的直觉以及我动用经验和常识所做的判断截然相反。

这么高的雌激素水平，这个姑娘的体内绝不会只有1个卵泡！

我还是不死心，于是带着林慧和2个徒弟一块儿去了我们医院的大超声室，希望那里更好的机器和更专业的B超医生能帮上忙，让我再仔细看一看，那只顽皮的"妖"——一直和我们玩躲猫猫的左侧卵巢究竟存在与否。我请超声科的主任亲自上阵，找遍了林慧的盆腔、腹腔以及双侧肾区。最后，这位主任很笃定地向我报告说："没发现左侧卵巢。和你们之前看到的一样，这位患者只有右侧卵巢而已，并且其中只有1个优势卵泡。"

无奈之下，我们只好打道回府。我一路上还琢磨着：撇开这诡异的雌激素水平不谈，林慧仅有的1个优势卵泡，直径连14 mm都不到，我得让它再长一长才行。思及此，我便嘱咐始终安安静静走在我身旁的林慧多用一天药，好在次日启动"扳机"，再行取卵。

取卵手术倒是进行得很顺利，我穿刺了那个优势卵泡，胚胎实验室得以配成1枚优质细胞胚。鉴于林慧是单角子宫患者，胚胎移植的成功率显然不高，加上她的卵巢储备功能已经下降，所以要想给她增添助孕成功的"砝码"，还需多做一些胚胎储备才行。

我再次和林慧做了沟通，她在取走1个优势卵泡后，右侧卵巢内还有3个直径5 mm大小的卵泡留存，我因此建议她做黄体期促排卵。了解试管婴儿促排卵流程的人已然清楚，要在患者月经的第2～3天，也就是卵泡期的早期开始用促排卵药物。很多年前，我刚"入门"做生殖科医生的时候也是这样操作的，并且多年来一直沿用了这套办法。可是，随着促排卵技术的不断更新，我们的医学工作者逐渐认识到：女性体内的卵泡生长并不仅限于月经初期，相反，卵巢内的卵泡募集是一个接二连三的过程，呈现"一波未平，一波又起"的态势，每一个生理周期内的不同时段都会有小卵泡生长起来。所以针对卵泡生长的这样一种特点，生殖科医生可以随时进行促排卵。尤其是对像林慧这样卵巢功能比较差的患者来说，只要体内还有值得期待的卵泡，便可在同一个月经周期内进行"双刺激"（即卵泡期早期促排卵以及黄体期促排卵），争取收益最大化。

我对林慧说明了我的意见和想法，建议她接着做促排卵，自然获得了她的积极配合。林慧也知道自己的子宫和卵巢的状态不好，所以眼下如能"抢收"卵子、配成胚胎，当然要抓住一切机会。这一回，我为林慧应用了肌肉注射针。在黄体期促排卵，因为有上次排卵后孕激素的压抑作用在，故而用药量得稍大一些，刺激也会更强一些。

用药5天后，林慧右侧卵巢内的优势卵泡长到了直径10 mm大小，同时还有3个卵泡生长。我嘱咐她继续打针。4天后二度复诊，可见她的右侧卵巢内陆续有5个卵泡成长起来，其中最大卵泡的直径已达 19.2 mm。与此同时，林慧体内的雌二醇水平则有 14650 pmol/L，可谓相当高了。不过女性患者在黄体期的雌激素水平本就偏高，加上之前反复做了 B 超检查，并未发现异常，所以即便林慧偏高的雌激素水平向来让我疑惑，我也实在无可奈何，便照常启动"扳机"，预备隔日为她取卵。

这次的取卵手术是我的徒弟小张医生做的，我从旁指导。因为林慧体内的卵泡并不算多，我们便没有选择麻醉下取卵。小张医生已经基本"出师"了，取卵手术做得很是娴熟。但是因为没用麻醉药，林慧有些紧张，绷紧了腹部肌肉，这导致她的右侧卵巢位置变高，穿刺变得有些困难。我见状，一边安抚林慧，让她尽量放松，一边轻轻按压她的腹壁，以便把卵巢调整到一个比较理想的位置，好让小张医生顺利做穿刺。

手术室里无比安静，只能听到连接在林慧身上的心电监护仪发出的声音以及胚胎实验室的报数声。小张医生很快完成了对林慧右侧卵巢内几个卵泡的穿刺工作，正准备结束手术。就在此时，我的左手几乎是无意识地压了压林慧的左下腹，奇迹出现了——B 超机屏幕上忽然显出一大串卵泡样回声，是卵巢！我们居然真的发现了那个一直被认为不存在的、在林慧的身体里"神出鬼没"的左侧卵巢，并且卵巢里有八九个又大又圆的卵泡，比右侧卵巢里的更多！

我和小张医生同时惊呼起来。时间已经过去那么久了，可我依然清楚地记得当时的情形。黑白的 B 超机屏幕上显出林慧的左侧卵巢，以及其中那一连串卵泡样回声，仿佛自深海探得的宝藏。那一串圆圆的卵泡样回声在我们这些生殖科医生的眼中，真好比一粒粒美丽的珍珠，且是稀世珍宝。我和小张医生实在是太兴奋了，这是彻头彻尾的意外收获呀！

不过，我转念一想，还不能高兴得太早。如果说这当真是林慧的左侧卵巢，为什么这么多年了，我们也好，超声科的主任也好，林慧之前的主诊医生也好，所有人来来回回检查了个遍，却始终没能发现它的存在呢？所谓"小心驶得万年船"，多观察一会儿，再静下心来想一想，总是没错的。

可我看来看去，这样的图像，这样的回声，长在这样的部位，除了是卵巢，应当不可能是别的什么了。又斟酌了一番，我让小张医生尝试着穿刺了其中的1个卵泡，送到胚胎实验室，让胚胎师做更进一步的检视。

那一管珍贵的卵泡液（至少我们由衷希望那是卵泡液）由护士捧着小心翼翼地送到胚胎实验室的窗口。在我们无比焦急的等待中，终于传来了胚胎师清脆的报数声："获卵1枚！"太棒了，我们发现的确确实实是林慧的左侧卵巢！与多年来的诊断不符，林慧是有双侧卵巢的。之前迟迟未能找到她的左侧卵巢，估计与她的左侧输卵管及韧带发育异常致使其左侧卵巢的位置发生改变有关。这一回由于"追加"了黄体期促排卵的缘故，林慧的左侧卵巢因卵泡的生长而胀大，这才显山露水了。

我不敢放松按压住林慧左腹的手。这是我们好不容易才找到的卵巢，可不能再让它"溜"走了。小张医生也来了劲儿，快速做着穿刺，1枚、2枚、3枚……最终在林慧的左侧卵巢里取到了7枚卵子。与从林慧的右侧卵巢里获得的卵子数相加，在这个周期内，我们竟收获了14枚卵子！这对于卵巢功能减退的林慧来说，真是难以置信的大丰收了。至此，我对林慧在促排卵过程中始终表现出的雌激素水平偏高的疑惑也终于得到了解答。谢天谢地，那只轻易不显露真容的"妖"可算是让我们逮住了。

而惊喜之后还有惊喜。虽然林慧的卵巢功能不好，但她毕竟还年轻，卵子虽不多，可一抓一个准，其质量还是相当可观的，最后配成了6枚优质胚胎——共计4枚囊胚、2枚细胞胚。加上前半个周期内配成的那枚胚胎，目前林慧已经有了7枚优质冻胚作为储备。要是她的子宫没问题，那么这些胚胎足够她生二胎乃至三胎了。但她偏偏是个单角子宫患者……

如同我在上文所说的，子宫畸形患者若做胚胎移植，成功率相较正常人群必定会降低很多。而在所有子宫畸形患者的案例中，单角子宫患者做胚胎种植的成功率最低。根据国外资料，单角子宫患者的每移植周期着床率只有9.6%～15%。而如果这样的患者合并子宫残角，那么麻烦会更大。虽然多次做的B超检查提示林慧是单纯的单角子宫患者，但在胚胎移植前，以防万一，我还是给林慧做了宫腔镜检查。

在宫腔镜之下，只见林慧的宫腔就像一条隧道，呈桶状，完全不见了正常子宫所特有的倒三角的形状，子宫内仅有一侧输卵管的开口。好在宫腔内还算光滑，另一侧也不见残端。单角子宫不像纵隔子宫，没什么可修补的。于是我沿原路收回镜头，结束了探查。此时的我还在心里头嘀咕：这样的子宫究竟能不能留住胚胎宝宝呢？谁都不好说哇。

2020年夏天，林慧正式进入了胚胎移植周期。我为她选定了激素替代周期方案，也就是在人工干预的情况下替她转化子宫内膜。如果走自然周期，则需观察卵泡生长的情况，但林慧的左侧卵巢经常和我们玩躲猫猫，我怕下回又找不到它了，也就没法儿顺顺当当地做排卵监测，便索性建议林慧走人工周期这条路，简单、方便。

用药7天后，林慧的子宫内膜厚度已达10 mm。我为她移植了1枚囊胚，一切顺利，术后给予黄体支持。尽管知道单角子宫患者的胚胎着床率很低，但无论是作为医生的我还是患者本人，都对结果抱有期许。毕竟，林慧的子宫大小和子宫内膜形态都不错，胚胎质量也很好，没准儿好运这就降临了呢？

移植后第12天，林慧来抽血验孕，可惜奇迹并未出现。"哪有那么多的侥幸啊。"我缓缓地摇摇头。林慧自然也是失望的，好在她的胚胎储备还有不少。"咱们继续努力吧。"我如此对她说道。

隔月，林慧再次进行了胚胎移植，依旧采用原方案，移植了1枚优质细胞胚，没成。此后，她接连做了2次胚胎移植手术，1次生化妊娠了，1次胚胎未能着床。复盘林慧的病史，她前后共进行了4次胚胎移植，其中1次提示胚胎着床，但很快生化妊娠了，其余3次胚胎均未能着床。如此一来，她便还剩

2枚中等评级的囊胚待用。

林慧是个内向的姑娘,每次就诊的时候话不多,也不会一再追着我提问,让她做什么都愿意配合。虽然她知道自己有先天不足,但是我想,从她走进我的诊室的那一刻起,她和家人总还是怀揣希望的。而面对4次胚胎移植失败,即便不善表达,林慧的内心也必然有着我难以理解和抚慰的沮丧、挫败以及焦虑。同样,接诊林慧于我而言也是巨大的考验,反复移植失败,明摆着就是因为患者的子宫发育不良,可我没有上帝之手,哪怕精准用药、思虑周全,到底无法为林慧再造子宫。所以面对她的时候,我常深感无力。即便我能在一定程度上控制助孕的流程,却终究没法儿控制这助孕的结果。

时间无情(或者说公平)地流逝着,一眨眼就是2021年末了。林慧再次来到门诊,要求继续做助孕治疗。她还剩下最后2枚囊胚。这一回做胚胎移植的话,到底怎么移植、一次性移植几个胚胎呢?既然前4次都失败了,我便想尝试着做出一些改变。

林慧仅剩的这2枚囊胚是中等评级的,如果分2次移植,成功率恐怕仍旧不高;可如果单次移植2枚囊胚,万一造成双胎的局面,那也相当麻烦。要知道,单角子宫患者怀1个胎儿都很难坚持到足月,如果怀的是双胎,那么其中的风险简直无法想象。我思来想去,还是决定助林慧先怀上再说。这2枚等待移植的囊胚,其中一个的级别要更低一些。我想,2枚囊胚不一定那么巧都能着床,即便发生了小概率事件,当真让林慧怀上了双胎,只要及时减胎,风险还是可控的。

我把这样的想法向林慧一一做了说明。她通盘接受。我便点点头,对她说:"那我们就一次性移植剩下的最后2枚囊胚,做好破釜沉舟的打算吧。实在不行,大不了重新取卵,从头来过。"

在回顾疑难患者的病例之时,我常会生出这样的感叹,那就是:我们之所以能取得最后的成功,运气好固然是一部分因素,但除了运气之外,实在还需要我们共同的坚持,以及不懈的,乃至大胆的尝试。

说到大胆尝试,就不得不再次提及种植窗这个话题(我在杨柳的故事里已就此展开说明过了)。对于反复移植失败的患者,有时我会建议她们去查子宫内膜的种植窗。简单来讲,就是哺乳动物和人类的胚胎种植发生在卵子受精后的3~5天时,这时母体的子宫内膜条件最为适宜,最有利于胚胎着床,就好像妈妈的子宫内膜打开了一扇窗口,欢迎胚胎宝宝的植入一样。这便是我们所谓的"子宫内膜种植窗"。

同理,生殖科医生在进行胚胎移植前为患者转化子宫内膜,参照的正是这样一个标准,也就是按照患者排卵或者孕激素补充的不同时间来移植相匹配的、处于不同发育阶段的胚胎。大多数患者的种植窗是比较固定的,可是我们也发现有少部分患者的种植窗会发生偏移。哪怕仅仅偏移十几小时,也可能导致胚胎移植的失败。这样的患者,往往经过调整之后就能顺利怀孕。我手上就有不少这样的病例。那么林慧会在这少部分患者之列吗？她的单角子宫结构异常，会不会使得子宫内膜的功能因此受到了影响呢？

想要验证这样的猜测，需要林慧去做子宫内膜种植窗的基因检测。可是这样的检测价格不菲，而且目前这种技术还在探索阶段。如果检测下来发现林慧的子宫内膜种植窗没有问题，岂不是白白浪费了银子，也连带着浪费了时间吗？没准儿林慧之所以反复移植失败，和她的子宫内膜种植窗没有半毛钱关系，纯粹因为她是单角子宫患者，胚胎移植成功率特别低。我思前想后，犹豫不决，最后还是放弃了让林慧做种植窗基因检测的打算。我想赌一把，就按照我的行医经验为林慧调整她的种植窗——这是不折不扣的盲试。我大胆（也依照惯例）把胚胎移植时间延后了12小时，为林慧植入了那2枚囊胚。或许是"不成功便成仁"的缘故，林慧和我干脆都放松了下来。胚胎移植手术完成得波澜不惊，就等2周后"开奖"。

生殖科医生常会感叹说：幸运女神的光顾是我们无法预知的。而在幸运来临之前，我们能做的就是坚守和接受可能的不确定因素，没准儿好运就在拐角处等待着我们。

移植手术后第8天，林慧发来微信消息，说在家验尿，测到了"中队长"。我一看，激动得让她赶快过来验血。2小时后，林慧拿着验孕的化验单走进我的诊室，我迫不及待地从她手上接过单子，一瞧：hCG血值为203.5！"着床了，看这个血值，胚胎的活性还很不错，真是不容易啊。"第5次接受移植的林慧总算迎来了胚胎宝宝的顺利着床。

这回我没再辜负我的患者呀！简直是心花朵朵开，我一边赶快祝贺林慧，一边让助理小雷开单，吩咐眼前高兴得快要说不出话来的林慧继续用药，隔天复诊，抽血看hCG血值翻倍情况。这时的林慧已然满眼泪水。我无法知晓她在这两年求子路上所经历的所有艰辛，但我知道，这条路上有我们一起并肩走过、不曾轻言放弃的坚实脚印。我也知道，林慧向着做妈妈的梦想又迈进了一步。

隔天，林慧过来抽血看翻倍情况，一切正常。她问我怀上的会不会是双胎，我说："单凭我的经验来看，这hCG血值不像是双胎。但如果要确诊，还得看2周后第1次B超检查的结果。"

2周的时间在我的忙碌中倏忽而过，不过在林慧的眼里，焦灼等待着的她一定觉得时间过得特别缓慢吧。林慧如约来做第1次B超检查，结果一级棒——宫内单活胎。直到此时，我的心才算安安稳稳落回了肚子里。不是双胎就好！林慧的单角子宫勉强够一个胎宝宝住，就连这一个都需要我们好好保护呢。

我在林慧孕10周的时候给她发了"毕业证"，同时关照她说："一定要按时去做产检，而且要早早告诉产科医生，说明自己子宫的特殊情况。平常也一定要非常留意，尤其是到了孕晚期，得提早一点儿住院。必要的话，也早点儿进行剖宫产。

像你这样单角子宫且顺利怀孕的患者,到后期难免会有并发症,你得格外重视。总之,万事小心。"林慧笑着答应了,带着我的嘱托结束了在我这里的助孕治疗。

2022年夏天,32岁的林慧在孕36周剖宫产下一名女婴(重5斤2两),母女平安。

糖糖医生有话说

关于子宫畸形这个话题，大部分读者可能会觉得陌生，同时认为这样的事情离自己非常遥远。可事实上，子宫畸形并不是那么罕见的病症。有数据表明，每100个女性当中，就有3人罹患先天性子宫或输卵管异常。之所以说这是"先天性的"，是因为这种异常是在胚胎发育的早期便产生的。在胚胎发育早期，女性胎儿的生殖器官已然开始分化形成。生殖器官的胚基叫作米勒管，它们是成对的，2根米勒管相互靠近，最终彼此融合，形成了带有中腔的子宫和两侧的输卵管。可是，如果女性胎儿在发育的过程中受到外界或内在因素的干扰，导致米勒管发育异常，便会造成不同程度的生殖器官异常。

其一，如果胚胎的米勒管发育不全，严重者可能会无阴道、阴道盲端无子宫或者仅有始基子宫（即子宫体极小，无宫腔，无子宫内膜），可表现为青春期迟迟不来月经（无初潮）。若发生这样的情况，患者应及时就诊，好确定具体的病情。

其二，如果胚胎的2根米勒管异常融合，就会出现诸如双角子宫、鞍状子宫、双子宫、纵隔子宫、单角子宫、单角子宫合并残角子宫等子宫畸形的形态（图10-1）。

其中，双角子宫和鞍状子宫对生育的影响并不大，纵隔子宫患者则可通过宫腔镜手术切除纵隔，进行修补，从而提高怀孕的能力。而

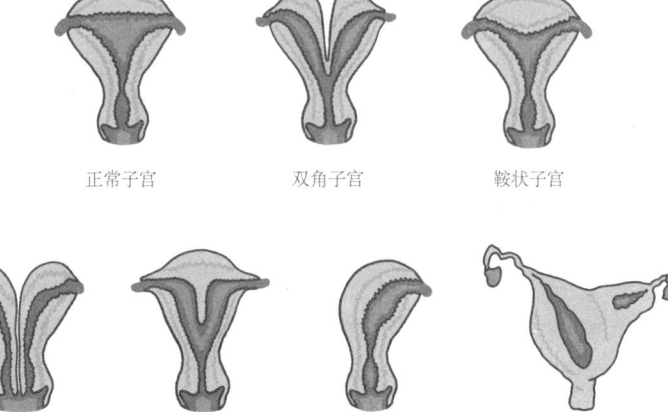

图10-1 多种子宫畸形

双子宫患者往往具有两套独立的子宫、宫颈甚至阴道,助孕的成功率很高,且通常能自然怀孕,乃至可以左、右子宫交替怀孕。相比之下,单角子宫患者无论是自然妊娠还是做试管婴儿助孕,成功的概率都是最低的。如果单角子宫患者合并功能性残角子宫,往往会出现长期腹痛、阴道异常出血或子宫内膜异位症的现象,必要时需进行手术,对残角予以切除。

综上所述,子宫畸形是胚胎早期发育异常所致,对此,我们既不可控,也无法预知。而在倡导健康生活的大前提之下,如果你不巧患有子宫畸形,也请不必过于慌张。每位患者的情况不同,需要有针对性地进行治疗。但所谓"天无绝人之路",绝大多数患者在接受了相关的治疗之后,都能如愿当上妈妈。

第 11 章

柳暗花明

做试管婴儿后还会自然怀孕吗?

如何培养易孕体质?

勇气是压力之下的优雅风度。

——海明威

破 茧

2023年夏天的某个下午,我在家休息,忽然,一阵电话铃声响了起来。我拿过手机一看,不由一愣——电话是周娜打来的。周娜是我的老患者了,早在4年前便从我的手中接过了"毕业证",此后顺利产子,我俩也有许久没再联络了。她这会儿打电话来,不知发生了什么事。

我带着疑惑按下了接听键,一番寒暄之后,周娜拐弯抹角地问我:"唐主任,你做不做人流手术啊?"

我一听,半开玩笑地说道:"怎么,莫非你又怀上了?"

电话另一头的周娜顿时不好意思起来:"咳,瞧你这'又'字用得……"

我一下坐直了身体。"哎呀,你还真的又怀上了呀?那我可算是打通了你的任督二脉了。"我打趣她道。

作为一个从业30年的生殖科医生(我职业生涯的前半段是作为妇科医生度过的),什么稀奇古怪的事我都遇到过。但我对周娜"又怀上了"的事实表示惊叹,这还真不是夸张——在我这儿做试管婴儿助孕成功以后,这已经是周娜第2次自然怀孕了。而在遇到我之前,她有过整整6年的不孕史。

周娜又怀上了，我自然要恭贺她，我的语气带着调侃和轻松。可是周娜轻松不起来，反而还相当犯难，她对我表示：她已经有3个孩子了，不想再生下这老四，又担心丈夫知晓她怀孕后，坚持要她生下来，所以想偷偷打掉这个孩子。

做了这么多年的生殖科医生，我陪伴无数不孕的夫妻一起努力，共同见证了他们得以成功怀孕的喜悦，也一道分担了他们在一次次助孕失败后充塞内心的苦闷与沮丧。求子之路上，当然有太多的不易，所以只要还有回旋的余地，我都不愿看到患者轻易选择堕胎。我于是劝周娜道："你想想，当年你来找我的时候，因为迟迟怀不上孩子，要多焦虑有多焦虑。现在你接连有了老二、老三，甚至是还没出生的老四，他们虽然都是沉甸甸的责任与负担，但也同时是你的福气呀！多少人想要孩子而不可得，这些小宝贝是上天赐下来的礼物，你要欣然收下才好。堕胎未必是你唯一和最优的选择，你再想想哈，不要那么草率。"

周娜在我的一番劝解下慢慢做了妥协，暂时放弃了堕胎的念头。当然了，堕胎与否是患者（何况是我曾经的患者）的私事，我不好做过多的干涉和打探。此后，周娜便没再联系我了。我也不知她如今是否安好，那个到来的时机有些"不凑巧"的老四又究竟让妈妈留下来了与否。

我和周娜的结识还要从5年多之前说起。刚刚接诊周娜那会儿，她已经34岁了。我印象中的周娜有着明亮的眼眸和清瘦的面庞，做事雷厉风行，一副女企业家的模样。她也确实事业有成、婚姻美满，可惜再婚6年后，始终没能添个一儿半女。在询问她病史的过程中，我了解到，周娜与前夫有过一个孩子，并且周娜在8年前有过一次宫外孕，当时手术切除了右侧输卵管。她在二婚后做过输卵管造影检查，结果提示仅剩的左侧输卵管发生了梗阻。要想自然怀孕，似乎是难上加难了。于是，周娜走上了试管婴儿助孕的道路。她在她当地的医院做了2次试管婴儿，采用的都是长方案，而2次胚胎移植均以失败告终。沮丧的周娜以为自己就此不育，原本都打算去美国接受进一步的治疗了，后经熟人介绍，抱着试试看的心态来到我这儿，也就此与我结缘。

我在初步的问询及检查后，发觉周娜是个"标准患者"——她的卵巢功能正常，丈夫的精液质量佳，且她与前夫有过一个孩子，这证明她是单纯由于输卵管因素不孕的患者。不同于她之前促排卵用到的长方案，我为周娜定下的是微刺激疗法。整个促排卵的过程非常顺利，周娜得以获卵5枚，并且配成了5枚优质胚胎。由此可见，周娜的卵子利用率非常高。这也是她在结束试管婴儿治疗后能一而再，再而三地自然怀孕的原因——她是有良好的卵子作为基础的。

不过在促排卵的过程中，我发现周娜的子宫内膜不是很厚，且子宫内有少量积液，加之此前她有过2次胚胎移植失败的经历，我便决定这回不做鲜胚移植，而是先替周娜做宫腔镜检查，好一探究竟。

次月的宫腔镜检查结果证实了我的怀疑。周娜的宫腔有部分粘连和炎症，我当即为她施行了宫腔粘连分离术，术后予以抗炎治疗。如今回头看，周娜在此后得以接二连三地自然怀孕，可能也与这次宫腔镜手术扫清了胚胎植入的障碍有关。

一切准备工作就绪后，我给周娜植入了2枚优质胚胎。也或许是我俩有缘吧，总之，原本求子之路走得相当坎坷、以为自己不能生养、一度动了念头要去美国治疗的周娜在我的手上竟一路"顺风顺水"，1次助孕便成功妊娠，9个月后顺利产子。这让周娜对我既佩服又感激，逢人就夸"唐主任好"。

事情都过去好些年了，可我至今还清楚地记得，周娜在接受胚胎移植手术后的第10天清早给我发来一张照片：电子验孕棒上显示了"怀孕"二字。我还保留着我们当时的对话记录。当时，周娜格外激动地对我说："唐主任，你是我的救星，这是我这么多年来第一次在验孕棒上看到'怀孕'两个字！"我自然也替她高兴，不过还是用很淡定的口吻回复她说："我早说了你能怀的嘛。"

之后发生的一切像按下了快进按钮一般，周娜足月生下了一位"小王子"。到孩子1岁多那会儿，她盘算着再等一段时间就来做第2次胚胎移植。没承想，还没来得及找我报到，她就自己怀上了。待我2年后偶尔翻到她的微信朋友圈，发现她又添了老三。而这回她打电话来求助，竟然是因为肚子里怀了老四。这样的结果令我既惊喜又惊叹——从8年不孕到接受试管婴儿助孕，再到助孕成功后反而开始不断地自然怀孕，周娜体内掌管生育的程序仿佛被我重新编写了一般,就此可以自由运行,且一发不可收拾。

和周娜有着相似经历的还有张霞。2020年,张霞从遥远的西北前来上海找我。她结婚7年,始终不孕,后因查出输卵管通而不畅,在当地的生殖医学中心进行了助孕治疗。在那里,张霞一共经历了3次取卵。第一次,她在鲜胚移植后得以怀孕,可惜是左侧输卵管异位妊娠,不得不开窗进行取胚。随后,张霞又做了2次取卵手术,但其中的一次未能配成胚胎,另一次配成的胚胎级别不高(属中等偏下评级);一次移植胚胎未能着床,另一次移植则生化妊娠了。

不能生育,对于张霞来说是天大的事,她的生活因此几乎破碎,和丈夫的小家庭也因为承受这样的压力,濒临解体的危机——不论这压力是外界施加的,还是他们因为内心的煎熬而加倍感受到的。

彼时,我的学妹对我说起张霞的情形,说张霞是她在老家的亲戚,助孕的道路走得相当坎坷,问我能不能帮帮这可怜的姑娘。我当即建议张霞来上海就医。就这样,张霞抱着试试看的心态走进了我们的生殖医学中心。

我查看了张霞的病历,也做了进一步的问诊,发现张霞在每次取卵后配成的胚胎的质量都不怎么好。要知道,试管婴儿助孕成功与否,和胚胎的质量直接相关。而要有好的胚胎,肯定得先有好的卵子(以及精子)。于是我从调理张霞的卵子质量着手，指导她调整自己的生活状态，补充营养素，进而也改善她的睡眠。调整了一段时间后，我们方才进入了促排卵阶段。

第1次取卵，获卵9枚，授精后形成4枚胚胎，移植2枚鲜胚，以生化妊娠告终；解冻剩余的2枚中等评级胚胎进行移植，它们却干脆未能着床。至此，张霞的胚胎储备已全部用完，她却依然未孕。

我没有气馁，接着为张霞调理，同时为她注射生长激素，再次促排卵并取卵，最终移植囊胚1枚，此次胚胎终于得以顺利着床。

保胎10周后，喜笑颜开的张霞从我的手中领取了"毕业证"，回到兰州老家，9个月后剖宫产下一位小公主。

我圆满完成了学妹交给我的"任务"。学妹总说她老张家对此感激不尽，说他们家有后，"多亏了糖糖医生"。我偶尔也会听学妹聊起张霞家的宝贝女儿，小姑娘如今2岁多了，聪明又漂亮，是全家人的开心果兼掌上明珠。张霞的生活也因为女儿的到来，变得有滋有味起来——当然，这滋味是苦乐参半的。有了孩子的张霞夫妻"痛并快乐着"，相比以往，倒是成了不折不扣的"革命战友"，夫妻俩的关系也随之得到缓和，甚而有了较大的改善（不过这只是个例，张霞夫妻的感情基础原本便是牢固的，否则单是一个孩子的到来，并不能挽救已然千疮百孔的婚姻）。

好巧不巧，就在我写这一章的时候，忽然收到张霞发来的微信消息，说她居然意外怀孕了。惊喜之余，张霞又开始担心她是否会流产或者宫外孕。好在她刚刚做了第1次B超检查，确诊为宫内早早孕，她那颗一直悬着的心才稍稍放了下来。也难怪她会这样焦虑，常年的不孕和此后助孕之时的宫外孕经历已让张霞在生育一事上极度缺乏自信，即便意外之喜从天而降，她也将信将疑，唯恐再次遭遇失败。

除了在接受试管婴儿助孕并顺利生产后又自然怀孕的患者，我也遇到过不少在试管婴儿助孕过程中自然怀孕的患者。比如32岁的艳萍，她是我在上一章里提到过的那类患有先天性子宫畸形的患者（她是纵隔子宫患者）。艳萍曾经做过纵隔修补术，与丈夫结婚7年来也怀孕过一次，很可惜流产了，之后便持续不孕。她在5年前做了输卵管造影检查，结果提示双侧输卵管"通而极不畅"，即便她做过多次疏通手术，依然备孕无果。接着，她便接受了门诊促排卵指导同房的治疗方案，即监测排卵并遵医嘱同房，但半年下来仍旧没有好消息，她只得做试管婴儿助孕。

我给"标准患者"艳萍制订的是常规的促排卵方案，谁料一次下来胚胎竟全军覆没——配成的胚胎因质量太差，无法进行移植。这种意料之外的情况我当然也遇见过。所以在进入下一个促排卵周期之前，我为艳萍做了预处理，即提前养卵，让她补充各种营养素并注射针剂。调理一个多月后进入促排卵周期，可这一回又遭遇了意外——艳萍的卵泡发育不均匀，也就是卵泡的大小在用药后出现明显的"分层现象",大的过大,小的过小,使得促排卵面临即将失控的局面,且做不到获卵数目的合理化。眼见此情此景,我临时改了主意,干脆放弃这个促排卵周期,改为指导艳萍在规定时间内同房。没想到就是这一招改弦易辙,竟令她顺利怀孕。

26岁的罗小姐同样是原发性不孕症患者,她慕名前来我们生殖医学中心,要求做试管婴儿助孕。和张霞一样,她在接受鲜胚移植后并未等来胚胎着床的好消息。我随即为她做了宫腔镜检查,处理了她的子宫内膜息肉问题。罗小姐稍做休整,正等待再次接受胚胎移植,却在此时意外自然怀孕。到我写下这些文字的时候,她应当已经做妈妈了。

比起这两位,我还接诊过更夸张的患者。她们多年不孕,终于下定决心来做试管婴儿助孕,在接受了全套的检查后彻底放松下来,不再苦苦纠结,居然在等待进入助孕治疗流程的时候就自然怀孕了,倒也免了促排卵、取卵那种要吃药打针、反复折腾的痛苦。

借助试管婴儿技术生育之后又自然怀孕,不禁让人产生这样的疑问,那就是她们先前所吃的苦、所经历的助孕治疗是否必要呢?换句话说,一时的不孕是否就代表了终身不孕?还有,部分患者的自身状况并不理想,比如患有卵巢功能减退,又进入了高龄——这样的患者(尤其是高龄患者)在助孕失败之后转而尝试自然怀孕,这种决策又是否明智呢?究竟在这类人群当中，自然怀孕的概率有多大？又是哪一类人群更容易自然怀孕呢？带着这些问题，我查阅了不少文献，发现相关的报道还真不少。

一篇来自以色列的研究表明，因原发性不孕症而在当地生殖医学中心进行试管婴儿助孕的134对夫妻中（女性患者的年龄限定在35周岁以内），有109对夫妻助孕成功。随后，该生殖医学中心对这109对夫妻进行了长达7年的电话随访，其中的24对夫妻自然怀孕，占调查总人数的约20%。在对这109对夫妻进行分组研究后则发现：如果男性仅有轻微的精子问题、女性的输卵管至少一侧通畅，则在接受助孕治疗后的2年内自然怀孕的概率更大。不过随着年龄的增长，受孕的机会也会迅速减少。此外，如果丈夫有重度弱精症，则夫妻自然怀孕的希望比较渺茫。

和以色列一样，日本秋田大学也做过相关的研究。他们收集了在1988—1994年前来助孕的398位女性病例，做了时效为5年的随访观察。但由于失联等各种因素，5年后，真正保留下来的患者样本共计142人。这些参与随访的女性患者年龄介于26～40岁之间，至少一侧输卵管通畅，且无严重的内分泌问题。最后，研究人员发现，在接受助孕治疗并顺利生产后约1年半的时间里，共有25位女性患者自然怀孕，占调查人数的近20%。进一步的分析表明，在这些自然怀孕的女性当中，年龄是其得以自然受孕的最重要的临床变量，年龄越小，自然怀孕的可能性越大，这和我们一贯的共识是相吻合的。所以我们说，年轻的不孕症患者在进行试管婴儿助孕之前，还可以再斟酌和等待，因为他们中有约25%有自然怀孕的可能（当然，这要视每个人的具体情况而定），但年龄越大的，则越需要抓紧时间助孕。另外，接受试管婴儿助孕且成功生育后再次怀孕的人群中，子宫内膜异位症患者的比例也有约20%，这可能是生育调整了患者体内原本异常的内分泌环境的缘故。

我们再来看一下澳大利亚的情况。2010年在澳大利亚出生的婴儿当中，有3%是通过试管婴儿助孕的方式诞生的。其中又有近20%的患者在助孕生产后自然怀孕，这与在德国和丹麦等国家观察到的情形一致。另一个比较鼓舞人心的现象则是：此前由于不明原因导致不孕的患者在接受助孕治疗以后，其中竟有至少30%的患者自然怀孕。

所以总结全球调查的情况来看，女性年龄小于35周岁、至少一侧输卵管通畅、未见严重子宫内膜异位症、无诱因（不明原因）不孕而其伴侣仅有轻度弱精症的，在接受试管婴儿助孕且成功生产后，自然怀孕的概率可高达25%。因此，有部分国家会劝导年轻夫妻推迟做试管婴儿助孕的时间。但有一点我们的患者需要明白，那就是这一数据是在长期观察后累积起来的自然妊娠率，若平摊到每一对接受助孕治疗的夫妻身上，则他们在单周期内自然受孕的概率也是相当低的。何况每对夫妻不孕的原因也不尽相同，所以在决定尝试自然怀孕之前，仍然需要和生殖科医生进行充分的沟通，同时进行全面的、个体化的评估，千万不要盲目等待"好孕"降临，以至于浪费了宝贵的时机。

糖糖医生有话说

看到这里，可能我们的读者不禁要问了：那些得以在做试管婴儿助孕后自然妊娠的患者，背后的助推因素究竟是什么呢？对此，医学工作者其实尚未得出明确的结论。除了我在上文提到的可能性之一，即对不孕症的治疗或许改善了患者的内分泌环境以外，还有一种解释是：在助孕成功且顺利生育之后，患者因长期不孕不育而感受到的负面情绪得到了释放，夫妻之间的情感交流又密切了起来，更愿意去享受性生活的乐趣，不再仅仅迫于"造人"的压力，而把理应美好的性生活变作例行公事，非要算准了排卵期同房。那么在这样一个整体非常松弛的大环境下，患者自然更容易怀孕。

既然谈及压力和不孕之间的关系，生殖科医生便有话要说：我们确实都有这样的体会，那些看上去大大咧咧、没心没肺的患者通常要比那些成天提心吊胆、焦虑不安的患者更容易助孕成功。我们也时常看到，有些患者原本有很规律的月经，却在反复测算排卵期，准备一次性"精准投放"时忽然遭遇月经失调。这些患者前来诊室做排卵监测，我在B超下也往往发现她们的卵泡长得"没精打采"的，完全丧失了正常状态下应有的大小，或许过度的焦虑情绪已经干扰了她们的内分泌环境。相反，我们也偶尔会听到这样的故事，比方说某个长辈家的子女长久不孕、医治无效，反倒在收养了孩子之后自然怀孕了。又或者某前同事常年不孕，决定"躺平"加入丁克一族，就此度过余生，却在一次度假时意外怀孕了等。

正因为这样的例子并不在少数，所以不论是生殖科医生还是普通患者，已经达成了"过大的压力会导致不孕，至少会延长不孕治疗的周期"这样的共识。这是情理之中的。一对夫妻一旦被告知不孕，生育的压力便随之变得更为巨大，对生育的需求也变得迫切起来。这种压力带给患者的负面情绪可能是自责、迷惘、焦虑和悲伤，而这样的情绪在患者开始接受不孕不育的治疗之前就已经存在于患者的心中，并且随着治疗的深入而不断发酵。对那些尝过反复失败之苦的夫妻而言，他们的忧虑、烦躁以及伤心还会层层叠加、周而复始，推着他们走入恶性循环，即他们越是急切，越不容易助孕成功，而他们对拥有亲生孩子的渴望也就越炽烈、越执着——甚至到了在外人看来一意孤行、不可理喻的地步。

不过，不管怎么说，生殖科医生的体会终究只是个人的体会而已，压力到底会不会直接导致患者不孕，对此，我们仍然缺乏大量的论证和实验数据。尽管有一部分文献提到了这一话题，但支持压力与不孕有关的学说无论是从实验设计（构建起来的相对简单的生理-生物-行为模型）还是从证据等级来看，都比较薄弱，不具备充分的说服力。其原因在于，个体承受压力的能力往往差异极大，同时一些通过冥想、瑜伽或者其他放松方式达成的减压效果又很难用量表或数据来呈现。

虽说我们目前还无法获得压力会导致不孕的直接证据，但是压力所附带的一系列行为及其后果对生殖有害，这一点是毋庸置疑的。比如说，压力过大会导致压力性进食，也就是人们会通过吃来缓解压力。显而易见，一杯醇香的奶茶或者一块香甜的蛋糕确实能暂时取悦我们的味蕾，也连带着抚慰我们的情绪。可是，这种长期的、大量的、高脂高糖的饮食会导致备孕者肥胖，肥胖又会进一步导致不孕不育，并且增大助孕失败的风险——这已然是生殖医学界的共识。研究显示，压力还会诱发吸烟者增大吸烟量，使得吸烟者的卵子或精子质量明显下降。此外，过度及长期的压力除了可能造成患者消极治疗或中断治疗外，还会使得患者的体内大量分泌皮质醇（所谓的"压力激素"），从而致使患者的身体处于慢性炎症的状态，这也会在一定程度上影响女性患者的卵巢功能和卵子质量。

相比民间所说的"易孕体质"人群，前来我们生殖医学中心就诊的患者多数都很难自然怀孕——若非身体的内环境或卵子质量不尽如人意，她们原本也不至于走上试管婴儿助孕的道路。每当面对那些胚胎质量极差、反复助孕失败的患者，我们总深感很多问题并非单纯靠"技术过硬"就能解决。所谓"巧妇难为无米之炊"，正如我在此前一再提到的，如果没有好的卵子（以及精子），那么技术再厉害的胚胎师也难以配成好的胚胎，也就无法造就成功的妊娠。所以，不孕症患者需要自己先行动起来，积极关注全身健康，尽力打造健康的体魄。如果我们的患者过于乐观地以为只要走进诊室把一切交给生殖科医生就万事大吉，那似乎是有些太过一厢情愿了。

如果你愿意自己先行动起来，那你肯定要问我了："唐医生，我如何才能养出易孕体质呢？"对此，我的回答是："易孕体质无非是能生成优质卵子的体质，而要养卵，首先需得养全身。只有先改善自身的内在环境和全身状态，才谈得上改善卵子的质量。"为此，有以下5点需要我们的患者谨记。

第1点，肥胖和胰岛素抵抗是生育的大敌。

我要不厌其烦地反复强调：无论男女，肥胖都会致使其生育能力下降，乃至造成不孕不育的后果。对女性而言，肥胖会影响其内分泌环境，导致不排卵或排卵异常，致使其受孕能力下降（也因此，患有以排卵障碍为特征的多囊卵巢综合征者多数是肥胖的）。同时，肥胖会大大降低卵母细胞的质量。此外，肥胖会导致胰岛素抵抗、高胰岛素血症，以及甲状腺功能异常等由慢性炎症引发的免疫异常，从而造成患者体内激素代谢异常。所以在辅助生殖治疗的过程中，我们能够观察到：肥胖女性的卵巢功能及子宫内膜容受性受到影响，胚胎着床成功率明显较低，流产率较高。即使能成功妊娠，肥胖女性也有较大的概率在孕中、晚期发生并发症，譬如高血压、糖尿病、胎儿宫内发育迟缓、巨大儿等。由肥胖女性所生下的后代，其生育能力亦会降低，罹患代谢性疾病的概率及成年后的发病率会远高于正常人群。

所以我们说，肥胖对于生育一事有害无利。但和一些基础性疾病不完全相同，肥胖是我们患者可控的因素，并且患者一旦愿意下决心理性减重，效果会十分明显。伴随体重下降而来的，很可能是恢复排卵、自然怀孕、助孕成功率上升。总之，减重好处多多。也因此，控制体重是进行辅助生殖治疗（以及其他许多治疗）的基础。我们的患者可以通过轻断食或适当节食搭配运动的方式，让身体慢慢进入一个摄入与代谢负平衡的状态（即摄入量小于消耗量）。顽固性肥胖且伴有高血糖的患者还可借助药物来进行治疗。需要在此提醒我们患者的是：用药需严格遵照医嘱，并且药物的作用都是暂时的（很多人的体重在停药以后出现了报复性的反弹，便足以说明这一点），所以唯有彻底改变生活方式、调整饮食结构、保护肠道微生态，才能长期维持住健康的体重。

第2点，患者需关注甲状腺功能。

甲状腺功能异常对生殖的影响非常之大，特别是甲状腺功能减退（简称"甲减"）。无论是亚临床甲减还是桥本甲状腺炎，都有可能导致女性月经失调、卵巢功能减退乃至流产。甲减的常见症状有疲劳、发胖、畏寒、脱发、便秘和水肿等。如果备孕者出现上述症状，建议在做辅助生殖治疗前先排查一下甲状腺功能，看是否有异常。针对甲减的治疗，除服用药物以外，还可遵医嘱进行"食补"（例如适量补充碘、酪氨酸、硒、锌和维生素等），并在日常生活中健康饮水，尽量保证充足的睡眠。这些均能对甲状腺起到很好的保护作用。

第3点，患者需关注环境毒素问题。

我们平常所接触到的水、空气、一部分日用品、食物、带香精的护肤品和香水等都有可能成为杀死胚胎或导致胎儿发育异常的隐形杀手。备孕未果、出现不孕及反复流产的人群不妨关注一下周围的生产和生活环境。

目前已有证据表明，女性大量接触双酚A（BPA）会对其生殖内分泌系统造成干扰，致其卵子异常，往往难以形成优质胚胎，同时子宫内膜容受性亦会受到影响，使得胚胎的着床率下降，且流产的风险会增大。双酚A几乎无处不在，从医疗器械到一部分婴幼儿奶瓶、奶粉罐、矿泉水瓶、食品包装袋……我们在日常生活中必定会接触到含双酚A的塑料制品，但患者也不必因此过于恐慌。因为除非经过加热，否则双酚A不会大量释放。所以，最好的做法是：使用微波炉加热时，少用或不用塑料器皿，改用玻璃器皿；减少点外卖食物的次数，因为盛装外卖食物的一般都是一次性塑料盒；少吃深加工的罐头食品，金属罐头的内壁往往含有双酚A；只要可能，还是自己下厨准备饭食，既吃得健康，也吃得安心。

除双酚A以外，另一种对女性内分泌有莫大影响的环境毒素是邻苯二甲酸酯，它具有类雌激素的作用。怀孕女性若长期接触这种可通过呼吸系统、消化系统以及皮肤接触等进入人体的毒素，可能导致其男性宝宝的生殖系统发育异常。一般人群若过度接触邻苯二甲酸酯，则可能导致肥胖，胰岛素抵抗，男性少弱精子症，女性卵子质量下降、子宫内膜异位症乃至流产等。作为防腐剂，邻苯二甲酸酯存在于我们的洗发水、化妆水、乳液、香水、指甲油、发胶和刮胡膏等产品中（写到这里，我都不禁想去检查一下我的化妆品成分表了），也存在于一系列塑料制品和食物添加剂（比如黏稠剂）当中。

其他较为常见的环境毒素还有铅和汞。铅主要存在于电池生产及回收、汽车修理、焊接等过程中，还可能存在于下水管道、受到铅污染的土壤、部分草药和玩具当中。汞的主要来源则是受污染的海产品。在尽量避开铅和汞超标的污染源以外，部分患者坚持选购有机蔬果（避免农药残留）、烹饪时使用铸铁锅或不锈钢锅而非有涂层的不粘锅（以防氟超标），这样的做法也是比较可取的。

第4点，患者需关注肠道健康。要知道，肠健康方有常健康。

我在门诊最常被问到的问题之一就是："医生，我要吃点儿什么来改善卵子质量？"通常，医生很难给出一个精准的回答。因为每位患者的消化和吸收能力不同，不宜盲目进补。而老一辈以为有营养的东西，比如豆浆、牛奶、鸡蛋、鱼虾之类的食物其实并不适合所有人。我们的老祖宗很早就关注过这个问题，所谓"甲之蜜糖，乙之砒霜"，说的就是这个道理——同样的食物，对有些人来说是有营养的补品，对另一部分人来说却可能造成不适。之所以会有这样的差别，原因在于每个人的咀嚼习惯、消化液的分泌、肠道功能等均有差异，所以不同的个体对同一种食物的消化和吸收能力是大为不同的。

2017年，美国哈佛医学院发表研究，提出肠道功能异常乃是众多慢性疾病的根源之所在。而早在公元前5世纪，古希腊医师、被尊为"西方医学之父"的希波克拉底就曾说过："万病之源始于肠道。"随着医学工作者对疾病认识的不断深入，我们发现这句古话当真非常有道理。很多代谢性疾病，比如多囊卵巢综合征、子宫内膜异位症、卵巢早衰、肥胖等的发生，均与患者肠道菌群的分布异常有关。现代的很多研究也揭示：妇科疾病患者，如多囊卵巢综合征患者和子宫内膜异位症患者，其肠道菌群明显出现了异常。只要做出调整，往往就能有很好的效果。

近些年来，功能医学界还提出了"肠漏"的观点，即患者一旦出现肠道通透性增强的现象，其对营养素的吸收能力就会降低，许多毒素也能轻易进入患者的体内，引发内毒素血症、血脂异常、肝脏代谢异常和免疫功能异常，从而影响卵子（或精子）的质量。如果你长期易腹泻，有食物过敏、肠易激综合征等，可能需要对此进行排查，看是否存在肠道问题。此外，如果你患有顽固性肥胖、脂肪肝、胰岛素抵抗、慢性疲劳、桥本甲状腺炎、乳糜泻、过敏性皮炎、湿疹、偏头痛等，或许同样因为肠道健康亮起了红灯。请务必及时寻求专业医生的帮助，有针对性地做检测，再有针对性地补充营养、避免过敏原，这样才能从根本上修复肠道，迎来健康的体内环境。

第5点，患者可适当在孕前补充营养素。

1. 叶酸 1991年，英国学者首度提出，女性在孕前补充叶酸能降低72%的胎儿神经管畸形风险，这一做法随即在世界范围内得到了推广。如今，备孕前3个月开始口服叶酸已经成为深入人心的共识。其实，叶酸不仅有防止胎儿神经管畸形的功效，它本身也是一种水溶性维生素，参与女性卵子、男性精子以及胚胎早期的生成和发育。研究者因而发现，患者卵泡液中的叶酸水平每升高1倍，其受孕的概率也会升高1倍。另外，有调查表明，补充叶酸能在一定程度上帮助女性患者恢复排卵，同时有效清除患者血液中的同型半胱氨酸，或可预防卵子DNA损伤、习惯性流产、易栓症、先兆子痫和胎儿生长缓慢等。

叶酸的日补充剂量从400 μg到800 μg不等，可分为人工合成叶酸和活性叶酸（5-甲基四氢叶酸）两种。一般来说，天然的活性叶酸相比人工合成叶酸更易为人体所吸收。除女性患者以外，我们也同时建议男性服用叶酸，好提高精子的质量，为助孕成功"添砖加瓦"。

而在不孕或者复发性流产的治疗中，我们会推荐患者检查其 *MTHFR* 基因。这一检测能够准确获知患者是否存在叶酸代谢障碍，以便医生指导患者合理用药。据调查，我国有约25%的人口属叶酸代谢基因突变的高风险人群。如果检查发现患者属于这一人群，我们会建议其额外补充叶酸，同时补充维生素 B_{12}。

2. 维生素 D 维生素 D 是一种脂溶性维生素，除了可以维持骨骼生长及骨密度以外，还具有抗炎、免疫调节、抗癌、改善胰岛素抵抗、保护心血管等作用。维生素 D 与生殖的关系也是近年来医学研究的热点。据信，缺乏维生素 D 可能导致患者的卵子质量下降，引发子宫内膜异位症和多囊卵巢综合征，从而降低辅助生殖治疗的成功率。也有研究发现：补充维生素 D 可有效预防流产。现代人多居住于城市，日光照射不足，加上肥胖、年龄增长以及个体吸收维生素 D 的能力不同（基因差异）等因素，均会导致维生素 D 的摄入量严重匮乏。

生殖专家认为，人体内的维生素 D 水平维持在≥40 ng/mL 为最佳状态，因此以每日补充 4000～5000 IU 的维生素 D 为宜。如果患者体内的维生素 D 水平达标，可每日服用 2000 IU，且始终维持这一剂量就好。如果患者有肥胖、慢性炎症、子宫内膜异位症、习惯性流产、甲减等，则需酌情加大剂量。目前来看，日摄入 2000 IU 的维生素 D 是非常安全的。但所谓"物极必反"，若长期、大量补充维生素 D，则可能导致血钙水平升高。所以在口服维生素 D 的同时，可服用维生素 K，以避免血管钙沉积的发生。

3. 辅酶 Q_{10} 近些年来，被应用于预防和治疗心血管疾病的辅酶

Q_{10}得到了生殖科医生的青睐。大量研究证明，辅酶Q_{10}若应用到生殖医学领域，则可以提高卵子和精子的活力，为卵子成熟及胚胎发育的过程提供所需的能量。此外，辅酶Q_{10}还有一个功能，就是清除人体内的氧自由基（换言之，辅酶Q_{10}具有很强的抗氧化能力），抑制其可能对卵细胞造成的损伤。

辅酶Q_{10}以3种形式存在，即泛醌、泛半醌和泛醇（还原型辅酶Q_{10}）。相比泛醌，通常情况下，人体对泛醇的吸收会更好，所以生殖科医生一般推荐患者服用泛醇，日服400~600 mg（以不超过1200 mg为宜）。建议在上午服用，晚上服用可能会影响睡眠。

4. 抗氧化剂 如果备孕者的年龄在35周岁及以上，或者虽然没到35岁，但已经出现了卵巢功能减退的现象，那么适量补充一些抗氧化剂也是可以的。如同我在方才提到的，辅酶Q_{10}其实也有抗氧化的作用。我们的读者或许知道，氧化应激反应才是我们的身体走向衰老的根本原因。而高龄备孕女性的抗氧化能力必然变弱，氧自由基会损伤卵细胞，且有促炎作用，可能导致高血脂和高血糖，进一步影响受孕。除了年龄带来的氧化应激反应之外，压力、吸烟、酗酒、不健康饮食（如食用炭烤食物、过量的糖、过多的精制碳水化合物，以及暴食暴饮等）都会导致氧化应激反应的产生。

目前较为常见的抗氧化剂有维生素C、维生素E、硫辛酸和N-乙酰半胱氨酸（NAC）等。那么除却药物之外，什么样的食物富含天然抗氧化剂呢？答案是那些含有茶多酚、姜黄素、白藜芦醇、番茄红素和虾青素的食物，患者可在医生的指导下适当加以补充，均衡膳食，养成健康的饮食习惯。

话说至此，显然又涉及中国人非常关心的主题，即老百姓的日常饮食与生殖的关系。可以确定的是，坊间传闻多不属实。而患者常常走入误区，在门诊看病时主动向我"汇报"："唐主任，我最近在拼命喝黑豆浆，听说能补充雌激素。你看我的卵泡是不是长得好一点儿了？我的子宫内膜是不是也厚一点儿了？"事实当真如此吗？大豆的确是天然雌激素很好的食物来源。但是，哪怕我们的患者吃掉一脸盆的豆子，可能也就补充了 1 mg 的雌激素。如果单是每天喝一杯豆浆，那吃进去的雌激素几乎为 0。所以说，每天喝豆浆对于长卵泡也好、长子宫内膜也罢，根本没什么帮助。相反，有些患者对豆浆不耐受，喝多了反而会腹泻。

你或许要问："既然喝豆浆不管用，那我换一样，吃蜂王浆怎么样？"蜂王浆作为蜂王的食物，一贯被认为有抗衰老、促生育的功效。人们也会把蜂蜜或者蜂王浆作为补品相送，认为其可以增强新陈代谢、提高免疫力、调节内分泌。反过来，我在临床上也遇到过一些患者，因为本身有子宫肌瘤，于是常年避免吃蜂蜜或者蜂王浆，原因是担心其中的雌激素让自己"补过了头，致使子宫肌瘤越长越大"。可事实上，无论是一味避免吃蜂蜜还是大量补充蜂王浆，都是"自欺欺人"——蜂蜜或蜂王浆只是甜蜜的食物而已，并不具备传说中的神奇效果。倒是因为加工手段的不同，其中难免含有一些过敏物质，可能引发患者食物过敏。

除了上述这两种食物，我还听患者提起过"吃榴梿长子宫内膜"

的说法。这种说法毫无科学依据,让人啼笑皆非。深受一部分人喜爱的榴梿因富含维生素、蛋白质和微量元素,同时兼具独特的味道和醇厚绵密的口感,被誉为"水果之王"。但说穿了,榴梿就是一种热带水果罢了,和子宫内膜的生长没有半毛钱的关系。要长子宫内膜,需要人体内的雌激素和子宫内膜上的受体共同发挥作用,远非在家大嚼气味特殊的榴梿就能达成的。

总而言之,想要培养易孕体质,需要以良好的身体大环境打底,这样才能养育出优质的卵子来。为此,我们不断倡导健康的饮食和生活方式,鼓励我们的患者在此基础上适量补充营养素,避免毒素伤害,全方位做出调整——尽最大的努力,同时保持积极且平和的心态,期待"好孕"的适时降临。

第 12 章

绿叶的情意

妻子助孕,丈夫莫要缺席!

父亲能为孩子们做的最重要的事情,就是爱他们的母亲。

——西奥多·赫斯堡

众声

作为生殖科的医生，写男性问题时我少了那么一点儿底气。我回忆所接诊过的那些患者，哪怕时隔多年，她们留在我脑海里的影像往往依旧鲜活，可在我的记忆当中，她们的丈夫则多半是一些面目模糊的衬托（当然也有例外，但实在不多）。这也难怪，毕竟辅助生殖治疗需要女性患者的全程参与——从开始治疗前的体检到进入促排卵周期后一轮又一轮的阴超检查、抽血化验、药物注射、取卵手术、宫腔镜检查、胚胎移植、保胎，再到成功妊娠后的一系列产检以及可能潜藏危机的孕期和生产本身……为了把一个鲜活的小生命带到这个世界上来，女性在这个过程中贡献了大量的时间和精力，更不用说为了孕育孩子，她们需要实实在在地贡献出自己的身体了。相较之下，男性在辅助生殖治疗（以及寻常的优生优育）中的参与度少了很多。

曾经有男性患者对我坦言，在整个助孕的流程中，他感觉自己就像一个旁观者。这也是一部分丈夫抗拒试管婴儿助孕的原因——他们或许感觉自己在"造娃"这件事情上没有亲力亲为。但说实话，生殖医学中心里为男性单独开辟的空间也往往没有那么友好（乃至有些奇怪）——男科诊室通常设在犄角旮旯里，男性患者最常停留的地方是楼道旁的吸烟室或是很狭小的取精室。那种妻子在生殖科看诊，身为丈夫却"无所事事"（至少是"置身事外"）的感觉确实不怎么好。为了不至于成为彻底的"外人"和"闲人"，有些丈夫会全程陪伴妻子进行辅助生殖的问诊与治疗，但绝大多数丈夫由于工作繁忙或其他原因，成了始终缺席的另一半。而从技术层面上来看，丈夫唯一必须到场的就是妻子取卵的那一天，好同时完成取精的相关操作，以便胚胎师进行体外受精，进而培养胚胎。

虽说男性的参与度确实不高，但在辅助生殖技术的领域里，男性因素同样至关重要。并且随着胚胎技术的不断发展和成熟，男性因素在其中扮演的角色理应受到学界和普通人群的高度重视。因为诚如我在之前的章节里所说的，"造人"是两个人的事，针对不孕不育的治疗也是夫妻双方需共同面对的课题。

作为生殖科医生，我们在关注女性不孕症的同时，必然会了解和掌握与男性不育相关的知识。相较女性不孕，男性不育看似简单，实则不然——那同样是一门深奥的学问。每次听男科医生讲段子（我指的可不是荤段子），都让我在微微一哂过后略感沉重，只因我们的男性患者往往缺乏科学的指导，而事实上，他们的景况同样需要我们的关注。

有一天，我与男科医生闲聊，问起让他印象深刻的患者是什么样的。这位医生给我讲述了这么一个故事：那是好多年以前的事了,他接诊过一位男性患者。这位男性患者走进诊室,手里拿着一个A4纸大小的文件夹,里面是厚厚一叠化验单,有整整一大摞,像一本词典。这位患者解释说,这是他近10年来累积下来的所有化验单。因为患有少弱精子症,整整10年间,他跑遍了全国的各大医院,这家不行换那家,吃下去的中药、西药不计其数,却依旧没有把病看好。这位男性患者执着于自身的精子问题,花了10年检查治疗,到了无法自拔的地步。我们的男科医生见此情景,暗觉不妙,问他:"那么请问你的太太今年几岁了?"他答曰:"和我同龄,今年45岁。"

听到这里,和当年我的同事一样,我内心的震惊程度简直难以形容。45岁对男性来说仍是壮年,生育还有希望(所以我们不时会听到某位年逾花甲的男明星娶年轻妻子后生子的新闻),男性的生育能力甚至能维持终身。但女性就不同了呀!45岁的女性即将进入围绝经期,已经基本丧失了生育能力。超高龄的女性卵子老化,卵巢储备下降,即便做试管婴儿助孕,成功率也是微乎其微的。

多么令人喟叹,这位男性患者的妻子在丈夫治疗精子问题的10年中,白白错失了最佳的生育时机。如果她的丈夫能早一些放下执念,夫妻俩尽快接受助孕治疗,那么没准儿他俩的孩子都能满地跑了。可是事情弄到这步田地,显然他俩距离拥有亲生孩子的目标越来越远了。

听同事语带唏嘘地讲完这个故事,我实在是为这对夫妻感到遗憾。这错失了的10年对女性而言是多么关键啊!所以生殖科医生总要一再倡议：面对不孕不育，夫妻俩不要一叶障目，一定要共同接受评估。即便是男性大有问题，也需要综合女方的因素一起进行考虑——妻子的年龄、身体状况、是否合并不孕等都有重要的参考价值（因为相比之下，男性患者的治疗不确定性很高，究竟能不能治好、精子质量可以提高到什么程度，都不好说）。

尽管通常来讲，女性因为承载着孕育孩子的重任，总会吸引更多的关注，并且只要是夫妻不孕不育的，我们的传统做法就是把目光聚焦到妻子的身上，而忽略了丈夫可能才是不育的症结所在——要知道，因男性导致的生育问题在所有不孕不育的病例当中至少占到约30%。

写到这里，我不由得想起多年前看过的一部电视剧，叫作《橘子红了》。那是个把背景设定在清末民初江南小镇上的爱情伦理故事。我不记得具体的情节了，只记得那是李少红导演的作品，有着她标志性的唯美画面和叙事方式。不过，出于医生的职业习惯，我倒是牢牢记住了这样一个细节，那就是故事里的"老爷"是个无精子症患者。在那样一个母凭子贵的年代，无论是大太太还是二姨太，她们的人生悲剧都源于没能给老爷生下一儿半女。虽说如今的时代在不断进步，人们对男性生育健康的关注度越来越高，但"思想落后"的患者依然还是有的。

我就遇到过这样一对夫妻。因为妻子患有输卵管梗阻，婚后8年未孕，所以夫妻俩来上海，要求做试管婴儿助孕。在做术前检查的时候，我意外发现丈夫同时患有无精子症。听到这个消息时，夫妻俩显得异常震惊。我询问他们："这么多年了，就没有想过也查一下丈夫的精液吗？"夫妻俩同时摇摇头，我不由得十分诧异。虽说来自偏远地区，但这夫妻俩都受过高等教育，应该也有很不错的经济实力，完全有条件进行夫妻双方的不孕症诊治。如果早知道丈夫是无精子症患者，早点儿治疗，不至于平白耽误了8年的时间啊！其实，比起女性患者要做的烦琐检查，男性患者要做的检查方便得多（也更为经济实惠），唯一需要化验的就是精液而已。

而我之所以会发现这对8年不孕的夫妻除妻子患有输卵管梗阻之外，丈夫也同时患有无精子症，就是因为请他做了最基本的精液检查。所谓的"无精子症"，顾名思义，就是指患者的精液中没有精子。这是男性不育当中最为严重的一种情况（占比约10%）。无精子症大致可分为梗阻性无精子症和非梗阻性无精子症两种。前者是指男性患者的睾丸可以生成精子，但是由于某些原因，比如感染、输精管结扎和先天性因素等导致运输精子的通道发生阻塞，使得精子不能被正常送到阴茎的前端，从而造成射出的精液中完全没有精子。梗阻性无精子症患者的睾丸大小一般是正常的，性激素通常也能维持在正常的水平。而后者，非梗阻性无精子症，则是指先天性的基因异常、隐睾，或后天性的损伤、感染、肿瘤及药物使用等造成患者的睾丸无法产生精子，进而导致男性不育。

第 12 章　绿叶的情意

为了明确这位8年来对自身情况一无所知的丈夫究竟是哪一种无精子症患者,我嘱咐他去男科医生那里做进一步的评估。经过详细体检和抽血检查,医生发现,这位患者的睾丸体积正常,促卵泡激素水平也没有问题(没错,男性也是可以化验其体内的促卵泡激素水平,从而评价其生精功能的)。至此,我们基本断定这位"粗心"的丈夫罹患的是梗阻性无精子症。在过去,如果无法通过手术复通梗阻的输精管,则此类患者多半会终生不育,只能通过领养或接受供精的方式获得后代。如今有了试管婴儿技术的帮助,情况就完全不同了。一般来说,梗阻性无精子症患者可以通过手术穿刺拿到精子,再以二代授精的方式使妻子怀孕。

我们的男科医生为这位男性患者做完检查后,又为他预约好了睾丸穿刺术的时间,并且胸有成竹地表示:"穿刺获得精子应该没有问题。"我们的男科医生这么说,这事儿总是八九不离十了。虽说男科医生信心满满,但是以防万一,我总得向患者交代清楚另一种可能。我于是问夫妻俩:"如果穿刺了还是拿不到精子,你们是否接受捐赠的精子,考虑用这种方式怀上孩子?"听我这么说,夫妻俩不假思索地回答我:"如果穿刺没能拿到精子,那我们就回老家,不做试管婴儿了。"

好在我们的男科医生所料不错,在为该患者进行睾丸穿刺后,很顺利地拿到了精子。直到此时,这位男性患者才露出如释重负的笑容,他对我说:"医生,我这一阵的压力实在太大了。等着做手术就像等着听审判结果,我饭也吃不下,觉也睡不好。"与女性所表现出来的既柔弱又坚韧的模样不同,我又一次感受到男性在生育问题上所流露出来的脆弱。也可能是因为受到传统文化的影响,不育的男性往往会自觉羞耻、很难抬头做人,所以与生育相关的一点儿小事没准儿都能击溃一位男性的心理防线。

解决了男方的问题,接下来才是为女方做促排卵,并在取卵后解冻预存起来的精子,进行人工授精。最终,配成了6枚优质胚胎,而妻子也在接受胚胎移植手术后得以顺利怀孕。由此可见,夫妻俩所一直以为的、"直接"导致不孕的输卵管因素其实未必是多大的事儿。

在送走这对助孕成功、欢欢喜喜把家还的夫妻后,我不禁感叹道:如果做丈夫的也从一开始就接受检查的话,他俩就不会把不孕不育的重心全部放在妻子的输卵管问题上,因此耽误8年的时间了。

说"耽误"时间,这还真不是夸张,因为正如我在之前反复提到的,针对女性不孕症的检查和治疗要比男性的复杂得多,所花费的时间也长得多,何况不同的检查项目还要求女性处于生理周期的不同阶段。比方说,月经初期是评估卵巢功能的时候,月经中期更适合观察卵泡生长的情况,在月经干净后的3~7天内才能进行宫腔内的操作等。可与此相对应的,对男性的生育力评估就简单得多了,患者可以随时就诊。不过,医生还是会提醒诸位男性:为了精液检测的准确性,需在排精

3~5天后留取精液。原因在于,如果在检测前刚刚排过精,则检测时的精液样本的浓度很可能不够;反过来,如果禁欲的时间过长,则长期贮存在附睾中的精子已经老化或者死亡,可致使检测时的精液样本的活性不达标,从而影响医生做出判断。

如同我在之前的章节中科普过的,精子需经长途跋涉——从女性的阴道、宫颈、宫腔一路游到输卵管,它们当中的某个"幸运儿"才能使得卵子受精。这个过程会损耗大量的精子,换言之,绝大多数的精子都是"陪跑者"而已。要想向终点发起冲击、摘得"授精成功"的桂冠,则必须有相当数量且具有良好运动能力的精子作为大前提。可如果精子的活性低、数量少,那么它们的授精能力就会显著降低。按照世界卫生组织的最新定义,一份合格的精液报告需满足精液量$\geqslant 1.5$ mL、浓度在1500万~2000万/mL、活动率最少达40%这3项条件。如若不然,女性要受孕就比较成问题了。

不过不同于我在上文提到的无精子症,临床上更常见的是少弱精子症,即精液当中有精子,但由于种种原因,精子活性不够,从而造成怀孕困难或不孕不育。对于少弱精子症患者的治疗要"对症下药",如果通过药物调整,患者依旧精液质量不达标、未能使妻子受孕,则可以考虑进入辅助生殖的环节。丈夫有轻度少弱精子症的,妻子可采用宫腔内人工授精的方式达到怀孕的目的(实施宫腔内人工授精的前提是女方至少有一侧输卵管通畅)。其原理就是在女性排卵以前,留取丈夫的精液,由技术人员在体外优化后提取活力相对最好的精子,再注射入女方的宫腔。这一治疗方案操作简便、经济实惠,且不会造成什么伤害。当然,相应来说,助孕的成功率也比较低,一般在10%左右。如果丈夫持续有严重少弱精子症或女方合并不孕因素,则以试管婴儿助孕是他们最后(也往往是最优)的选择。总之,在针对男科问题的诊疗方面,男性患者切忌一人"单打独斗",而需和妻子一道接受综合评估,再进行有的放矢的科学医治。

说到底,男科诊疗还是得交给专业人士——我们的男科医生来做。我想接着在这儿聊一聊的,则是"如何养出健康精子"的话题。我写这一章的时候,恰巧遇见我的一位男性患者前来复诊。他半年前来我这儿做评估,显示为重度少弱精子症。而这回前来复诊,一做精液检查,他竟然成了"优等生"。我惊喜地问他:"你平常都做了些什么?"他回答我说:"吃左卡尼汀和抗氧化剂,还有就是按照医生你之前对我说的,控制饮食、多运动、不久坐、不熬夜。"

这位患者说得一点儿没错。很多时候,一旦自己的身体出了问题,我们的患者就指望医生给开点儿药,以为"药一到,病就除"。可实际上,男性患者的精液质量之所以反反复复、上上下下地浮动,是因为精子这种东西特别容易受到环境因素的影响。如果你最近总是加班、熬夜,或者承受了很大的精神压力、不当心感冒发热了、常常醉酒等,都可能在短期内使得精子的质量出现严重的下滑。而如果想保持精液质量"优等"

的好成绩,就得从改善生活起居及饮食习惯等做起。要想"养精蓄锐",我们的男同胞则需要了解以下影响精子质量的因素。

1. 肥胖　和女性一样,男性肥胖也会导致性功能和生育能力的下降。过多的脂肪组织会使得男性体内的雌激素水平上升,而使雄激素水平下降。生殖内分泌激素一旦发生紊乱,最终会导致精子生成异常(也就是临床上所谓的"少弱精子症")。即使做辅助生殖治疗的男同胞仅需贡献那么一点点精液,我们也仍要敦促肥胖的男性患者:注意控制体重!注意控制体重!注意控制体重!因为肥胖还有可能跨代遗传,即肥胖男性的精子会影响子代的健康。所以理想的体重不仅关乎男同胞自身,也关乎其家人及后代的健康。我常用来劝患者减重的话就是:"生孩子才是开始——要想好好陪伴孩子长大,自己要先以身作则,健康生活。"

2. 高温　雄性哺乳动物的阴囊之所以不在腹腔或盆腔内而在体外,就是因为睾丸组织不喜欢高温的环境,而阴囊薄薄的表皮和其上分布的汗腺都有利于它的快速散热。通常来说,高温环境对精子的产生与存活有抑制作用。长期从事高温工作的男性,比如厨师、焊接工、出租车或长途汽车司机等,其精液的质量多半不会太好。而男性若要备孕,则不宜经常蒸桑拿或用过热的水沐浴。此外,长期穿紧身裤也会为男同胞带来一定的危害。紧身裤会致使其睾丸局部的温度升高,不利于精子的生成。何况紧身裤的透气性也不理想,易滋生细菌,同时阻碍阴囊部位的血液循环。

3. 久坐　因久坐导致精液质量变差的常见人群是现如今的"白领"（尤其是从事互联网行业的年轻人）。一方面，久坐之后，男性阴囊部位的温度升高、散热较差，高温会降低精子的质量，也会造成精子内部的结构性损伤，使精子出现畸形或DNA碎片率升高的现象。另一方面，因血液循环受阻，久坐还会增大男性罹患精索静脉曲张的风险。所以我们会建议男同胞尽可能地不要久坐，不妨在手机上设定一个提醒，每过40分钟便起身走动走动。如果实在公务缠身，没法儿走开，至少可以买一张散热椅垫日常使用，也算聊胜于无吧。

4. 烟酒　备孕之时，夫妻二人往往会"约法三章"，首先要做的就是戒烟戒酒。烟酒会损害精子的理论已然深入人心。确实，香烟中的尼古丁、一氧化碳和一部分微量元素会杀伤精子；而过量饮酒可能会影响男性体内雄激素的生成，进一步阻碍睾丸生成精子，造成不育。不过要求滴酒不沾似乎过于严苛了，只要适量饮酒，还是可以允许的。

5. 年龄　虽说男性在一生当中都会有精子产生，但年龄同样是影响男性生育能力的重要因素（尽管其在男性身上的作用不如在女性身上那样明显）。高龄男性的精子质量和数量等都会有所下降，所以男性同样要趁早生育。

6. 压力　慢性压力亦是精子杀手，会导致男性体内的激素紊乱，造成生精功能障碍，且使身体长期处于炎性状态。通常来说，压力过大的人也伴随睡眠障碍。有调查表明，长期熬夜的男性相比睡眠充裕的男性，令配偶怀孕的概率会大大降低。

长期熬夜还可能使得男性的性功能下降，致其精液有液化功能障碍，从而影响生育。而为了缓解压力、改善睡眠质量，男同胞可适当进行户外运动，譬如爬山、慢跑等，并参与一些社交活动，也可以寻求心理咨询等专业的指导，尽可能做到自我纾压、调整睡眠，最大限度地保证身心健康。

7. 时间 精子的生长周期略短于卵子，从最初的分裂到最终的成熟，精子需要约70天，而卵子需要80～90天。但是不同于女性一月一次的排卵，男性的精子可以持续进行生产，以备随时完成生育任务，将自己的遗传物质传递下去。所以男性不必为了保证精液的质量而刻意禁欲。相反，适度排精可以使蓄势待发的精子大军始终保持较为良好的战斗力。另外，男性患者也要知道：正如养卵并非一蹴而就那样，"养精蓄锐"也非一朝一夕之功，即便要调理，也得预留出至少2个月的时间，才有可能看到改观。

健康生活说易行难，要改变固有的生活习惯，对于多数人来说是相当痛苦的事情。但为了生育大计，男同胞做出改变终究是必要且值得的。除了避免我方才提及的不良因素之外，诸位男同胞还可以通过均衡膳食、适当补充营养剂的方式来提高精子的质量，在多吃抗炎、抗氧化食物的同时尽量避免摄入致炎食物。

抗炎和抗氧化食物多为绿色蔬菜和新鲜水果，比如生菜、西红柿、西蓝花、洋葱、桃子、杏、蓝莓和柠檬等。这些蔬果均有很好的抗氧化能力，酌情多吃一些，可以在一定程度上改善男性患者的精子质量，同时减少精子中的DNA碎片。此外，男同胞还可补充足量的优质蛋白质，比如鸡胸肉、三文鱼、豆制品等，有助于改善精子的运动能力。富含ω-3脂肪酸（即所谓的"健康脂肪酸"）的食物也是非常好的抗氧化食物，可以从各种坚果、牛油果、特级初榨橄榄油、亚麻籽油以及优质海鱼当中获得。

既然有抗炎、抗氧化食物，自然也有致炎食物。致炎食物通常含有饱和脂肪酸（在室温下会凝固），比如牛油、猪油、奶油、椰子油等。据研究，长期且大量摄入饱和脂肪酸会导致男性的精子活力降低。此外，高糖食物，以及含有人工增味剂、精炼玉米油、色拉油的食物，男同胞也尽量少吃为宜。

在"食补"之余，男性若想通过"药补"的方式提高精子质量，可适量服用维生素、硒、锌、辅酶Q_{10}、左卡尼汀和虾青素等。值得一提的是，我国的传统中医对于改善男性性功能和生育能力也有不错的疗效。一旦男性（或夫妻双方）出现不孕不育的现象，除积极调整生活方式以外，及早寻求医生的帮助（无论是中医还是西医）才是最明智的做法。不过，夫妻双方一定要一起接受评估，切忌仅盲目针对某一方拼命做治疗，以便最大限度地节约时间和精力，也好早日获得理想的助孕结果。

糖糖医生有话说

在这本书里写了这么多的科普内容，糖糖医生不想再就助孕治疗给出更多的"患者须知"，而是想借这个机会继续我在此前已经提及的话题：助孕治疗是夫妻双方必须共同面对的课题。

社会对不孕不育的反应，以及我们的传统文化所强调的"多子多福"（或至少是"有儿万事足"）的价值观交织在一起，往往会让"没小孩"变成已婚夫妻的一种难以向外人启齿的"缺陷"，也让不孕族群成为相对沉默的弱势群体。虽说大多数时候，不孕不育症并不危及生命安全，但它确实关乎我们个体的幸福感、我们的人生及家庭规划、与爱人的亲密关系、与家族的情感连结等。从生物学的角度上来讲，繁衍后代是物种的本能，同时也是一种大众所默认的能力。而一旦丧失了这样的能力，罹患不孕症的夫妻便可能觉得自己的人生是不完整的，也就会想要借助现代医学手段来实现怀孕生子的愿望。

正因为有了辅助生殖技术和妇科微创及男科微创手术治疗的助力，多数不孕不育的夫妻如今都能心想事成，获得血脉上的延续。但也有部分夫妻由于自身条件不理想，要面临反复助孕失败的打击，在接受了一连串的治疗后病情仍然不见起色，耗钱、耗时、耗体力。相较一次（或几次）就顺利"上岸"者的轻松，这些依旧在苦海里挣扎的不孕症夫妻，尤其是妻子，饱尝着生理上的痛楚与希望落空之后的酸涩，且因为助孕无果，悲伤、嫉妒、愤怒等负面情绪逐渐蔓延开来。在这种情形下，因不足为外人道而不得不独自承受痛苦的患者夫妻也唯有彼此搀扶、互相鼓励——或者咬牙坚持，继续助孕治疗；或者索性放弃，就此打消生育的念头。这需要夫妻双方达成一致：既然努力尝试过助孕治疗，但始终无效，那就坦然接受命运的这种安排，重新思索生命和生活的意义。毕竟，生命中还有很多其他美好的事物值得我们去追寻。如果能达成这种"有没有孩子并不影响我们的婚姻"的共识，夫妻双方心情平顺、关系缓和，说不定反而就自然怀孕了。因此，对条件允许的夫妻来说，有时他们真正需要的不见得是昂贵的助孕治疗，而是陪伴彼此的"高质量时间"。

当然，一旦下定决心接受助孕治疗，就像打响了一场长期抗战。面对通常较为漫长的助孕过程，不同夫妻因个体差异和应对方式的不同，会有相当不一样的反应。对于不孕不育，女性的忧郁和焦虑情绪通常是比较外露的，男性的做法则是尽量压抑住这种情绪。从发现不孕到开始进行诊治，男性有时要比女性花更长的时间来消化这一事实。正因为对待不孕不育的态度和处理压力的方式不尽相同，倘若夫妻双方没有就此进行充分的沟通，做不到彼此体谅，便很容易引发更深层次的冲突，往往会使得原本单纯的不孕不育问题演变成更为复杂的婚姻问题。

或许因为我是生殖科医生，同时是一名女性，所以我对女性患者的感受往往更有共鸣。单从技术层面上来讲，辅助生殖治疗需由女性经受大量且烦琐的治疗，而男性在整个过程中的参与度并不高。在单次的取卵及胚胎移植周期当中，事实上必须要丈夫出现的场合总共只有那么3个：进入取卵周期前签字同意、取卵当日取精、胚胎移植当日签字同意。作为"配角"的丈夫只需适时露个脸,而治疗期间的一系列复诊、检查、抽血、注射、手术等都需由妻子这个主角轮番经历。所以我们才说女性在助孕治疗当中的付出远多于男性。

此外,我也发现女性在治疗中表现出的持久性要胜过男性。相比丈夫,我们的女性患者更能"吃苦耐劳",更不厌其烦,更有韧劲。或许是天性使然,女性可能更渴望拥有孩子,好组建起传统意义上的、更为完整的家庭。而做丈夫的或者因为耐心不够,或者因为心疼妻子(不愿她一再遭罪),反倒不愿坚持,没准儿会提出中止治疗。当然,也有家庭是正好相反的——由于丈夫非常想要孩子,妻子为顾及他的感受、达成他的愿望,方才在助孕的道路上屡败屡战,哪怕承受再多的辛苦,也始终不曾轻言放弃。我所经手的最极端的例子是已然42岁的妻子先后在几家医院累计取卵17次,方才迎来属于自己的胎宝宝——我相信支撑着这位超高龄女性一路"奋战"的,除了来自丈夫的关切和鼓励以外,必然还有他俩共同的信念以及她对丈夫满满的爱。

我们不得不承认,哪怕是由于丈夫的因素导致不孕的,基于女性独特的生理构造,依然要由做妻子的来承担起养育孩子(以及接受助孕治疗)的绝大多数责任。如果丈夫竟不能做到体谅妻子的辛劳,多多给予呵护和支持的话,那无异于雪上加霜。话虽如此,我也见过很多非常体贴妻子的丈夫,每次复诊必然到场、陪同搀扶,他们的一些不经意的小动作或者眼神都能让我感受到他们对妻子的爱怜和帮不上忙的歉意。正因为有了对妻子的关怀与尊重,则无论助孕的结果如何,至少他们还有彼此可以依靠,这才是最为宝贵的。

接受不孕不育的事实，又下决心寻求治疗，本身已经很不容易了。而我们的媒体不时会报道明星年近半百照样生下小孩的新闻，使得接受助孕治疗的夫妻往往对结果抱有很高的期待。希望越大，则失望越大，且会一次比一次更为失望。为了求子，很多患者夫妻投入了大量的时间以及金钱，有的妻子甚至会辞掉工作，专注备孕，仿佛她的生活里只剩下一个目标，那就是怀孕生子。可是，辅助生殖技术的力量终究是有限的，一试再试却始终不怀的情况也并不罕见。在治疗当中备感艰辛，付出心力却未能获得理想中的结果，难免会感到"老天爷也太不公平"。有些患者对失败的经验耿耿于怀，怀疑是自己在生活上或治疗过程中的疏失影响了助孕的结果，因而自我责备，乃至产生罪恶感，又对眼下仍旧不孕的状态感到不知所措、百般无奈。

所以有的时候，我也会觉得辅助生殖技术是一把既能缓解焦虑，又不断生成焦虑的双刃剑。很少有一种医疗手段像辅助生殖技术这样，与人类社会的婚姻、家族、伦理和文化等密切相关。而助孕治疗就像一场不知何时才能抵达终点的障碍赛，无法自然生育又渴望拥有孩子的夫妻在跑道上奋力向前，可能随时被任意一个环节绊倒，分数清零，只得重新回到起点。

作为生殖科医生，尽我所能地确定患者不孕不育的原因是做医学诊疗的必经流程，然而因为生育一事所附带的文化和道德内涵，一旦找到不能生育的一方，寻常的医学问题便有可能转变成家庭内部权力关系的博弈。这是有待改变的现状。对此，生殖医学要旗帜鲜明地主张：夫妻若是不孕不育的，一定要一起接受检查，综合做评估，看要采取什么样的治疗策略为佳，而不要等女方来来回回查了个遍，才想起来检查男方。

即便男方查出来确有问题,哪怕是像无精子症这样的严重问题,在显微取精手术已发展得如此成熟的当下,大概率是有解决办法的——并且如果条件允许,男性甚至可以治疗到50岁、60岁。可是女性的年龄和身体状况是不饶人的,夫妻既然共同接受助孕治疗,就必须定下一个时限来,而就此引出的则是属于助孕治疗的终极难题——我们何时该停下?

比起"什么时候开始进入诊疗阶段",对"什么时候放弃诊疗"的判断则要模糊得多。被无子的焦虑裹挟的人们站在跑道上,仿佛不知疲惫地试图跨越一道又一道栏杆,失败了就重来,因为终点总在前方。可惜没有人能告诉他们何时会抵达终点,他们也不知何时该停下向前的步伐。而我作为生殖科医生,所能做的无非是在他们还跑得动的时候为他们带路,间或握住他们的手,多陪伴他们一程是一程吧。

第 13 章

消失的群像

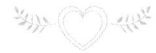

生育是一场与时间赛跑的旅程
只要没绝经就一定能怀上吗?

智慧是对永恒事物的理智性理解，知识是对短暂事物的理性认识。

——奥古斯丁

阅读至此，看到一个个助孕难度极大但终获成功的故事，或许你心中也会有疑问：难道糖糖医生有一双神手，就从没有失败过？答案是：失败肯定有，且不少。坦率来讲，这是一个沉重的话题，也是我无法回避的现实。这个现实常提醒我，医学是有边界的。我们能做的，极其有限。

另一扇窗

辅助生殖技术从诞生至今，帮助无数家庭实现了拥有孩子的梦想。然而，即便我们对不孕不育的认识越来越清晰，药物和冷冻技术也不断更新，单周期的成功率已然从最初的15%提升到如今的50%～60%，但是，这成功率依旧远低于人们的期望值，辅助生殖技术依旧有诸多的不确定和不完美。况且，50%～60%的成功率多来自那些病因较为简单、年纪较轻的所谓"标准患者"，而对于那些病情复杂、病因难以辨识，特别是已经错过最佳生育年龄的高龄女性来说，成功的希望往往是渺茫的。尽管她们为此付出了巨大的经济和心理代价，经历了无数次抱有希望继而失望的打击，但最终仍可能无法如愿拥有自己的孩子。

我相信每一位生殖科医生都渴望见证患者怀孕的那一刻。虽然做了那么多年医生，接诊的患者已无数，但每当听到她们成功的消息时，我依旧会感到无比兴奋。尤其是当那些辗转多家医院、屡次失败的"老大难"患者在我这里迎来新生命时，我的喜悦与满足更是难以言喻。这或许是这份职业赋予我的巨大成就感与自豪感。然而，面对那些屡次尝试仍未能如愿的患者，我也常感到焦虑、迷茫和无力。但我始终清楚，相较患者，我作为医生所体验到的痛苦是微不足道的。周国平先生曾说，世上根本没有感同身受。对此，我深以为然。我们无法真正体会她们的绝望与煎熬，以及那种倾尽所有却仍然空手而归的深深失落。

然而，我们的工作仍要继续，生殖医学中心每天还会迎来送往地运转，那些曾经熟悉的患者和我们一同努力的光景也渐渐被新的患者和新的问题覆盖。她们慢慢地消失在我的视野中。我不知她们后来的人生如何展开——是换了一家医院继续坚持，还是接受了做丁克一族，抑或选择了领养或其他方式？偶尔，在翻阅电脑中储存的那一串串周期号时，或是在病案室尘封的厚重档案中看到那些熟悉的名字时，仿佛封存于时光琥珀中的她们的身影又会再次跃入我的脑海，那些曾经的坚持、不甘与无奈，也会一一浮现。于是，我知道那些岁月没有消散，而是被我小心地安放在一个不愿触及的记忆角落。这些患者尽管病情各不相同，最终却面临着同样的困境——无法生育，或生育希望渺茫。或许，我可以称她们为"消失的群像"吧。

叶夕最后一次在我这里治疗是在2022年，那时她已47岁，我已记不清她是第几次取卵了，无悬念地，最终她没能如愿。自此，我们也就没了联系。因为要写这一章，我才想起她来。打开电脑，映入眼帘的依旧是一长串的周期号，从2018年到

2022年，跨越4年，一共17个周期，13次取卵，5次胚胎移植，4次胚胎未着床，1次生化妊娠，从43岁开始，到47岁结束。这串冰冷的数字背后，是她曾经的热望与现实的残酷。

我记得她是由一个熟人推荐过来的，因此我也知道了一些她在医疗之外的信息：叶夕与丈夫同龄，他们年轻时就相识并互有好感，但造化弄人，阴差阳错的他们错过了彼此最好的时光，好在有情人终成眷属，他们在不惑之年终于结为连理。但人生可以重来，生育之事往往错过了就是错过了。婚后他们开始备孕，彼时叶夕已经40岁，无奈没能等到宝宝投怀，于是她在43岁时走上了试管婴儿助孕之路（不得不说，她还是来迟了）。叶夕来到我诊室的时候，已在别的医院经历了2次助孕失败，我在检查时发现她的卵巢功能已经很差，抗米勒管激素水平只有0.15 ng/mL，卵泡也只有一两个。从我积累的助孕数据来看，43岁已然是在助孕路上能最后拼一把的时候，成功率肯定是低的，但相比44~45岁还是会好一些。这里不得不再提一句，40岁以后，助孕成功率每年都会断崖式下降，所以想要怀孕的高龄女性真的要抓紧。

我和叶夕夫妻进行了初诊谈话。在告知他们高龄患者助孕成功率低下的情况后，叶夕和丈夫含笑点头表示知情，于是我们开始了助孕治疗。回想这对夫妻给我的印象，他们总是礼貌的，微笑着的，克制的，甚至觉得自己与那些年龄比他们小近20岁的女孩混在一起备孕是有些略带羞涩和歉意的。或许是因为知晓一点儿他们的故事，我有些心疼叶夕。我们的沟通很顺畅，我每次都会根据她当月的情况采用微刺激疗法，或者自然周期取卵，基本上都让她口服药物，很少打针。因为叶夕的卵巢功能太差了，我们最多的一次也只取到3枚卵子，大多数时候只取到1枚，有时候甚至颗粒无收。所幸配成的胚胎的质量还不错，总计攒到8枚优质胚胎。我们进行了4次胚胎移植，放进去的都是优质胚胎，遗憾的是都以失败告终。然而该查的都查过了，能想到的方法也都用了，生育这扇门却始终不肯为他们打开，哪怕是生化妊娠也没有发生一次，除了有一次出现hCG水平升高（她在外面做过保胎治疗，打过hCG，所以这次生化妊娠的真实性也值得商榷）。面对这样的结果，连作为医生的我都无比沮丧，更别说叶夕夫妻了。彼时，叶夕已然45岁高龄，距离她第一次看诊已经过去了2年，而怀孕的希望越来越渺茫。我劝叶夕停止，不要再努力了，叶夕夫妻想必也在这场没有尽头的长跑中精疲力竭，于是停止了在我这里的治疗。

谁知，2022年，47岁的叶夕再次找我，说她还想再试一次。我不知道她从我这里离开后的这几年又去做了什么努力，但我尊重她的个人意愿，所以又给她做了一个周期的治疗。那个周期，我们采用了自然周期取卵的方式，然而并没有大反转的结局，最终还是以失败告终。叶夕就此结束了在我这里的治疗，之后再也没联系过我。

叶夕是位原发不孕的患者，即便在年轻且卵巢功能好的时候，她也没有怀孕的经历。经验告诉我，这样的患者除了年龄以外，可能还会有一些隐匿的不孕原因，面对这种患者时，我们遇到的困难会更大。而那些曾经有过怀孕经历，甚至年轻时被认为有"易孕体质"，在随后的岁月里因为一些不是很严重的因素导致继发不孕的女性，在我看来，治疗起来可能相对容易一些。但是年龄依旧是一个无法逾越的巨大障碍。无论年轻时有多容易怀孕，如本书第1章里李立那样的"好孕"并不是都能降临到每个高龄助孕女性身上的，更多的高龄女性依旧逃不脱年龄的魔咒，就如下面我要讲的素芬的故事。

第一次见到素芬是在2022年的秋天，她想备孕生二胎，那时她43岁。素芬来自一个小县城，有着小县城妇女特有的质朴和乐观，也因为小县城的医疗资源有限，延误了她最后的生育机会。

在与素芬的交谈中，我了解到她与丈夫的婚姻已经走过了近20年。他们育有一个女儿，素芬在30多岁的时候曾经意外怀孕过2次，但当时考虑到方方面面的限制，无奈做了人工流产手术。夫妻俩怕再次意外怀孕伤身体，商量后，素芬做了输卵管结扎手术。随后的日子波澜不惊，也平淡无奇。随着女儿慢慢长大即将离家求学，很快面临空巢的夫妻俩又开始向往膝下承欢的光景，此时恰好国家鼓励生育，"全面二孩"政策落地，周围的姐妹也有怀孕的，于是他俩也走上了备孕之路。要想怀孕，就必须面对输卵管结扎的问题，所以41岁的素芬走进了当地妇科医生的诊室。

输卵管结扎的女性如果想要怀孕，可以选择做输卵管断端吻合或者直接做试管婴儿助孕，具体实施怎样的方式要结合患者的年龄、卵巢功能和丈夫的精液情况来综合分析。从生殖科医生的角度来讲，以素芬41岁高龄的情况，我多半会建议她马上做试管婴儿助孕，因为我太知道女性生育力的有效性了。

我年轻时很喜欢听北京协和医院妇科内分泌医生徐苓老师的课程，她的课讲得生动活泼，能把晦涩难懂的生殖内分泌知识用三言两语讲明白，当真是举重若轻。有一次讲围绝经期，徐老师脱口而出："我们的卵巢是女性体内为数不多（除了胸腺以外）要提前'退休'的器官。"徐老师就这样一句看似随意的比喻，却让在台下的我暗自叫绝、铭刻在心，以至于这句话被我日后常常拿来对患者宣教。是啊，我们身体的绝大多数器官都会陪伴我们到生命的最后一刻，而卵巢却会在我们50岁左右的时候宣布："对不起，我不干了！"自此，彻底罢工休息。由此，女性朋友告别育龄期，进入人生的下一个阶段——更年期乃至绝经期。

如果说卵巢功能有有效期，那么生育能力丧失的时间相较绝经还要提前（并不是说有月经就能怀孕）。高龄女性不仅卵子数量减少，卵子质量也会下降。因为我们女性的卵子在我们还是胚胎宝宝的时候就已形成初级卵母细胞，之后一直停留在第一次减数分裂的前期，等到排卵时（可能是几十年后）才完成第一次减数分裂。在这漫长的停滞期中，女性所面临的氧化应激压力、毒素影响、线粒体能量不足等，都会使得卵子的染色体分裂机制受损，高龄妈妈胎儿染色体异常（最常见的就是

21-三体综合征、18-三体综合征等）的风险因此增大。

老生常谈，生育要趁早。因此，美国妇产科学会建议35岁以上女性如果备孕半年仍不孕，或40岁以上女性要备孕，需要尽快寻求医生帮助。我国也有相应的对于高龄生育的指导，这些已然成为我们生殖科医生的共识。但是妇科医生如果观念更新不及时，并且思考维度又不同的话，往往就会给出患者完全不同的指导。

素芬的妇科医生当初建议她做输卵管复通手术，而不是尽早去做试管婴儿助孕。于是她在近42岁的时候经历了一次输卵管断端吻合术。据说手术很成功，术后她又经历了输卵管通液、指导同房，满以为就此能够顺利怀上二宝，只是事与愿违，素芬的肚子迟迟不见动静，反倒是月经越发地提前（这通常是卵巢功能减退的信号）。尝试各种努力都无果的素芬，因此经人介绍来到我的门诊寻求辅助生殖技术的帮助。

听完她的讲述，我给她做了检查，发现她的卵巢功能比起她的同龄人还要差，抗米勒管激素水平只有 0.23 ng/mL，两侧卵巢也开始变小、萎缩。因为处于黄体期，所以看不到一个卵泡，我边给她做B超检查边摇头，叹气道："你的卵巢功能太差了，你早点儿来找我就好了，就不应该再去做输卵管复通手术浪费时间，41岁做试管婴儿的话，成功的概率还是很大的。"因为生殖科医生最清楚高龄女性卵子已经老化，即便怀孕，流产的概率也很大。面对这种患者，纵然有科技傍身，我们本事再大也抗不过自然规律。素芬闻言赶快解释："唐主任，我早些时候不知道有试管婴儿这个技术，我们小地方消息闭塞，医生让干啥就干呗，这几年备孕、手术、通液、中药，我没少吃苦花钱，早知道有试管婴儿助孕，我们早来了，真是后悔。"我一时语塞，现如今还真有不知道试管婴儿技术的，看来我们的科普之路还很漫长。

我告知素芬，以她现在的年龄和卵巢状态，一次性能拿到的卵子不多，可能需要多次取卵，并且高龄女性卵子老化，胎儿染色体异常的概率很高，流产率百分之几十，成功率百分之几，时间和经济成本都很高，即便努力到了最后一步，结局有可能还是失败。我问她："这样的结局是否愿意承担？"素芬不假思索脱口而出："经济不成问题，时间我也有，我现在不用上班，来找您是相信您的技术，我觉得我能行。"我不免有一丝苦笑：真的是盲目乐观。不过好在素芬不孕的原因比较简单，就是输卵管因素。资料显示，针对这种人为造成的不孕症，助孕成功率会更高一些。尽管困难重重，但面对患者的求助，我无法推诿，既然双方沟通顺畅了，那就做术前准备吧。

一切就绪，次月月经第4天，素芬正式进入促排卵周期。我先后给她做了4次取卵，均采用温和刺激疗法或者自然周期取卵，累计配成了5枚胚胎，其中有3枚优质胚胎，2枚中等质量胚胎。胚胎来之不易，我给她做了宫腔镜检查后再次促排卵拟鲜胚移植，可惜这次胚胎移植以失败告终。但素芬全程都保持乐观，或许是因为已经有女儿了吧，生育这件事对她来讲并没有太大的压力。记得素芬常常会给我朋友圈里的"好孕"消息点赞，并附言：下一个"好孕"的就是我。我心想，她真是个心大、乐观的女人，也真的希望她能在我这里"好孕"。

2023年夏天，我们开始准备冻胚移植。对于高龄女性来讲，在冻胚移植周期内，我们基本选择人工建立子宫内膜，这样雌、孕激素水平相对稳定。素芬的子宫状态不错，在雌激素的滋养下，子宫内膜达到8 mm的厚度，且呈现很漂亮的"三线征"。我选择了2枚最好的第3天胚胎，胚胎解冻后顺利升级成第4天的致密化胚胎。做了胚胎移植后的她，带足了药物和我的嘱咐回到了家乡。移植后第9天，从她那里传来了好消息，胚胎宝宝顺利着床，hCG血值为137.6。我很兴奋，嘱咐她按时吃药，隔天再看翻倍情况。隔天，hCG血值情况依旧非常好，我继续嘱咐她好好用药。因为在人工周期内患者没有自身黄体，保胎全靠药物，如果停药或者漏服药物，就有可能引起流产，所以胚胎移植后患者经常会问我有哪些注意事项，我首先会说的就是按时按顿服药。

2周后，她做第1次B超检查，结果显示宫内单活胎，我悬着的心稍微放下了一点儿。我继续为她保胎，并嘱咐她2周后做第2次B超检查。半个月后，B超检查结果显示胎儿生长发育一切正常。素芬感觉胜利在望了，兴奋地告诉我她老公可高兴了，说准备给我送锦旗。素芬可能不知道在还没到终点前会有哪些风险，但作为生殖科医生的我在高兴之余依旧不敢懈怠，因为我见过太多高龄流产的案例。"不急，等你顺利生产了再送不迟。"我说。素芬按捺不住兴奋，说："锦旗铁定会送。"随后，她便开心地拿着药离开了。

就在她离开后没几天，有一天下班路上我的手机响了，是素芬的来电，一种不祥的预感向我袭来。划过接通键，电话那头的素芬急切地说："唐主任，您帮忙看看我发您的B超检查报告，这边医生说是胚胎停育了。前几天还好好的，怎么回事？会不会是他们搞错了？我要不要来上海再做一下检查？我就相信您。"我纳闷为啥她又去做B超检查，她说觉得这几天突然没了妊娠反应，于是就去做了个检查。放下电话后，我赶紧看了一下她从微信发来的图片，图片显示胚胎大小与她离开上海时差不多，只是没了胎心。我心一沉，当真是逃不开高龄女性高流产率的魔咒了吗？我暗自叹息。不过，"物竞天择，适者生存"，这本就是事物规律。我不知怎么安慰电话那头的她，只能比较冷静地和她说了一些客观事实："现如今B超机器的清晰度已经很好了，即便在县城，只要是受过专业训练的人，对于孕8周胎心的观察基本不会错。若有疑虑，也可以换家医院复查，不过情况不乐观，估计胚胎停育。要做流产，建议流产物做基因检测，以便明确流产原因是来自胚胎还是母体。"

之后的结果没有悬念，也没有奇迹出现，胚胎停育已成事实。随后，素芬做了清宫术。胚胎基因检测显示18号染色体有3条，我给她解释，这种情况在高龄女性中很常见。虽然很沮丧，但素芬天性乐观，她说休养后会再来做胚胎移植。

2个月后，素芬再次选择了胚胎移植，因只剩最后1枚优质胚胎，我们在做好了充足准备后进行了胚胎移植。手术很顺利，移植12天后素芬再次抽血，证实怀孕，hCG血值也不错。正在我暗叹素芬运气不错，并且又一次印证单纯输卵管因素的患者的确妊娠率更高时，素芬再一次先兆流产，加之她又经历了感冒发热，此次妊娠以生化妊娠结束。流产的原因最终成为一个谜。三战三败，已经消磨了素芬的耐心，45岁的她已然没了当初的意气风发，生育的希望也越发渺茫。随后，她便停止了在我这里的治疗。2024年初，素芬联系我说表妹不孕，想来找我助孕，我问她现在怎么样了，她说女儿上大学了，她和先生继续以前的生活，日子平淡而安稳。我不知她是否还留有遗憾，但与不理想的现实共存确实需要强大的内心，我觉得她有。

像叶夕与素芬一样，那些最终消失在我视野中的她们，在命运没有眷顾她们的时候，她们主动或被动地学习了与遗憾共存。其实放下也是一种获得，不是吗？若真能事事如意，那么这句话可能就不会成为一句祝福。

就在我写下这篇文章的2周前，我在生殖医学中心的楼道里遇到了江雪，江雪跑来和我打招呼的时候，我竟迟疑了片刻才确认是她。江雪是我几年前的一位助孕失败的患者，此次她是陪同朋友来医院办事的。下楼时，电梯间里只有我俩，我抬头看她侧脸，41岁的她依旧精致，只是眼尾多了岁月的痕迹。

我忍不住问出了心中的疑问："你后来有再尝试过吗？"江雪微微一笑，轻轻摇头："我和先生已经决定做丁克一族，不打算要孩子了。"我记得当年她因为严重的宫腔粘连，胚胎无法顺利着床，所以她一直没有怀孕。我随口提起："现在有了一些新的治疗方法，比如宫腔内富血小板血浆灌注，修复瘢痕子宫内膜的效果不错。我最近有几个成功案例，你要不要再试试看？"她依旧笑着摇头："算了，我已经41岁了，不想再折腾了。"我理解她的选择，便点了点头，没有再多说什么。

马克·吐温说："世界上没有公平这回事，上帝大概也不曾想过要让它公平。"见过太多世间的悲欢离合后，我深以为然。生育，对许多人来说是顺理成章的事情，却成了一些人永远难以抵达的彼岸。江雪在生育这件事上似乎便是那个被命运格外苛待的人。她与丈夫相伴4年，始终未能迎来新生命的降临。她卵巢功能减退，而先生则是重度少弱精子症患者，这样的检查结果如一记重锤砸下。于是从2014年起，他们便走上了漫长的辅助生殖之路。先是在家乡取卵2次，因卵子稀少、精子差，最终仅配成2枚胚胎。不过幸运的是，胚胎移植1次便成功了。然而，幸福好像抓不住的小鸟，转瞬即逝。她在孕中期的时候，检查出胎儿患有21-三体综合征。残酷的现实面前，她不得已只能含泪引产，然而厄运还不想就此止步：引产后，胎盘残留，她又不得不接受了清宫术。反复的宫腔操作，让她的子宫内膜重度粘连，即便随后经过再多的修复和药物治疗，也无法让它恢复昔日的活力。

2019年，36岁的江雪再次鼓起勇气来到上海。我见到她时，她的卵巢功能已更为衰退，子宫内膜非常薄，基础卵泡只有4个。我为她采用了微刺激疗法促排卵，最终获得2枚优质胚胎。但面临胚胎移植，我们都显得那么不自信，因为她的子宫内膜已经被反复的宫腔操作毁得非常严重。我记得我为她做了2次宫腔镜手术，以分离宫腔粘连，并在术后给予激素治疗修复（当时我们能做的也仅限于此）。但任凭我们术中怎样分离，术后怎样用药，那些宫腔内新生的纤维组织就如同野蛮生长的荆棘般，又一次迅速而霸道地布满了宫腔。这样的结果不免令人沮丧，勉强进行胚胎移植后，奇迹也并没有出现。那之后，她离开了上海，也就此消失在了我的世界里，要不是再次见到她，我可能很难再想起她来。

与江雪分别后，我不禁思考，以她的年龄而言，41岁的她若尚未绝经，依然有机会再尝试。如今，随着科技的进步，诸如干细胞灌注或者富血小板血浆灌注等技术的助力，或许能为她带来新的希望。不过，她和她先生既然已经做出了决定，我们能做的就是尊重他们的选择。毕竟，生育是他们夫妻之间的事情，最重要的是他们能在自己的决定中找到安心与幸福，如此便好。

糖糖医生有话说

那些失败的患者,她们拥有不同的人生境遇,却共同经历了生育梦碎的遗憾。有些是因无法解释的胚胎异常(或许源于精子或卵子深层次的因素),现代生物医学的研究还远无法探究其中的奥秘,也因此无法给予患者明确的答复,我们能做的就是不停地尝试,有限地改善,以期不一样的结果。还有一些患者是因为子宫或者某一系统的缺陷导致反复失败。对此,我们也只能扼腕叹息。

最让人无助的当然还是年龄,我接诊过很多中年求子的家庭。有些是中年再婚的夫妻,他们迫于各种压力,选择试管婴儿助孕,想借此给家庭带来新成员。遗憾的是,婚姻可以重来,但生育是无法重来的。错过了最佳的生育时机,就意味着错失了可能的希望。还有一些让我格外心疼的患者——中年失独的夫妻,尽管我对他们充满了深深的同情,也尽力为他们提供便利,帮助他们做一次次尝试,但往往事与愿违。他们常常也是因为年龄的原因,最终还是不得不遗憾离场。每当看到这些夫妻眼中的失落和无奈,想到他们未来要面临的无尽的伤痛和晚年的孤独,我总是唏嘘不已,难以释怀。

此外,还有一些患者对生育抱有一种莫名其妙的自信,她们或许是被一些媒体误导了。比如,看到某些新闻报道"高龄产妇成功怀孕"的案例,便认为只要自己还没绝经,就一定能怀上,殊不知新闻之所以成为新闻,就是因为这种事情发生的概率很低。如果她们正好碰上比较淡定的父母或公婆，而丈夫也尊重她们的选择，那她们往往会被忙碌的工作、生活的压力追赶，以至于不断推迟生育的计划。等到她们回过神来，时间已经悄悄溜走，生育的能力也随之消失。这些都在提醒着每一位女性：生育是一场与时间赛跑的旅程，错失了最佳时机，往往意味着错失了一生的希望。时间，从不因任何理由而怜悯谁，也从不为谁而停留。常言道，天若有情天亦老。每个选择都有成本，很多事也都有时效性。

记得几年前我看过一部叫《手术两百年》的纪录片，它讲述了近200年来外科手术的历史演变。外科学的起步阶段是原始而危险的，但如今，依托麻醉、输血、抗生素和显微技术的革新，外科手术已然实现飞跃式发展。这一切的进步让我不禁感叹科技为人类带来福祉。然而，尽管技术日新月异，医学仍无法摆脱不确定性与自身的局限。外科学如此，生殖医学亦然。我们以为已知甚多，实则仍被困于认知的边界。仰望浩瀚宇宙，我们无法抵达宇宙和星系的边界；俯视显微镜下，细胞、病毒、分子层层展开，我们却依然难窥生命的全貌；再往深处，是夸克、是希格斯玻色子，甚至是尚未被证实的"弦"……我们上下求索，所见却不过万象之一隅。越是探索，越觉自身渺小。正因如此，人类更应时刻怀有一份谦卑，在未知面前敬畏，在探索之中前行。

在工作中，常常会有患者向我提出这样的问题："接下来我会发生什么？你认为我多久能成功怀孕？这次胚胎的质量会不会还和上次一样差？我会不会……"面对这些疑问，我常常哭笑不得。我理解患者渴望从医生那里得到肯定答案的心情，但现实是，医生并非神人，也无法预见未来。我只是帮助者,而赐下生命的并非我。面对那些未知领域,我只能以我所学为灯,带着患者探索前行,就仿佛在未知迷宫中摸索前行的执灯人。

不久前,我和一位双胞胎妈妈聊天,她作为曾经的不孕症患者,经历过 2 次试管婴儿助孕。她回忆起自己当年接受助孕治疗时的心情,感慨那段时光是她人生中最黑暗、最无助的时期。她说,那时她就像在一条漫长而幽暗的隧道中行走,根本看不到隧道的尽头,唯一能抓住的,就是医生那双始终紧握的手。她话语未尽,我心已微颤。作为医生,我愿意陪伴那些求助者穿越未知的黑暗,愿意成为他们在黑暗中的依靠,愿意为他们种下一粒光的希望。不管那粒种子最终如何,我相信他们都会走出那条隧道,发现自己的那片星辰。而我真诚祝愿,她们,都能成为拥星入怀的母亲。

后记

> 能把自己生命的起点和终点连接起来的人是最幸福的人。
>
> ——歌德

我要先来介绍一下我写《种下一粒光》的大背景。早在2011年，中央便出台了"双独二孩"政策，到2021年，则全面放开了"三孩"政策，表明截至2024年，我国从控制生育转为鼓励生育已有13年之久。国家"鼓励生"是因为人们普遍"不愿生"，而生育意愿的下降往往是社会发展的必经之途。在如今的大城市里，年轻人的生育成本相当之高，导致很多人不愿也不敢生孩子。既然生育的情势不容乐观，就亟需我们构建起一个生育安全且生育友好的大环境，并制定相关的公共政策，好使得我们的社会福利进一步向妇女、儿童及多孩家庭倾斜，这才有可能带动起一个"能生、愿生、多生"的良性循环。

有些人或许会觉得：别人不生孩子就不生呗，你管这么宽干什么？还要把生育问题提高到国家和社会的角度来谈，是不是太小题大做了？——不，不是这样的。在我看来（不仅仅因为我是生殖科医生),"生育"恰恰是我们面临的重大课题以及难题,而调整生育政策、进一步鼓励生育是我们国家整体发展下应对经济和人口问题所做的战略性安排——近些年来,"全面二孩"的效应开始消退,出生人口持续且急剧下滑。2022年,我国甚至出现了近61年来的首次人口负增长;2023年,更是创下人口增长数(出生率)的历史新低。随之而来的,则是劳动力的萎缩和社会的高度老龄化,人口红利消失的现状已悄然浮出水面。

随着社会的发展,女性对社会活动的参与度越来越高,对自身学业或职业的规划及随之而来的压力使得她们不断推迟初婚和初育的年龄。正因生育高龄化的现象普遍存在,错失最佳生育年龄、生育基础被进一步削弱、确诊不孕不育的夫妻大有人在。很多前来生殖医学中心助孕的患者的平均年龄在35周岁以上,其助孕难度显著增大,孕、产期风险和子代不良遗传的风险则明显升高。而国家统计局的数据显示,目前我国的不孕不育率已高达18.2%——这意味着每五六对夫妻当中就有1对存在不孕不育的问题。在未来,伴随辅助生殖技术需求的释放(我们也有理由相信,会有越来越多不孕不育的夫妻寻求辅助生殖技术的帮助),辅助生殖技术对出生人口的贡献必定会有所增加。

也因此,2022年,国家卫生健康委员会等17部门联合印发了《关于进一步完善和落实积极生育支持措施的指导意见》,提出"推动医疗机构通过……辅助生殖等技术手段,向群众提供有针对性的服务"。由此,以往"生不出也没法儿想"的生育"老大难"问题越发得到重视。辅助生殖技术作为治疗不孕不育的最有效的方法之一,其提供和推广从短期来看能满足不孕家庭的求子愿望,从长期来看则能缓解出生人口下降的压力,优化人口结构。

正是这样的大背景激发了我写成《种下一粒光》的"使命感"。然而对于从小怕写作文的我来说,写作于我而言向来有种遥不可及的感觉。我从未想过有一天,我也能写出一本书来,以至于如今看着电脑里已然成形的文稿,依旧会觉得恍惚,并且对这一写作的过程所带给我的成长以及思考感慨不已。不过,尽管心怀在时代大背景下进行创作的"使命感"——因为我确实看到我们的社会对辅助生殖技术的需求(寻求帮助的人们却往往摸不到门道,或者要走许多弯路),但真正促使我动笔的还是我的闺密。我在本书的第2章里略微提过这件事。

那是2023年4月的一个下午,我去闺密家做客。闺密是文学系的教授,虽然我俩术业不同,但三观契合,足以畅聊。闲谈间,我对她说起我的一位患者——艾米丽的故事。我讲得绘声绘色,故事本身也确实跌宕起伏,闺密听得入了神。最后也不知是谁脱口而出:"把这些助孕故事都写下来吧!"我一时间心潮澎湃,却又马上本能地摇摇头,拒绝了这个提议:"不行不行不行,我笔拙,讲故事还行,写东西肯定不在行,我办不到的。"我对闺密一连说了好几个"不行"。她反倒不这样看，而是很认真地对我说："真实的故事是最能打动人心的，并不需要很多写作技巧。你就像在和我聊天一样，把这些从心里流淌出来的文字写下来就好。"就此，这个"写故事"的念头在我的心里扎了根，我也确实在不久以后提起了笔。

从 2023 年 4 月起心动念，直到 2024 年 2 月完成初稿，这当中历经了 10 个月。10 个月正是胚胎从孕育直到分娩所需的时间。而正如孕育生命必然会带来劳苦一样，我写下这本手记，自然也经历了很多艰难，甚至一度想过放弃。而彼时，我恰巧读到了郎景和院士有关"医学人文"的书，感动之余也颇受启发。郎院士在书中说，作为医生，我们的职责除了在医院诊疗疾病，也应当包括相帮解决那些"不在医院"的患者的问题，既要解答他们的困惑，也要向他们传递健康的理念，防病于未然。郎院士还说："一个医生如果仅仅是好医生，那他就不可能是个好医生。"我读到这儿，真是豁然开朗，从此不敢懈怠，告诉自己一定要好好地把这本手记写完（我虽不敢自称要造福社会大众，但这确实是我努力的方向）。

然而有雄心壮志是一回事，写作又是另一回事。这终究是一个很煎熬的过程。单有好故事似乎还不够，如何把它们精彩地呈现出来，对我而言是莫大的挑战。有时候，哪怕是为了表述清楚一句话，我都要在电脑前憋半天，却依然觉得屏幕上的文字不足以达意。绞尽脑汁、搜肠刮肚之后，我干脆摒弃了使用优美辞藻或者各类修辞手法的念头。我努力回忆自己在诊疗过程中细腻的情感变化,然后试图用最平实的语言把内心最真实的感受描绘出来。说来奇妙,自从放弃了想要"耍花活"的打算,我的写作反倒渐入佳境,变得越来越得心应手了。

  10个月的时间说长不长,说短也不短。恰逢2024年是我大学毕业整30年,也是我从医整30年。《种下一粒光》的出版,算是我送给自己的一份礼物。这本作为阶段性小结的手记虽然画上了句号,却并不代表我职业生涯的终点。在未来,乃至相当长的一段时间里,我仍然希望将自己的所学服务于社会——默默把经手的患者治疗好,把自己的爱心传递下去,哪怕微弱,但只要还能发出一点儿光,还能照亮一段别人前行的路,于我而言就是值得的。

  何其有幸,我拥有作为"糖糖医生"(我在读大学时候的别名,索性让我用来做微信公众号名了)的这30年职业生涯。我发觉医生这份职业除了能治病救人以外,还是一条很好的与他人建立连结的通道,更是一个可供我观察生活、思考人生的窗口。30年足以改变一个人。年轻时的我满怀热情与冲动,常常不知天高地厚,但随着年纪和阅历的增长,我接触的疑难杂症越多,我越感受到科学和人类认知的有限,越感叹自然奥妙、世界广大、宇宙无垠,越心怀谦卑,越懂得感恩,所以如今的我越发少了一些浮躁,也越发多了几分柔和。

  除了是医生之外,我还同时是母亲和女人。古话说:"五十知天命。"我正在经历的就是这样一个阶段。从生理角度来说，这是所谓的"更年期"。体内激素的变化不单改变着我的身体，也推动着我的思想不断走向成熟。我观察自己的身体所发生的变化，也体验自己的思想所发生的转变。我学会了不再为细枝末节感到烦恼，学会了对那些消耗生命养分的人和事说"不"，学会了爱自己所爱的，学会了更多地与自己相处。是的，更年期也会带来一系列好处，我们的大脑颞叶渐渐强化，我们的内在智慧逐步觉醒，我们的直觉和语言能力进一步提高。这样的好处使得我在工作中能敏锐察觉谈话对象的情绪和语气上的变化，能与患者进行良好的沟通，并且这种觉知的动力驱使着我探寻生命的真正意义，进行自我疗愈，从而能更积极地面对生活（没准儿我将来还会写一本有关更年期的书）。

这种变化是令我欣喜的。这种变化也让我得以更好地换位思考，去理解、关心和帮助我的患者。正如我在书中提到的，不孕不育人群的自我评价通常都很低，来自家庭以及社会的压力常让他们觉得喘不过气来。助孕治疗又相当烦琐，尤其是对那些反复失败的患者来说，他们所投入的时间和经济成本显然更为高昂——所以要为他们制订什么样的治疗策略、如何尽量减少他们往返医院的次数等，我都愿意加以思考，也会逐项和他们沟通。医生真诚与否，患者是能够感受到的。我因此收获了不少患者的喜爱，他们当中的一部分人甚至在助孕成功、顺利生产后也来找我咨询。我知道这是患者对我充满信任的缘故。

当然了，一个人是不可能得到所有人的认同和喜爱的。尤其是在我年轻的时候，有好几次我被患者投诉，说我成天板着一张脸，显得不好接近。我一度对此感到了委屈——我明明是很随和的，也很愿意为患者着想，所以我弄不明白为什么会被人这样误解，还打电话向好朋友"吐槽"。好朋友则给我出主意，让我对着镜子练习微笑。不过不管怎么说吧，既然被人投诉了，就说明我确实做得不够好。因此，等冷静下来以后，我也会扪心自问：我究竟有没有对患者不耐烦过？答案是：有的。我自然会被日常的情绪所左右，家庭琐事、孩子的考试成绩不理想等都会令我心烦意乱，我也就难免把这样的情绪带到工作中，甚至转嫁到患者的身上。我的一些不经意的肢体语言、一个下意识的眼神或者表情都会让患者心生不悦。这么一想，我忽然就不觉得委屈了。

既然意识到了问题出在哪里，我便愿意尝试着做出改变（这一改变的过程其实并不难，甚至称得上愉快）——我明白了做医生不必非要"端着"、一味追求完美，而是要能够松弛下来、更接地气一点儿，在提供冷静和专业诊疗的同时，多设身处地为患者考虑一些。对此，我们的患者是能够立即察觉到，并且心怀感激的。而患者越是感激，越让我觉得自己还能多做一点儿、多为他们设想一点儿、多打开一点儿诊疗的思路。所以说，这本为了我们的患者而写的《种下一粒光》正因为有来自群众的反馈和实际的需求，才最终成为它如今的模样——我在书中提供了很多典型的病例，也做了很多与不孕及助孕治疗相关的科普。

那么我想在书中表达的还有什么呢？还有我除了"糖糖医生"以外的那一部分心声。所以我把男科问题单独放到第12章来写，把第12章的小标题定为"众声"。

《种下一粒光》既是一轮循环（就我个人而言）的终点，也是崭新的起点。它的写成得到了许多人的鼎力支持。我首先要感谢的是我的恩师乔杰院士，是她将我领进生殖医学的大门，老师看待疾病的高度，富有人文精神的大师风范深深感动、影响着我，也让我在工作中不敢懈怠、谦卑努力。我要谢谢我的好朋友明洁。我拿样稿给她看的时候，像是等着老师批改考卷的小学生一般忐忑。因为明洁是文学专家，出过很多专业著作，而我在写作上实在是菜鸟，怕贻笑大方。但明洁自然是不会讥笑我的，反而给了我实实在在的建议和指导。我要谢谢我的策划人雅琳，我在一度想放弃写书的时候认识了她（不得不说这是命运的安排），是她的一番话让我重新振作了起来，并且她在本书的策划（从联系出版社到文字校验再到插图绘制等）方面给予了我很大的帮助。我要谢谢始终鼓励我坚持写下去的儿子。我要谢谢毛豆豆（我家的猫），它在许许多多个夜晚窝在电脑边，陪伴我度过了写稿（尤其是遇到瓶颈、格外难熬）的漫长时光。我要谢谢我的中年文青闺蜜团，多亏了你们中肯的看法和不失时机的鼓舞，我的写作才充满动力。此外，我要谢谢远在美国的金天女士——我俩虽然从未谋面（确切地说，是仅靠视频通话有过一面之缘），并且相隔甚远，两地间有着10多个小时的时差，但我和金天配合默契，就仿佛相知多年的老友，从没出现过"白天不懂夜的黑""鸡同鸭讲"、沟通不良的状况。托金天的福，相帮我做了大量的文字编写、润色和整理校对的工作，我要格外谢谢她的付出和心血。

我感恩《种下一粒光》的顺利出版。我也要在此祝福我们的众多小家庭得见儿孙绕膝，祝愿我们的中华民族人丁兴旺，祝颂我们的伟大祖国繁荣昌盛。

唐荣欣

2024年春节于上海家中

科普检索目录

第1章 和时间赛跑

何为囊胚? 015

三代试管原理 015

试管婴儿助孕中的"扳机"(打"夜针") 018

胎儿颈项透明层(NT)检查 025

一次流产会影响以后的备孕以及怀孕吗? 028

试管婴儿促排卵原理 032

高龄女性一定要做三代试管吗? 036

第2章 鱼与熊掌不可兼得

输卵管梗阻,是做输卵管整形术还是直接做试管婴儿? 046

试管婴儿助孕的4个步骤 049

做试管婴儿会导致卵巢早衰吗? 049

做试管婴儿为什么多见双胎? 058

何为辅助孵化? 059

双胞胎的类型 060

为什么比起双卵双胎,单卵双胎的风险更大? 060

第 3 章　奇妙物语

输卵管的构造及功能　　　　　　　　　　067

精子在邂逅卵子前要面临的 4 道关卡　　　070

精卵结合的过程　　　　　　　　　　　　071

宫外孕是怎么发生的？　　　　　　　　　072

hCG 血值与胚胎的生长情况有何关系？　　075

做试管婴儿能避免宫外孕吗？　　　　　　080

第 4 章　独辟蹊径

阴道取卵的过程　　　　　　　　　　　　091

腹壁取卵的原理　　　　　　　　　　　　093

肥胖对生育的影响　　　　　　　　　　　097

胚胎移植的过程　　　　　　　　　　　　099

胚胎移植的过程痛苦吗？　　　　　　　　100

胚胎移植后的注意事项　　　　　　　　　100

做取卵手术是否痛苦？　　　　　　　　　103

第 5 章　盆腔沙尘暴

何为卵巢去势和降调针？　　　　　　　　110

何为人工建立子宫内膜？　　　　　　　　112

胚胎移植后为何要抽血测 hCG 水平？　　　113

何为子宫内膜异位症、巧克力囊肿和子宫腺肌病？　116

如何治疗由子宫内膜异位症引起的不孕？　120

CA125水平高代表什么？	121
走一遍试管婴儿助孕的流程需要多久？	121
胚胎移植前注射降调针的目的是什么？	123
何为促排卵长方案？	124
何为一代试管、二代试管及二代补救？	126
为什么子宫内膜异位症会导致不孕？	129
子宫内膜异位症对生活的影响	131

第6章 那些早谢的花儿

卵巢功能减退的原因	138
卵巢功能减退的判断标准	163
如何增强卵巢储备功能？	166
如何应对卵巢功能减退？	168

第7章 "大户"们的烦恼

月经是如何发生的？	174
快速减重会导致月经失调吗？	176
多囊卵巢综合征的三大诊断标准	177
治疗因多囊卵巢综合征不孕的第一步：门诊促排卵指导同房	179
促排卵长方案的优缺点	186
可怕的促排卵并发症：卵巢过度刺激综合征	187
胚胎冷冻技术的发展	189

多囊卵巢综合征的发现史 202

为什么会得多囊卵巢综合征呢？ 203

多囊卵巢综合征能痊愈吗？ 204

在青春期、育龄期、围绝经期如何对多囊卵巢综合征进行
　　管理？ 205

多囊卵巢综合征与肥胖的关系 208

第 8 章　荒漠生机

宫腔镜检查在不孕治疗中的应用 216

宫腔粘连分离术 217

囊胚的移植成功率更高吗？ 226

生殖免疫检查 229

如何定义反复移植失败？ 231

导致反复移植失败的危险因素和疾病因素 231

第 9 章　看不见的对手

拮抗剂方案的原理 243

何为种植窗？ 255

何为输卵管造影检查？ 258

输卵管积水的原因及其对生育的影响 258

输卵管积水的治疗方法 259

第10章　特殊的房间

　　单角子宫对生育的影响　　　　　　　　　274

　　女性体内雌激素水平在自然生理周期内的变化　　278

　　黄体期促排卵　　　　　　　　　　　　281

　　子宫畸形类型　　　　　　　　　　　　291

　　子宫畸形与生育　　　　　　　　　　　291

第11章　柳暗花明

　　做试管婴儿后还会自然怀孕吗？　　　　302

　　压力与不孕的关系　　　　　　　　　　305

　　如何培养易孕体质？　　　　　　　　　307

　　常用的补剂有哪些？　　　　　　　　　312

第12章　绿叶的情意

　　无精子症的分类　　　　　　　　　　　323

　　精液检测与合格精液的标准　　　　　　325

　　丈夫有少弱精子症怎么办？　　　　　　326

　　影响精子质量的因素　　　　　　　　　328

　　如何"养精蓄锐"？　　　　　　　　　　330

第13章　消失的群像

　　输卵管结扎女性若想怀孕该怎么做？　　344

　　只要没绝经就一定能怀上吗？　　　　　353

科普检索目录　369

在助孕治疗路上，为你种下一粒光的希望，
陪你走出黑暗，发现自己的那片星辰。